統計ライブラリー

臨床試験のための
アダプティブデザイン

Adaptive Design Methods in Clinical Trials
Second Edition

S.C. Chow
M. Chang
[著]

平川晃弘
五所正彦
[監訳]

朝倉書店

Adaptive Design Methods in Clinical Trials, Second Edition
by Shein-Chung Chow & Mark Chang

Copyright © 2012 by Taylor & Francis Group, LLC
All Rights Reserved. Authorized translation from the English language edition
published by CRC Press, an imprint of Taylor & Francis Group, LLC

Japanese translation rights arranged with Taylor & Francis Group LLC,
Florida through Tuttle-Mori Agency, Inc., Tokyo

統計ライブラリー

臨床試験のための
アダプティブデザイン

Adaptive Design Methods in Clinical Trials
Second Edition

S.C. Chow
M. Chang

[著]

平川晃弘
五所正彦

[監訳]

朝倉書店

Adaptive Design Methods in Clinical Trials, Second Edition
by Shein-Chung Chow & Mark Chang

Copyright © 2012 by Taylor & Francis Group, LLC
All Rights Reserved. Authorized translation from the English language edition
published by CRC Press, an imprint of Taylor & Francis Group, LLC

Japanese translation rights arranged with Taylor & Francis Group LLC,
Florida through Tuttle-Mori Agency, Inc., Tokyo

監訳者まえがき

　本書は，2011 年に出版された Shein-Chung Chow, Mark Chang の *Adaptive Design Methods in Clinical Trials*, Second Edition （Chapman & Hall/CRC Biostatistics Series）の日本語訳である．

　著者の Chow 博士は，原著の出版当時はデューク大学医学部生物統計学・生物情報学科の教授であり，現在は米国食品医薬品局（U. S. Food and Drug Administration；FDA）医薬品評価研究センター生物統計部の副部長である．Chang 博士は，AMAG Pharmaceuticals 社の副社長であり，原著の他にもアダプティブデザインに関する著書をいくつか執筆している．

　本書は，臨床試験におけるアダプティブデザインの方法論に焦点を当てた教科書である．アダプティブデザインとは，試験中に蓄積されたデータに基づいて，試験の妥当性と完全性を失うことなく，試験計画（の一部）を変更する試験デザインである．臨床試験にかかる費用と時間を軽減し，かつ試験の成功確率を高めるためのデザインとして注目されており，実際の臨床試験への応用例も増えている．

　アダプティブデザインには様々な種類がある．例えば，試験途中にアダプティブに行うランダム化や仮説の変更，サンプルサイズの再設定，投与量の漸増減，群の選定，群逐次デザイン，シームレスデザイン等があるが，本書では，各章でそれぞれのアダプティブデザインの目的，原理，方法，手順，統計的課題，留意点等を丁寧に解説している．基本的には各章が独立に構成されているため，必要な章だけを選んで読むことも可能である．本書第 15 章では，2011 年に FDA から発出された Adaptive Design Clinical Trials for Drugs and Biologics のドラフトガイダンスを取り上げ，各アダプティブデザインに対する FDA の見解を与えている．また，本書の最終章では，アダプティブデザインを応用した事例を紹介しており，読者は，アダプティブデザインの方法論だけでなく，アダプティブデザインの規制上ならびに実務上の利用可能性についても検討することができる．

　訳者らが知る限り，邦訳も含め，アダプティブデザインについて網羅的かつ体系的にまとめられた日本語の教科書は存在せず，本書はアダプティブデザインに特化した日本語の最初の書物といえる．本邦で臨床試験に従事している人や今後臨床試験に携わるであろう大学院生に是非一読して頂きたい教科書である．ただし，本書を読みこ

なすには，基礎的な数理統計学，統計的推測，検定の多重性に関する素養が必要である．また，臨床試験の実務経験があればより理解が深まるものと思われる．

邦訳は，章ごとに担当訳者を決めて行った．各自の訳出のあと，監訳者が訳語や文体の統一を行い，各訳者と議論を重ねた．また，原著の誤植は，引用されている論文や他の専門書を確認しつつ修正し，必要に応じて訳注を与えた．人名，地名，臨床試験名等は英語表記とした．翻訳は，直訳にこだわらず，日本語としての読み易さに配慮したものの，不明瞭な部分があれば，いうまでもなく監訳者の力量不足によるものである．ご批判ご指摘を頂いて今後改良を重ねる所存である．なお，原著第15章では，ExpDesign Studio® というソフトウェアを用いた臨床試験シミュレーションを取り上げているが，当該ソフトウェアは，本邦ではあまり利用されていないために訳出を見送った．

最後に，本書の編集や原著出版社との調整にご尽力頂いた朝倉書店編集部の方々に心より感謝の意を表します．

2018 年 8 月

平 川 晃 弘
五 所 正 彦

初版の序論

　近年，臨床試験におけるアダプティブデザインが，臨床家や生物統計家から注目されている．実際，臨床試験において，蓄積されたデータに基づく試験手順や統計手法に対するアダプテーション（修正または変更）は長年にわたって行われてきた．過去数十年間，試験デザインに対してアダプテーションを行った場合でも，その事実を無視して，既存の標準的統計手法を適用してきた．しかしながら，米国食品医薬品局（U. S. Food and Drug Administration；FDA）が指摘しているとおり，これは，最良の臨床試験を実践していることにはならず，最適なアプローチではない可能性がある．アダプティブデザインは，実際の診療内容を内省できること，試験治療の有効性と安全性（毒性）の観点から倫理的であること，（特に臨床開発の早期相において）柔軟かつ効率的であることから，臨床研究者にとって魅力的である．一方で，治療効果の推定や p 値の調整に関する問題がある．また，アダプティブデザインを利用すると，その試験で設定した科学的，医学的な問題に答えることができなくなり，全く別の臨床試験になってしまうおそれもある．

　近年に米国研究製薬工業協会がその正式な定義を示すまでは，臨床試験におけるアダプティブデザインの一般定義は存在しなかった．アダプティブデザインの文献のほとんどは，共変量，治療，臨床反応に基づくアダプティブランダム化，中間解析のための群逐次デザイン，サンプルサイズ再設定に関するものであった．本書におけるアダプティブデザインの定義は広範であり，試験実施中に試験手順や統計手法を修正または変更するデザインが含まれる．臨床試験においてアダプティブデザインは柔軟性があり有用である一方で，その規制上のガイダンスやガイドラインはほとんどない．本書の目的は，試験中の蓄積データに基づく試験手順や統計手法のアダプテーションに関するアダプティブデザインと解析法について，その原理や方法論を総合的，統一的に示すことである．また，現時点での規制当局の見解や近年のアダプティブデザインに関する統計手法についても概説する．本書が臨床試験や臨床開発におけるアダプティブデザインとその解析法に関する総合的で最新の教科書となることを望む．

　第1章では，臨床試験でアダプティブデザインを利用する際の基本的考え方とアダプティブデザインに関する統計的事項を説明する．第2章では，試験実施計画書の改定が対象患者集団に与える影響に焦点を当てる．また，試験実施計画書改定後の患者

集団から得られたデータに基づく統計的推測を，試験計画時の対象患者集団に一般化する方法についても解説する．第3章では，臨床試験で一般的に利用されるアダプティブランダム化を概説する．第4章では，試験実施中に仮説を変更するアダプティブデザインを説明する．第5章では，用量選択のためのアダプティブデザイン，特に開発早期の用量探索試験や用量反応試験のためのアダプティブデザインを解説する．第6章では，臨床試験で頻用されている群逐次デザインを紹介する．第7章では，盲検下でのサンプルサイズ再設定法を説明する．第8章と第9章では，アダプティブシームレス第II/III相デザインにおける仮説検定とアダプティブ治療切り替えデザインの統計的推測法をその実務的課題とともに解説する．第10章では，アダプティブデザインのためのBayes流アプローチを概説する．第11章では，臨床開発で頻用されている様々なアダプティブデザインの性能を評価する臨床試験シミュレーションの方法を紹介する．第12章では，群逐次デザイン，アダプティブ用量漸増デザイン，アダプティブシームレス第II/III相デザインの事例を紹介する．

　本書を執筆する機会を与えて頂いたTaylor & FrancisのDavid Grubbs氏とSunil Nair博士に感謝する．本書の執筆中に支援して頂いたDuke University School of MedicineのDepartment of Biostatistics and BioinformaticsとDuke Clinical Research Institute（DCRI），さらにMillennium Pharmaceuticals, Inc.の仲間に感謝する．激励と支援を頂いたDuke Clinical Research InstituteおよびDuke University Medical CenterのRobert Califf医師とJohn Hamilton医師，Millennium Pharmaceuticals, Inc.のNancy Simonian医師，Jane Porter博士，Andy Boral医師，Jim Gilbert医師，米国食品医薬品局のGreg Campbell博士，そして多くの教育研究機関，製薬企業，規制当局の友人たちに感謝の意を表したい．

　最後に，本書で述べられている見解は著者らの見解であり，Duke University School of MedicineやMillennium Pharmaceuticals, Inc.の見解ではない．この版の内容と誤りに関する責任は著者らにある．本書に関する批評や提案は大いに歓迎する．

Shein-Chung Chow, Ph. D.
Duke University School of Medicine, Durham, NC

Mark Chang, Ph. D.
Millennium Pharmaceuticals, Inc., Cambridge, MA

序　　論

　本書の初版が 2006 年に出版されて以降，教育研究機関，規制当局，製薬企業の臨床科学者や研究者は，アダプティブデザインに関する多くの統計的・科学的な課題に注目するようになった．最近では，米国食品医薬品局（FDA）が，臨床試験でアダプティブデザインを利用する際の課題や懸念をまとめたドラフトガイダンスを公表した．ここでの統計的または科学的な課題とは，(i) 臨床試験におけるアダプティブデザインの実施可能性，(ii) 利用が検討されることが多いアダプティブデザイン（アダプティブ用量探索デザインやアダプティブ 2 段階シームレスデザインなど）の妥当性と完全性，(iii) 複雑なアダプティブデザイン（または，十分に理解・適用されていないデザイン）に対する適切な統計手法の検討に関することである．結果として，本書の第 2 版では，膨大に増え続ける文献を総合的かつ統一的にまとめ，さらに規制要件，科学的・実務的課題，統計的方法について調査した．

　第 2 版の全体的な方針や解説のレベルは初版と同じである．第 2 版は，初版と同様に，専門性ではなく概念に焦点を当て，基礎的な数学と統計学のレベルで実務的観点からまとめられている．初版のフィードバックは満足のいくものであった．教育研究機関，FDA を含めた規制当局，製薬企業の臨床科学者や研究者から多くの建設的なコメントを頂いた．そのため，第 2 版でも多くの実例を用い，直感的で概念重視の方針を維持することにした．

　第 2 版の改善点は次のとおりである．まず，第 2 章の試験実施計画書の改定，第 15 章の臨床試験シミュレーションなどのいくつかの章と節を更新し，初版以降に研究開発された最新の成果を反映した．特に，この 2 つの章は大幅に改訂した[*1]．次に，新しい章として，(i) アダプティブ 2 段階デザイン（第 9 章），(ii) バイオマーカーアダプティブ試験（第 12 章），(iii) 標的臨床試験（第 13 章），(iv) サンプルサイズと検出力の計算（第 14 章），(v) 規制当局の見解としてアダプティブ臨床試験デザインに関する米国食品医薬品局のドラフトガイダンスのレビュー（第 16 章）を追加した．

　本書を改訂する機会を与えて頂いた Taylor & Francis の David Grubbs 氏に感謝

[*1]　訳注：原著第 15 章は臨床試験シミュレーションの章であり，ExpDesign Studio® というソフトウェアの使用方法が解説されている．当該ソフトウェアは本邦では普及していないため，本書では原著第 15 章を割愛した．そのため，この章以降は原著と本書の章立てが対応していないことに留意されたい．

する．本書の改訂作業中に支援して頂いた Duke University School of Medicine と AMAG Pharmaceuticals の仲間，また多くの教育研究機関，製薬企業，規制当局の友人たちに感謝する．特に，激励と支援を頂いた Duke University Medical Center の Robert Califf 医師，Robert Hurrington 医師，Ralph Corey 医師，John Sundy 博士，Ken Weinhold 博士，Liz DeLong 博士に感謝の意を表したい．

　最後に，本書で述べられている見解は著者らの見解であり，Duke University School of Medicine や AMAG Pharmaceuticals の見解ではない．この版の内容と誤りに関する責任は著者らにある．本書をよりよくするための批評や提案を大いに歓迎する．

Shein-Chung Chow, Ph. D.
Duke University School of Medicine, Durham, NC

Mark Chang, Ph. D.
AMAG Pharmaceuticals, Lexington, MA

監訳者

平川晃弘 （ひらかわあきひろ）　東京大学大学院医学系研究科特任准教授

五所正彦 （ごしょまさひこ）　筑波大学医学医療系教授

翻訳者

安藤英一 （あんどうひでかず）　アステラス・アムジェン・バイオファーマ株式会社研究開発本部

五所正彦 （ごしょまさひこ）　筑波大学医学医療系

佐藤泰憲 （さとうやすのり）　慶應義塾大学医学部

髙橋　翔 （たかはししょう）　東京慈恵会医科大学臨床研究支援センター

竹内久朗 （たけうちひさお）　大日本住友製薬株式会社開発本部

長島健悟 （ながしまけんご）　統計数理研究所医療健康データ科学研究センター

中水流嘉臣 （なかずるよしおみ）　ファイザー株式会社臨床統計部

野間久史 （のまひさし）　統計数理研究所データ科学研究系

平川晃弘 （ひらかわあきひろ）　東京大学大学院医学系研究科

藤井陽介 （ふじいようすけ）　ファイザー株式会社臨床統計部

松岡伸篤 （まつおかのぶしげ）　ファイザー株式会社臨床統計部

松永信人 （まつながのぶひと）　協和発酵キリン株式会社研究開発本部

丸尾和司 （まるおかずし）　筑波大学医学医療系

山田雅之 （やまだまさゆき）　キッセイ薬品工業株式会社開発本部

（五十音順）

目　　　次

1. アダプティブデザインの概要 ·· 1
　1.1　アダプティブデザインとは何か？ ··································· 2
　1.2　規制当局の考え ··· 6
　1.3　対象患者集団 ··· 8
　1.4　統計的推測 ··· 9
　1.5　実務上の課題 ··· 10
　1.6　本書の目的と範囲 ··· 18

2. 試験実施計画書の改訂 ··· 20
　2.1　はじめに ··· 20
　2.2　対象患者集団の変化 ··· 21
　2.3　共変量調整解析 ··· 22
　　2.3.1　連続型評価項目 ··· 22
　　2.3.2　二値反応 ··· 23
　2.4　感度指標の評価 ··· 27
　　2.4.1　ε が確率変数で，C が固定値の場合 ················· 27
　　2.4.2　ε が固定値で，C が確率変数の場合 ················· 28
　2.5　サンプルサイズ調整 ··· 31
　2.6　おわりに ··· 33

3. アダプティブランダム化 ··· 35
　3.1　従来型のランダム化 ··· 36
　3.2　治療アダプティブランダム化 ··· 39
　3.3　共変量アダプティブランダム化 ····································· 42
　3.4　反応アダプティブランダム化 ··· 44
　3.5　アダプティブランダム化の論点 ····································· 53
　3.6　おわりに ··· 56

4. アダプティブ仮説 ·· 58
4.1 仮説の変更 ··· 58
4.2 優越性から非劣性への変更 ······························ 60
4.3 おわりに ·· 68

5. アダプティブ用量漸増試験 ································· 69
5.1 はじめに ·· 69
5.2 がん第Ⅰ相試験における CRM ··························· 70
5.3 頻度流・Bayes 流ハイブリッドアダプティブデザイン ······· 72
5.3.1 シミュレーション ··································· 78
5.4 デザイン選択とサンプルサイズ ·························· 81
5.4.1 デザイン選択の判定基準 ·························· 81
5.4.2 サンプルサイズの正当化 ·························· 82
5.5 おわりに ·· 83

6. アダプティブ群逐次デザイン ······························ 85
6.1 逐次法 ·· 86
6.2 群逐次デザインの一般法 ································ 88
6.3 早期中止境界 ·· 90
6.4 アルファ消費関数 ······································ 97
6.5 独立な p 値に基づく群逐次デザイン ······················ 98
6.6 中止境界の計算 ·· 99
6.7 群逐次試験のモニタリング ···························· 103
6.8 条件付き検出力 ······································· 106
6.9 実際的な問題 ··· 108

7. アダプティブシームレスデザインの統計的検定 ············· 109
7.1 シームレスデザインの効率性 ·························· 109
7.2 ステップワイズ検定とアダプティブな方法 ·············· 110
7.3 対比検定と未調整 p 値 ································· 111
7.4 シームレスデザインの比較 ···························· 112
7.5 敗者脱落アダプティブデザイン ························ 114
7.6 おわりに ··· 116

8. アダプティブサンプルサイズ調整 ························· 118
8.1 盲検下のサンプルサイズ再設定 ························ 118
8.2 Cui-Hung-Wang の方法 ······························· 120

目　　　次　　　　　　xi

8.3　Proschan-Hunsberger の方法 ·· 122
8.4　Müller-Schäfer 法 ·· 125
8.5　Bauer-Köhne 法 ··· 125
8.6　独立な p 値に基づく方法の一般化 ··· 127
8.7　逆正規法 ··· 135
8.8　おわりに ··· 136

9.　アダプティブ 2 段階デザイン ·· 137
9.1　はじめに ··· 137
9.2　実務上の課題 ··· 138
　　9.2.1　柔軟性と効率性 ·· 138
　　9.2.2　妥当性と完全性 ·· 139
　　9.2.3　規制当局の見解と懸念 ·· 140
9.3　アダプティブ 2 段階デザインの種類 ··· 141
9.4　試験の目的とエンドポイントが同じシームレスデザインの解析 ··········· 142
　　9.4.1　早期有効中止 ·· 143
　　9.4.2　早期有効または無効中止 ·· 144
　　9.4.3　条件付き検出力 ·· 145
9.5　エンドポイントが異なるシームレスデザインの解析 ····················· 146
　　9.5.1　連続データ ·· 146
　　9.5.2　二値データ ·· 149
　　9.5.3　イベントまでの時間データ ·· 150
　　9.5.4　注意点 ·· 151
9.6　試験目的・エンドポイントが異なるシームレスデザインの解析 ··········· 152
　　9.6.1　非アダプティブ型 ·· 152
　　9.6.2　アダプティブ型 ·· 154
　　9.6.3　事例：C 型肝炎ウィルスの臨床試験 ···································· 155
9.7　おわりに ··· 156

10.　アダプティブ治療切り替え ··· 158
10.1　潜在イベント時間モデル ··· 158
10.2　潜在ハザードを含む比例ハザードモデル ······································· 161
10.3　混合指数モデル ··· 164
10.4　おわりに ··· 173

11.　Bayes 流アプローチ ··· 174
11.1　Bayes 流アプローチの基本概念 ··· 174

xii 目 次

11.2 単群試験に対する多段階ステージデザイン ･･････････････････････179
11.3 Bayes 流の最適アダプティブデザイン ･･･････････････････････････181
11.4 おわりに ･･･185

12. バイオマーカー・アダプティブデザイン ･･･････････････････････････187
12.1 はじめに ･･･187
12.2 バイオマーカーの種類と検証 ･･････････････････････････････････････188
12.2.1 バイオマーカーの種類 ･････････････････････････････････････188
12.2.2 バイオマーカーの検証 ･････････････････････････････････････190
12.2.3 バイオマーカー，治療，真のエンドポイントの間の変換 ･･･････191
12.2.4 多重性と偽陽性 ･･･193
12.2.5 留意点 ･･･193
12.3 分類バイオマーカーを用いたデザイン ･･････････････････････････････194
12.3.1 適切な対象集団の選別過程 ･････････････････････････････････194
12.3.2 分類バイオマーカーに対する古典的デザイン ･･･････････････････195
12.3.3 分類バイオマーカーのアダプティブデザイン ･･･････････････････196
12.3.4 事例：バイオマーカー・アダプティブデザイン ･･･････････････････197
12.4 予後バイオマーカーのアダプティブデザイン ･････････････････････････198
12.4.1 最適なデザイン ･･･198
12.4.2 生存時間をエンドポイントとした試験における予後バイオマーカー
･･･200
12.5 効果予測バイオマーカーのアダプティブデザイン ･････････････････････200
12.6 おわりに ･･･201
12.7 付 録 ･･･201
12.7.1 2段階デザインと古典的な1段階デザインに対する SAS マクロ ･･････201
12.7.2 2群比較のバイオメーカー・アダプティブデザインに対する SAS マ
クロ ･･･202

13. 標的臨床試験 ･･･204
13.1 はじめに ･･･204
13.2 潜在的影響と意義 ･･･205
13.3 治療効果の評価 ･･･206
13.3.1 研究デザイン ･･･206
13.3.2 統計手法 ･･･207
13.3.3 シミュレーション実験 ･････････････････････････････････････211
13.4 他の試験デザインとモデル ･･･212
13.4.1 FDA の推奨する研究デザイン ･･･････････････････････････････212

目　　　次　　　xiii

　　13.4.2　統計手法……………………………………………213
　13.5　おわりに………………………………………………215

14.　サンプルサイズと検出力の推定……………………………217
　14.1　シミュレーションの設定………………………………217
　　14.1.1　シミュレーションの枠組み……………………217
　　14.1.2　中止基準……………………………………………219
　14.2　p 値の和に基づく方法…………………………………219
　14.3　p 値の積に基づく方法…………………………………221
　14.4　逆正規法………………………………………………222
　14.5　サンプルサイズ再設定…………………………………224
　14.6　おわりに………………………………………………227

15.　規制上の視点 —— FDA のドラフトガイダンスの概説………228
　15.1　はじめに………………………………………………228
　15.2　FDA のドラフトガイダンス……………………………228
　15.3　十分に理解・適用されてきたデザイン………………230
　　15.3.1　ベースラインデータに基づく組み入れ基準の変更………230
　　15.3.2　割付を明らかにしないサンプルサイズの見直し…………230
　　15.3.3　有効性に関連しない評価項目に基づく計画変更…………231
　　15.3.4　無益性の群逐次デザイン……………………………232
　　15.3.5　治療の違いに独立な計画の変更…………………232
　15.4　十分に理解・適用されていないデザイン……………233
　　15.4.1　十分に理解・適用されていないデザイン………233
　　15.4.2　統計学的考察………………………………………235
　15.5　アダプティブデザインの実施…………………………237
　　15.5.1　アダプティブデザインにおける試験実施計画書………237
　　15.5.2　アダプティブ臨床試験の適切な文書………………238
　　15.5.3　FDA との対話………………………………………239
　　15.5.4　特別試験実施計画書審査……………………………239
　　15.5.5　実施と文書化………………………………………240
　15.6　おわりに………………………………………………240

16.　事 例 研 究………………………………………………242
　16.1　考慮すべき基本的事項…………………………………242
　16.2　アダプティブ群逐次デザイン…………………………244
　16.3　アダプティブ用量漸増デザイン………………………246

16.4 アダプティブ 2 段階第 II/III 相デザイン ··································· 248

参 考 文 献 ··· 253
索　　 引 ··· 271

1

アダプティブデザインの概要

　臨床試験の最終目的は，試験治療の効果（有効性と毒性）と対照治療（プラセボ，標準治療，実対照薬）の効果を比較して評価することである．臨床試験を確実に成功させるためには，適切に計画された試験実施計画書が不可欠である．試験実施計画書は，どのように臨床試験を実施し，どのようにデータを収集・解析するかを詳述した臨床試験の設計図である．試験実施計画書は，臨床試験の計画，実行，運用，データ解析に関する品質と完全性を保証するための最も大切な文書である．試験実施中は，計画を遵守することが極めて重要である．試験実施計画書の逸脱や違反は，試験データに偏りやばらつきをもたらし，データ解析結果から導かれた結論の信頼性を低下させ，欲目や誤解を招いてしまう可能性がある．新医薬品販売承認のために，米国食品医薬品局（United States Food & Drug Administration；FDA）は，被験薬の効果に関する十分なエビデンスを得るために，少なくとも2つの適切でよくコントロールされた臨床試験（adequate & well-controlled clinical trials）の実施を求めている（FDA，1988）．一方で，1997年のFDA近代化法（FDA Modernization Act；FDAMA）には，特定の状況下では，1つの適切でよくコントロールされた臨床試験のデータから，候補医薬品や候補生物製剤のリスク・ベネフィットを立証することを認める規定（115節）が盛り込まれている．つまり，FDAは，被験薬の有効性と安全性に関する十分なエビデンスは，適切でよくコントロールされた臨床試験の実施によってのみ得られるということを示唆している．FDAの「新医薬品申請書における臨床の部および統計の部の書式と内容に関するガイドライン（Format & Content of the Clinical & Statistical Sections of New Drug Applications）」（1998年）によると，適切でよくコントロールされた臨床試験とは，（i）試験目的，（ii）解析方法，（iii）デザイン，（iv）患者選択，（v）患者割付，（vi）試験参加者，（vii）反応の評価，（viii）効果の評価に関する要件を満たす試験であると定義されている．試験実施計画書には，試験目的を明記することが重要であり，試験目的を反映した具体的な仮説を規定すべきである．試験デザインは，治療効果を対照群と比較して公平かつ偏りなく評価するために妥当なものでなければならない．対象患者集団は，対象疾患の状態を保証するために選択・除外基準により定義されるべきである．偏りを最小化し，治療群間の比較可能性を保証するために，ランダム化を用いなければならない．反応の評価変数は，事前に規定

し，信頼できるものにすべきである．効果の評価には，適切な統計手法を採用すべきである．試験の妥当性と完全性を維持するために，盲検化などの偏りを最小化する方法を用いるべきである．

臨床試験において，試験の計画時や実施中に試験手順や統計手法を変更することは珍しくない．例えば，試験計画時の治療割付法として，標準的なランダム化の代わりに，治療反応に基づくアダプティブランダム化を検討するかもしれない．試験実施中に，蓄積されたデータに基づいて，試験手順や統計手法に対するアダプテーション（修正や変更）を行うこともあり得る．進行中の試験における，試験手順や統計手法のアダプテーションの代表例として，選択・除外基準の修正，試験用法・用量の調整，治療期間の延長，評価項目の変更，群逐次デザインや多段階デザインのような試験デザインの修正がある．試験中の試験手順や統計手法のアダプテーションは，対象集団と治療効果の統計的推測に確実かつ即座に影響する．また，これらのアダプテーションは，対象疾患に対する診療内容を内省するためだけでなく，試験治療の臨床的有用性を検証する確率を高めるためにも必要である．

本章の構成は次のとおりである．1.1 節では，アダプティブデザインの定義を示す．1.2 節では，アダプティブデザインの使用に関する規制上の考え方を説明する．1.3 節と 1.4 節では，試験手順や統計手法のアダプテーション後に，アダプティブデザインが対象集団とその統計的推測に与える影響についてそれぞれ解説する．1.5 節では，アダプティブデザインを適用する際に共通して生じる実務上の問題を概説する．1.6 節では，本書の目的と範囲を説明する．

1.1　アダプティブデザインとは何か？

2006 年 3 月 16 日に，FDA は Critical Path Opportunities List を公開した．これは，日進月歩の医生物学的新規発見と，それらを治療に繋げるための臨床開発の遅延のギャップを埋めるべく 76 プロジェクトを取り上げている（http://www.fda.gov/oc/initiatives/criticalpath 参照）．同リストは，(i) バイオマーカーの開発，(ii) 臨床試験デザイン，(iii) バイオインフォマティクス，(iv) 製造，(v) 公衆衛生上のニーズ，(vi) 小児の 6 つの広義なトピック分野で構成されており，バイオマーカー開発と臨床試験の効率化は，医薬品開発を加速させるための最重要分野である．臨床試験の効率化には，アダプティブデザインなどの革新的臨床試験デザインを活用すべきである．

治療法の臨床評価では，大規模な検証的第 III 相試験の前に実施される早期臨床試験において，アダプテーションが検討されることがある．アダプテーションは，試験実施中の臨床試験に対して行われる変更または修正である．一般にアダプテーションとして，これらに限定されるわけではないが，(i) 選択・除外基準の緩和，(ii) 試験評価項目の変更，(iii) 用量や治療期間の修正がある．本書では，アダプテーションを適用する臨床試験デザインをアダプティブデザインと呼ぶ．アダプティブデザイ

1.1 アダプティブデザインとは何か？

ンに関する方法論は，観測した治療効果に基づいて開発されることが多い．より柔軟に考えれば，アダプテーションには，サンプルサイズ，選択・除外基準，試験用量，試験評価項目，解析方法の変更がある（Liu, Proschan & Pledger, 2002）．Chow, Chang & Pong（2005）は，アダプティブデザインを「試験の妥当性と完全性を損なうことなく，試験開始後に，そのいくつかの特性（試験手順や統計手法）を変更または修正することを許容するデザイン」と定義した．試験手順には，適格基準，試験用量，治療期間，試験評価項目，臨床検査の手順，診断手順，評価基準，臨床反応の評価が含まれる．統計手法には，ランダム化，試験デザインの選択，試験目的・仮説，サンプルサイズ計算，データモニタリング，中間解析，統計解析計画書，データ解析法が含まれる．一方で，米国研究製薬工業協会ワーキング・グループは，アダプティブデザインを「試験の継続中に，試験の妥当性と完全性を損なうことなく，その試験で蓄積されたデータを用いて，試験の特性の変更法を決定する臨床試験デザイン」と定義した（Gallo et al., 2006）．米国研究製薬工業協会ワーキング・グループによると，アダプテーションは，不適切な計画の救済ではなく，試験の強化を目的としたデザイン上の特性である．言い換えると，アダプテーションは，計画的（by design）に行われるべきであり，場当たり的（ad hoc）であってはならない．ただし，試験中に診療を内省したり，その診療に柔軟性をもたせること自体は，"計画的"に行えるものではない．

　「医薬品および生物製剤のためのアダプティブデザインを用いた臨床試験（Adaptive Design Clinical Trials for Drugs and Biologics）」（2010年2月）のドラフトガイダンスにおいて，FDAはアダプティブデザインを「試験の患者データ（通常は中間データ）の解析に基づいて，試験デザインや試験仮説の一つまたは複数の特性を修正することに関して，前向きに計画された機会を有する試験」と定義した．FDAは，アダプティブデザインの重要な特徴の一つとして，前向きに計画される点を強調している．アダプテーションは，データ（通常は中間データ）解析に基づいて行われるべきである．ドラフトガイダンスの中で，FDAは，アダプテーションが盲検下であるか非盲検下であるかで，前者を十分に理解・適用されてきたデザイン（well-understood design），後者を十分に理解・適用されていないデザイン（less well-understood design）と分類した（FDA, 2010a）．FDAの定義では，試験実施計画書の改定（amendment）をとおして実施された変更は適用外としている．このように，臨床試験で実際の診療内容の内省に伴う変更はアダプテーションの定義の範疇でない．アダプティブデザインはフレキシブルデザイン（flexible design）としても知られている（EMEA, 2002, 2006）．

　アダプティブデザインには柔軟性があるため，研究者やスポンサーにとって大変魅力的である．特に，予算・人的資源や時間的制約に変更があるとき，試験の妥当性と完全性のために科学的・統計的に正当化できるとき，安全性に関する医学的検討を行うとき，審査・承認に関する規制上の懸念があるとき，さらには継続か中止かの判断

に関するビジネス戦略を考える上でも魅力的である．しかしながら，試験中の試験手順や統計手法の修正がどの程度許容されるか，その規制要件に関する情報はほとんどない．アダプティブデザインを適用すると，その臨床試験で回答すべき科学・医学上の疑問・仮説に対処することができず，全く別の臨床試験になりかねないという懸念もある．さらに，アダプティブデザインには次の欠点がある．第1は，試験手順や統計手法に対するアダプテーション後の患者集団（実患者集団）と試験計画時の対象患者集団に大きな乖離が生じる可能性があるということである．実患者集団は，試験デザインに対する修正の頻度と程度に依存して変動する対象集団といえる．第2は，試験治療の効果に関する信頼区間や p 値などの統計的推測の信頼性が低下する可能性があり，観測された結果の再現性が損なわれるといったことになりかねないということである．近年，臨床研究者や生物統計家は，臨床試験でのアダプティブデザインの利用に注目している．

　蓄積データに基づく試験中の試験手順や統計手法に対するアダプテーションは，実際には，研究者，スポンサー，または独立データモニタリング委員会によって勧告されることが多い．アダプテーションは，柔軟性があり魅力的であるが，偏りが生じる可能性があり，対象集団の治療効果に関する統計的推測に影響を与える．統計的推測の複雑さは，実施するアダプテーションに大きく依存する．アダプテーションは，前向き（計画的な）アダプテーション，試験実施計画書の改定と同時に実施する（または試験中の臨時的な）アダプテーション，（試験終了後のデータベース固定前または非盲検化する前の）後ろ向きなアダプテーション（表1.1.1参照）の3つに分類できる．表1.1.1からわかるとおり，試験中の臨時的なアダプテーションは柔軟性が高いものの，前向きアダプテーションはそれほど柔軟ではない．いずれのアダプテーションも注意深く計画する必要がある．一部のアダプテーションについては，それに対応した統計手法を文献から入手できる場合がある．複雑なアダプテーションを伴う試験は，そうでない試験よりも成功率が高くなる可能性がある．

　臨床試験で頻用されるアダプティブデザインとしては，これらに限定されるわけではないが，(i) 群逐次デザイン，(ii) サンプルサイズ再設定，(iii) アダプティブシームレス（第I/II相または第II/III相）デザイン，(iv) 敗者脱落（または勝者選択）デザイン，(v) アダプティブランダム化デザイン，(vi) アダプティブ用量探索（ま

表 1.1.1　臨床試験におけるアダプテーションの種類

アダプテーション	例
前向き（計画的）	中間解析，安全性・無益性・有効性による早期中止，サンプルサイズ再設定など
試験中（臨時的）	選択・除外基準，用法・用量，治療期間など
後ろ向き*	評価項目，優越性から非劣性への切り替えなど

* データベース固定前または非盲検化前に実施される試験終了後のアダプテーション．

1.1 アダプティブデザインとは何か？

たは用量漸増）デザイン，(vii) バイオマーカー・アダプティブデザイン，(viii) ア
ダプティブ治療切り替えデザイン，(ix) アダプティブ仮説デザイン，(x) これらの
組み合わせが挙げられる（Chow & Chang, 2008；Pong & Chow, 2010 を参照）.

　群逐次デザインは，中間解析結果に基づき，安全性，有効性，無益性を理由に試験
を早期中止することを許容するアダプティブデザインである．サンプルサイズ再設定
は，中間データに基づきサンプルサイズの調整または再推定を許容するアダプティブ
デザインである．第 IIb 相試験と第 III 相試験の目的を単一の試験で対処するデザイ
ンをアダプティブシームレス（例えば，第 II/III 相）デザインと呼ぶことが多い（Inoue,
Thall & Berry, 2002；Gallo et al., 2006）．アダプティブシームレス第 II/III 相デザイ
ンでは，2 つの別々の試験を 1 試験に統合し，最終解析ではアダプテーション前後に
組み入れられた患者データを用いる（Maca et al., 2006）．敗者脱落（または勝者選択）
デザインは，劣った治療群を脱落させる（または最も期待できる治療群を選択する）
ことができるアダプティブ多段階デザインである．アダプティブランダム化デザイン
は，ランダム化の計画を修正できるデザインである．アダプティブ用量探索（または
用量漸増）デザインは，後期試験に最適であると考えられる最大耐量を同定するため
に，早期臨床開発相で頻用されている．バイオマーカー・アダプティブデザインは，
ゲノムマーカーなどのバイオマーカーの反応に基づくアダプテーションを許容するデ
ザインである．したがって，バイオマーカー・アダプティブデザインは，標的臨床試
験やバイオマーカー（またはゲノムマーカー）臨床試験デザインのためのエンリッチ
メントデザインとして知られている．アダプティブ治療切り替えデザインは，最初の
治療の有効性または安全性がないことが明らかになった場合に，最初に割り付けられ
た治療から別の治療に切り替えることができるデザインである．アダプティブ仮説デ
ザインは，中間解析結果に基づき仮説を変更できるデザインである．上記のアダプティ
ブデザインを組み合わせたものを，一般には多重アダプティブデザインと呼ぶ．

　アダプティブデザインにより，その柔軟性と有用性の恩恵を受けられる一方で，柔
軟性を重視するあまり，FDA のドラフトガイダンスに示されている十分に理解・適
用されていないデザインになる可能性に留意すべきである．十分に理解・適用されて
いないデザインはより柔軟であるが，より複雑でもある．複雑な十分に理解・適用さ
れていないデザインの下では，不可能ではないにしろ，統計的推測が困難になること
が多い．ただし，いくつかの十分に理解・適用されていないデザインについては，そ
の妥当な統計的推測法が開発されており，それらの方法を文献から入手できる．例と
して，一般に利用が検討されるアダプティブランダム化デザイン，アダプティブ用量
探索デザイン，アダプティブ 2 段階シームレス第 I/II 相（または第 II/III 相）デザイ
ンなどの十分に理解・適用されていないデザインの特徴を表 1.1.2 に示す．

　近年，アダプティブデザインが注目されており，多くの雑誌はアダプティブデザ
インに関する特集号を刊行している．これらに限定するわけではないが，*Biometrics*
(Vol. 62, No. 3)，*Statistics in Medicine* (Vol. 25, No. 19)，*Biometrical Journal* (Vol. 48,

6　　　　　　　　　　1. アダプティブデザインの概要

表 1.1.2　十分に理解・適用されていないアダプティブデザインの特徴

アダプティブランダム化デザイン	治療割付確率を不均等にできる より期待できる治療群に割り付けることができる	試験実施前に割付表を得ることはできない 大規模試験または治療期間が長い試験での実施可能性が低い 不可能ではないが，統計的推測が困難
アダプティブ用量探索デザイン*	劣っている用量群を早期に脱落させることができる 用量群を修正・追加できる 限られた患者数での最大耐量（MTD）同定確率を上げることができる	初回用量をどのように設定すべきかが課題 用量範囲をどのように設定すべきかが課題 用量選択基準と決定規則が必要 期待できる用量群が脱落するリスクがある
アダプティブ2段階シームレスデザイン （第 I/II 相，第 II/III 相試験）	2試験を1試験に統合できる 各段階のデータを完全に活用できる 試験間の準備期間を削減できる 開発期間を短縮できる 第1ステージ終了時の敗者脱落，アダプティブランダム化，アダプティブ仮説などの追加アダプテーションを適用できる	試験全体の第1種の過誤確率を制御することが課題 サンプルサイズの設計と配分が課題 両段階で収集されたデータに基づく併合解析をどのように実施するかが課題 O'Brien-Fleming 型の境界の適用可能性を検討する必要がある

* がん臨床試験におけるアダプティブ用量漸増デザイン.

No. 4)，*Pharmaceutical Statistics*（Vol. 5, No. 2），*Journal of Biopharmaceutical Statistics*（Vol. 15, No. 4；Vol. 17, No. 6；Vol. 20, No. 6）が挙げられる．これらの特集号などは，アダプティブデザインの利用に関する多くの統計的課題やアダプティブ臨床試験デザインに関する FDA のドラフトガイダンスに関するレビューを取り扱っている（例えば，Hung et al., 2005；Proschan, 2005；Krams et al., 2007；Hung et al., 2007；Wang, 2010；Benda et al., 2010；Gallo et al., 2010；Cheng & Chow, 2010 を参照）．本書では，臨床試験でアダプティブデザインを適用する際に遭遇する懸念や実務上の課題への対処法を取り上げる．

1.2　規制当局の考え

　FDA が指摘しているように，蓄積データに基づく試験デザインのアダプテーションはすでに行われているものの，その際には，既存の統計手法を直接，デザインに適用する傾向があった（Lan, 2002）．しかしながら，このような既存の統計手法は，アダプテーションを伴う臨床試験に対応したものではないため，最適な方法でない可能性がある．試験実施の前・中・後の試験手順や統計手法に対して行われるアダプテー

1.2 規制当局の考え

ションが結果に与える影響は非常に大きいはずである.

医薬品開発の早期相において,臨床試験のデザインと解析に柔軟性をもたせることは,研究者やスポンサーにとって大変魅力的である.しかしながら,後期第II相試験や第III相試験でアダプティブデザインを用いると,その解釈上の限界や結果の外挿性について規制上の懸念が生じる.臨床試験のデザインと解析に柔軟性をもたせるニーズが高まっている中,欧州医薬品審査庁(European Agency for the Evaluation of Medicinal Products;EMEA)[1]は,柔軟なデザインや解析計画を伴う検証的臨床試験における方法論上の課題について,その留意点をまとめたコンセプトペーパーを公表した(EMEA, 2002, 2006).EMEAのコンセプトペーパーでは,規制上の意思決定に用いられる検証的第III相試験を対象に,各方法が許容される要件や条件を考察している.実際の臨床試験では,開発中の統計手法によって得られる治療比較に関するp値,不偏推定値,信頼区間の正しさを担保することが,アダプテーションを適用する際の必須要件である.したがって,アダプティブデザインの利用に際して,中間解析の実施に伴う周知の問題(早期中止に伴う安全性データ不足,予定通りに中間解析を実施できないオーバーランニング)に加えて,研究者は別の新しい課題を背負うことになる.

規制的観点からは,中間データの盲検下レビューはアダプティブデザインの重要な課題である.この盲検下レビュー中に,統計解析計画書が大幅に変更されるものの,統計手法に関する情報がほとんど記載されておらず,変更の決定がどのような解析に従ったものかも明示されずに,追加の試験実施計画書が提出されることがある.たとえ盲検試験であっても,これは試験の妥当性と完全性に関する規制上の重大な懸念となり得る.その他に,試験手順のアダプテーション後(特に,選択・除外基準の変更後)に,どのような患者集団になったかが承認審査上の問題となる.論点は,アダプティブデザインにより,実際の対象集団が計画時とは全く別の集団になり,ついては全く別の試験になってしまったかどうかである.このような場合,通常の承認審査のプロセスを用いてよいか疑問であるが,規制当局が認める柔軟性の程度については,ガイダンスやガイドラインではほとんど述べられていない.実際のところは,規制要件は,本来その医薬品が対象とすべき患者集団に対する統計的推測の妥当性に基づいて判断されるべきと考えられている.

試験手順や統計手法のアダプテーションは,試験実施計画書の改定をとおして記録されるが,標準的な統計手法の利用は適切でない可能性があり,妥当でない推論や結論を導く恐れがある.したがって,適切な統計手法の利用が推奨される.治療効果の適切な統計的推測を保証できるいくつかのアダプティブデザインは有用であるが(例えば,Hommel, 2001;Liu, Proschan & Pledger, 2002),これらは十分に客観的な立場で実施すべきである.しかしながら,実際には,外部情報や研究者とスポンサーの

---

[1]　訳注:現在は欧州医薬品庁(European Medicines Agency;EMA)になっている.

利害関係により，この客観性を実現することは非常に困難である．

　アダプティブデザインの意図的または意図しない適用を避けるために，規制当局によるアダプティブデザインの指針の策定が強く望まれる．指針には，アダプティブデザインの利用を標準化するだけでなく，規制当局が受け入れ可能な修正の程度も，詳細に記述されるべきであり，承認審査の変更点に関しても明記されるべきである．最近まで明らかにされていなかったが，何年も前から，治験でアダプティブデザインは利用されている．

1.3 対象患者集団

　臨床試験では，対象集団を選択・除外基準によって規定する．すべての選択基準を満たし，かつすべての除外基準に抵触しない患者が適格となる．このような患者集団を対象患者集団と呼ぶことにする．臨床反応，疾患進行までの時間，がん領域の生存時間などの評価項目を与えた下で，対象患者集団を (μ, σ) と表す．ここで，μ は評価項目の母平均，σ は評価項目の母標準偏差である．試験治療群と対照群の比較試験において，標準偏差で基準化した試験治療のエフェクトサイズを，

$$\frac{\mu_T - \mu_C}{\sigma}$$

と定義する．ここで，μ_T と μ_C はそれぞれ試験治療群と対照群の母平均である．収集したデータに基づき，対象患者集団に対して試験治療群のエフェクトサイズに関する信頼区間や p 値などの統計的推測を行う．

　先に述べたように，実際は，試験中に医学的または実務上の判断により試験手順を修正することが珍しくない．ここでは，試験での運用，検査，診断に関する手順を試験手順と呼ぶ．試験手順には，選択・除外基準，用法・用量の選択，治療期間，臨床検査，診断手順，評価基準などがある．また，試験計画，実行，運用，およびデータ解析時に用いられる統計的な処理，モデル，方法のことを統計手法と呼ぶ．統計手法には，計画時のサンプルサイズ計算のための検出力評価，治療割付に関するランダム化，仮説の修正，評価項目の変更，試験の中間時点でのサンプルサイズ再設定などがある．FDA の 1998 年のガイドラインや International Conference on Harmonization (ICH) Good Clinical Practice (GCP) ガイドラインで示されているとおり（FDA, 1988；ICH, 1996），適切に計画された試験実施計画書には，どのように試験が実施されるかが詳述されている．試験実施計画書の逸脱や違反は，試験計画時の患者集団を歪めるだけでなく，試験データに偏りとばらつきをもたらす．結果として，統計的推測やデータ解析結果から導かれた結論を計画時の対象患者集団に適用できなくなる可能性がある．

　臨床試験では，試験中に，登録遅延や安全性上の懸念により選択・除外基準，試験用量や試験レジメン，治療期間を修正することがよくある．例えば，スクリーニング

時には，厳格な選択・除外基準によって多くの患者が不適格となる．そのため，登録が大幅に遅延し，試験期日を守れないことがある．この場合の典型的な対処法は，選択・除外基準を緩めることである．一方，研究者は，試験治療の臨床効果を最適化するために，試験用量や試験レジメンを柔軟に調整することを望むかもしれない．重篤な毒性や有害事象が発現した際には減量するかもしれない．また，研究者は，試験中の蓄積データに基づき，最大の治療効果を得るためや，期待イベント発現率を得るために治療期間の延長を望むかもしれない．これらの試験手順の修正は，臨床試験では一般的なことである．通常，試験実施計画書の改定をとおして，試験手順を修正するが，その際は変更の根拠と修正の影響を詳述すべきである．

　試験手順や統計手法のアダプテーションは，試験で収集されるデータに偏りとばらつきをもたらす可能性があり，結果的に計画時の対象患者集団が似て非なる集団になる可能性がある．このような集団を実患者集団と呼ぶことにする．先に述べたとおり，実務上は，試験手順や統計手法のアダプテーションにより，対象集団が全く別の患者集団となり，ついては全く別の試験になることが懸念される．また，実患者集団から収集された臨床データに基づく統計的推測が，計画時の対象患者集団に適用できるかどうかの判断にも関心がもたれる．これらの問題は次章で議論する．

1.4　統 計 的 推 測

　前節で議論したとおり，試験手順の修正は，データに偏りとばらつきをもたらす．これらの偏りとばらつきの原因は，(i) 予期および制御可能な原因，(ii) 予期可能だが制御不能な原因，(iii) 予期不能だが制御可能な原因，(iv) 予期および制御不能な原因の4つに分類できる．例えば，試験用量，試験レジメン，治療期間に変更がある場合，さらなる偏りとばらつきが予期できるが，制御はできない．臨床検査や診断手順の変更は，偏りが予期されるものの，経験豊富な検査担当者を任命したり，経験が少ない担当者には適切なトレーニングを実施することで制御可能となる．患者による試験手順の不遵守が原因の偏りやばらつきは，通常，予期できないが，遵守に関する手順を改良することで制御できる．予期も制御もできないことが原因で生じる付加的な偏りとばらつきを，通常，偶然誤差と呼ぶ．

　実務上は，可能な限り，適切な統計的方法を用いて，偏りとばらつきの原因を同定し，それらを除外または制御すべきである．さらに，試験手順（特に，選択・除外基準）のアダプテーション後は，対象患者集団が実患者集団に変化する．このとき，実患者集団のデータに基づく治療効果の統計的推測から導かれた結論を対象患者集団に一般化する方法は，研究者に課された新たな課題である．なお，試験手順や統計手法に関するすべての修正は試験実施計画書の改定をとおして記録されるが，その後に収集されたデータに偏りやばらつきが生じないことを意味するわけではないことに留意すべきである．試験実施計画書の改定は，変更の根拠を明記するだけでなく，試験手

順や統計手法のアダプテーション後に，どのようにデータが収集・解析されるのかも詳述すべきである．実務上は，試験手順や統計手法に対して重大なアダプテーションを行うと，(i) 誤った仮説に対する正しい検定，(ii) 正しい仮説に対する誤った検定，(iii) 誤った仮説に対する誤った検定，(iv) 正しい仮説に対する正しい検定であるものの検出力が不十分といった不整合が認められることが珍しくない．このような不整合により，統計的推測と試験治療の効果に関する結論の妥当性を損なうことになる．

統計手法の柔軟性は，研究者やスポンサーにとって大変魅力的である．しかしながら，その影響を慎重に処理しないと，妥当でない統計的推測を実施したり誤った結論を導いたりしてしまう．Liu, Proschan & Pledger (2002) は，点推定，信頼区間，仮説検定，p 値の一般手法だけでなく，その妥当性を厳密に証明できるアダプティブデザインの理論的基礎を築いた．ただし，彼らは，アダプテーションにより，対象患者集団が変化することを考慮していない．この問題は次章で詳しく解説する．

ICH GCP ガイドラインは，データ収集・解析のために，モデルと方法を含む統計手法の詳細を記述した統計解析計画書（statistical analysis plan；SAP）を用意すべきと提言している．統計解析計画書からの逸脱や違反により，解析結果の信頼性は低下し，解析結果から導かれる結論の妥当性が損なわれる可能性がある．

要約すると，アダプティブデザインの利用は，対象患者集団の統計的推測に影響する可能性がある．試験手順や統計手法を修正した後の実患者集団から得られたデータに基づく統計的推測は，それが本来の対象患者集団に対する統計的推測として扱われる前に，適切に補正されるべきである．

1.5 実務上の課題

先に述べたとおり，試験中に試験手順や統計手法のアダプテーションが可能なアダプティブデザインの利用が注目されている．アダプテーションの柔軟性は，研究者やスポンサーには大変魅力的であるが，規制的観点からは以下のような疑問が生じる．

1. 規制当局は試験手順や統計手法に対して，どの程度のアダプテーションを受け入れるのか．
2. 試験手順や統計手法に対するアダプテーションの程度が試験によって異なる場合，それらの試験から得られたデータに対する規制要件と承認審査の基準はどう変わるのか．
3. 当初の試験目的を達成するために試験手順や統計手法に対するアダプテーションを実施した試験であっても，全く別の試験とみなされるのか．

アダプティブデザインが広く受け入れられるようになるためには，規制当局はこれらの懸念を払拭する必要がある．

科学的・統計学的観点からは，(i) 試験手順に対する修正は，似て非なる対象患者集団をもたらすのか，(ii) 仮説の修正は，試験目的を歪めることになるのか，(iii)

1.5 実務上の課題　　　　*11*

統計手法に柔軟性をもたせることは，試験治療の臨床効果の評価に偏りをもたらすのか，という懸念もある．本節では，アダプティブデザインを適用するときに一般的に生じる，上記の懸念に関する実務上の課題を簡単に解説する．具体的には，試験実施計画書の改定に伴う対象患者集団の変化，アダプティブランダム化デザイン，アダプティブ仮説デザイン，アダプティブ用量漸増試験，群逐次デザイン，サンプルサイズ再設定，アダプティブシームレス第 II/III 相デザイン，敗者脱落デザイン，アダプティブ治療切り替えデザイン，Bayes 流アプローチおよびハイブリッド法を解説し，事例を紹介する．

対象患者集団の変化

　臨床試験において，試験対象疾患の患者集団を定義することは重要である．通常，適格基準（選択・除外基準）によって規定されるこの患者集団を対象患者集団と呼ぶ．Chow & Liu（2004）が指摘しているとおり，対象患者集団は，通常，選択基準によって大まかに定められ，患者集団の異質性を最小化するために除外基準で微調整される．試験実施中に試験手順や統計手法（特に選択・除外基準）をアダプテーションすると，対象患者集団の主要評価項目の平均的な反応に異質性が生じ，似て非なる患者集団のそれに変化する．アダプテーション後の実際の患者集団を実患者集団と呼ぶことにする．重大なアダプテーションが全く別の患者集団をもたらす可能性がある．アダプテーションを複数回行うと，対象患者集団は変化し（Chow, Chang & Pong, 2005；Feng et al., 2007；Yang et al., 2011），変化後の対象患者集団に対する正確で信頼できる統計的推測が困難になる．実務的には，アダプティブデザインが対象患者集団に与える影響と，それに対応できる統計的推測法とサンプルサイズ計算のための検出力評価法の開発に関心がある．これについては次章で詳しく説明する．

アダプティブランダム化

　臨床試験では，患者の均等割付を保証するために，サンプルサイズを固定し，事前に規定したブロックサイズを用いて，母集団モデル，擬似母集団モデル，完全ランダム化や並べ替えブロックランダム化に基づくランダム化モデルが頻用されている（Chow & Liu, 2004）．母集団モデルは，対象患者集団からランダムに抽出した代表標本に基づいて，その対象患者集団に対して結論を導くためのモデルである（Lehmann, 1975；Lachin, 1988）．擬似母集団モデルでは，医師を選出した後に，その医師の施設で患者を選択する．医師の選出も患者選択もランダムではないが，治療割付はランダムである．したがって，擬似母集団モデルでは，抽出された標本を母集団からランダムに抽出された標本とみなし，データ解析を行う．ランダム化モデルは，施設選定と患者選択はランダムではないが，治療割付がランダムであることに基づいたランダム化または並べ替え検定から派生する概念である．試験データに基づく統計的推測は，標本の確率分布に依存する．言い換えると用いたランダム化の方法に依存するため，

その方法は臨床試験において最も重要である.

一方,臨床試験の成功確率を高めるために,試験中に治療群への割付確率を調整することに関心がもたれる.現在の患者における治療割付確率がそれまでの割付結果に基づいて調整されるランダム化を,アダプティブランダム化と呼ぶ.このように,アダプティブランダム化デザインは,ランダム化の計画を修正できる.ランダム化自体は試験に患者が登録された時点で実施されるが,アダプティブランダム化ではそれまでにランダム化された患者情報が必要になる.したがって,アダプティブランダム化のランダム化コードは,試験開始前に用意することができないことに留意すべきである.アダプティブランダム化は,治療,共変量,臨床反応に基づいて実施されることが多く,それぞれが治療アダプティブランダム化,共変量アダプティブランダム化,反応アダプティブランダム化と呼ばれる.

実務上,アダプティブランダム化は,大規模試験や治療期間が比較的長い試験では実施可能性が低いかもしれない.また,アダプティブランダム化は,目標検出力を得るための必要サンプルサイズ計算と治療効果の統計的推測にも影響する.治療効果の統計的推測は不可能ではないが,多くの場合は困難である.第3章では,上述のアダプティブランダム化に関する詳細とそのサンプルサイズ計算や統計的推測に与える影響を解説する.

アダプティブ仮説

アダプティブ仮説デザインは,データベース固定または盲検解除前に中間解析結果に基づいて仮説を変更することができるデザインである.一般的に,試験中の仮説変更は,(i) 試験計画時に介入方法が確立されていなかった場合[*2],(ii) 試験の次段階を計画するために他試験の情報が必要な場合[*3],(iii) 新しい用量を含める必要がある場合,(iv) データ安全性モニタリング委員会からの勧告があった場合に行われる(Hommel, 2001).臨床試験では,将来の試験のために複数の仮説を設定することは珍しくなく,主目的と副次目的に対応した主仮説と副仮説をそれぞれ設定する.通常,主仮説の検定に対して試験全体の第1種の過誤確率を制御する.複数の副次仮説の検定に対する第1種の過誤確率を制御する場合は,多重検定法を利用する.

Hommel (2001) は,中間データに基づく仮説変更に対応できる柔軟な方法として,一般的な多重性の問題に対処するための方法,すなわち仮説の重みを変更する方法,事前順序を変更する方法,新しい仮説を設定する方法をそれぞれ適用した(Bauer, 1999;Kieser, Bauer & Lehmacher, 1999;Bauer & Kieser, 1999).Hommel (2001) が提案した方法には,次の利点がある.

1. どんな種類の多重検定にも応用できるため,非常に汎用的であること

[*2] 訳注:例えば,中間解析結果に基づき当該介入に対する仮説を除外する場合など.
[*3] 訳注:例えば,2段階デザインの2段階目に他試験の外部情報を含める場合など.

2. 数学的正当性があること
3. 試験中のデザイン変更だけでなく，仮説や重みの変更も可能であり，極めて柔軟性が高いこと

　臨床試験で頻用されるアダプティブ仮説は，(i) 優越性仮説から非劣性仮説への切り替えと，(ii) 評価項目の変更（主要評価項目と副次的評価項目の入れ替え）である（Chang & Chow, 2007）．仮説の変更は，サンプルサイズ計算や治療効果の統計的推測に影響するが，これについては，第3章で詳しく説明する．

アダプティブ用量探索または用量漸増試験
　用量反応試験では，結果変数は安全性や有効性に関する生物学的反応値であることが多い．例えば，用量と毒性の関係を調べる試験では，最大耐量（maximum tolerable dose；MTD）を決定することが目的となる．一方で，用量と有効性の関係を調べる試験では，(i) 薬剤効果の証拠はあるか，(ii) 用量反応の形状はどのようなものか，(iii) 最適用量はどれであるかといった課題のうち，いずれか1つ以上を評価することが主目的になる．実務上は，比較的短期間内に，限られたサンプルサイズの下で，どのように用量反応関係を評価するかが課題となる．毒性にさらされる患者を少なくし，有効性が期待できる用量で治療される患者をより多くすることを可能にするデザインが提案され,製薬企業は新薬開発の資源を有効活用できるようになった．
　アダプティブ用量探索試験の代表例は，がん早期臨床試験におけるMTD（後期臨床試験のための推奨用量になることが多い）を同定するためのアダプティブ用量漸増試験である．頻用されているデザインは，伝統的な3+3漸増ルールの変法とBayes流アプローチを用いたcontinual reassessment method（CRM）を利用したデザインである．アダプティブ用量探索デザインには，次の優れた性質がある．
1. 低用量群に割り付けられる患者数を最小化できること
2. 多数の患者をMTD付近の用量（理想的には，最後の2つの用量群）に割り付けることができ，さらに減量に関して柔軟であること
3. CRMを用いた場合，用量の2段階以上の増減量に制限があること
4. MTDの同定確率が高いこと
5. （過毒性用量に重大な安全性上の懸念がある場合に）過毒性用量で治療される確率が低いこと
6. 中程度の有害反応を考慮できること

　第5章では，がん臨床試験における用量漸増法を概説し，O'Quigleyが提案したCRM（O'Quigley, Pepe & Fisher, 1990）を取り上げる．また，有効性と毒性に対する頻度流・Bayes流・ハイブリッドアダプティブデザインについても詳述する（Chang & Chow, 2005）．

群逐次デザイン

　群逐次デザインは，中間解析結果に基づいて，安全性，有効性，無益性を理由に試験の早期中止を可能としたアダプティブデザインである．群逐次デザインはフレキシブルデザインとしても知られている．フレキシブル試験は，(i) 有効性または有害性による早期中止，(ii) 無益性による早期中止，(iii) サンプルサイズ再設定，(iv) 試験中の再デザインを目的に，群逐次アダプティブ法に基づく中間モニタリングを利用する試験である．アダプティブ群逐次デザインが汎用される理由は次のとおりである．第1は，エフェクトサイズが変動的なためである．スポンサーや研究者は試験開始後に，臨床的に意義のあるエフェクトサイズに関する考えを変えることがある．第2は，試験計画時には少額予算を要求し，中間データを確認した後でサンプルサイズを増やすための追加資金を求めることがよくあるためである．

　多くの研究者は，アダプティブデザインを用いた試験における第1種の過誤確率を制御するために，観測された治療効果に基づく方法を提案してきた．各段階のデータに独立性を仮定し，第1ステージのデータをアダプテーションに利用するアダプティブ2段階デザインが正当化されることとなった（例えば，Proschan & Hunsberger, 1995；Cui, Hung & Wang, 1999；Liu & Chi, 2001 を参照）．近年では，アダプティブ2段階デザインの考え方が，アダプティブ群逐次デザインの開発に繋がっている．中間解析時の観測された（または推定された）治療効果の差を用いて，適応的にデザインやサンプルサイズを変更するデザインをアダプティブ群逐次デザインと呼ぶ（Shen & Fisher, 1999；Cui, Hung & Wang, 1999；Posch & Bauer, 1999；Lehmacher & Wassmer, 1999）．

　臨床試験では，試験の迅速化とコスト削減が同時にできることが望ましい．最終目的は，製品をより早く市場に投入することである．この目的の達成には，アダプティブ群逐次法やモニタリングに関する柔軟な方法が役に立つ．アダプティブ群逐次デザインは，電子的データ収集（electric data capture；EDC）などの新しい技術と共に活用することで，試験モニタリングに関するロジスティクスと統計的複雑さに対する統合的解決法になる．

　先に述べたように，FDA はアダプテーションの性質が盲検下であるか非盲検下であるかで，アダプティブデザインを十分に理解・適用されてきたデザインと十分に理解・適用されていないデザインに分類している（FDA, 2010）．典型的（または標準的）な群逐次デザインは，十分に理解・適用されてきたデザインであろう．しかしながら，(i) 仮説や評価項目の変更などの追加アダプテーションがある場合や，(ii) 対象患者集団に変化がある場合は，試験全体の第1種の過誤確率が保持されないかもしれない．第6章では，臨床試験におけるアダプティブ群逐次法の適用に関してさらに議論する．

アダプティブシームレス第 II/III 相デザイン

　第 II 相試験は，第 III 相試験のための適切な用量を探索することを目的とした用量

反応試験であることが多い.第 II 相試験と第 III 相試験を併合することにより,データを有効活用し,開発期間を短縮できる.第 IIb 相試験と第 III 相試験を通じて達成すべき目的を単一試験内で対処するデザインをシームレス第 II/III 相デザインと呼ぶことが多い(Gallo et al., 2006).アダプティブシームレス第 II/III 相デザインは,最終解析においてアダプテーション前後の患者データを用いるデザインである(Maca et al., 2006).Bauer & Kieser(1999)は,第 1 ステージ後に,試験を完全に中止する,または有効性が低い治療法を脱落させることができる 2 段階法を提案した.Sampson & Sill(2005)で示されているとおり,この方法は柔軟性が高く,分布に関する仮定も最小限で済むことから,多くの状況で使用可能なデザインである.しかしながら,方法の一般性が原因で,不可能ではないものの,信頼区間を構成することが困難である.Sampson & Sill(2005)は,正規変数に対する一様最強力条件付き不偏検定を導出したが,他の分布に対しては導出していない.したがって,このような場合は,コンピュータによるトライアルシミュレーションの利用を勧める.

　アダプティブシームレス第 II/III 相デザインには,(i)個々の試験目的(第 IIb 相と第 III 相の目的)に対処できる,(ii)最終解析において第 IIb 相と第 III 相のデータを活用できるという好ましい性質がある.しかしながら,(i)効率がよいかどうか,(ii)第 1 種の過誤確率の制御,(iii)サンプルサイズ設定・配分のための検出力評価,(iv)各相で試験目的や評価項目が異なる場合の併合解析の統計的妥当性に関する懸念がある.Chow & Tu(2008)は,各段階の目的や評価項目によって,アダプティブ 2 段階シームレスデザインを 4 つに分類した.第 7 章と第 9 章で,アダプティブシームレスデザインに関して詳しく述べる.

サンプルサイズ再設定

　先に述べたとおり,アダプティブデザインは,限られた予算,人的資源,期日の下,試験中にデザインの変更・修正が可能であるため,臨床開発の初期段階でスポンサーにとっては非常に魅力的である.一方,デザインの変更によって生じる偏りやばらつきが原因で,対象患者集団の下で設定された臨床的意義のある差を見出す検出力を,実患者集団の下では保てないという欠点がある.予期できるまたは予期できない偏りとばらつきに対応するために,必要検出力を確保するサンプルサイズ設定の方法論が必要である.例えば,試験実施中に,用量,レジメン,治療期間を調整すると,実患者集団と対象患者集団が異なる集団になるだけでなく,検出すべき臨床的意義のある差の基準値が変化することもある.この場合,臨床的意義のある差を正しく見出すのに必要な検出力を確保するために,実患者集団のデータに基づいてサンプルサイズを調整する必要がある.

　試験デザインに何かしらの変更を伴うアダプティブデザインでは,その検出力に基づくサンプルサイズ設定法は標準的な方法と大きく異なる.デザインの複数箇所を変更する多重アダプティブデザイン(または,併合アダプティブデザイン)のサンプル

16   1. アダプティブデザインの概要

サイズ計算法は非常に複雑である．多重アダプティブデザインの下で，群間差がない
という帰無仮説に対する統計的検定を扱うこと自体，難しいかもしれない．第8章で
は，多重アダプティブデザインに有用なアダプティブサンプルサイズ調整法を解説す
る．

アダプティブ治療切り替えデザイン

がんや HIV などの進行性疾患に対する試験治療の有効性と安全性を評価するとき
には，並行群間実薬対照ランダム化臨床試験がよく実施される．この試験では，適格
患者をランダムに実薬対照（標準治療または市場で利用できる治療法）または試験治
療のいずれかに割り付ける．倫理的配慮から，反応が認められなかったり，疾患進行
が認められれば，治療を切り替えることができる．実際には，80% の患者が治療を
切り替えることもある．これは，試験治療の有効性評価に確実に影響する．2治療間
の切り替えが可能であるにもかかわらず，多くの臨床試験は，まるで切り替え例が
いなかったかのように，試験治療群と実薬対照群を比較している．Sommer & Zeger
(1991) は，治療を遵守した患者における治療効果を生物学的有効性と呼んでいる．
Branson & Whitehead（2002）は，生物学的有効性の概念を拡大した．具体的には，
治療の切り替えが許容されている臨床試験において，全患者が割り付けられた治療を
遵守したという仮定の下での治療効果を含めている．

治療切り替えの問題は，がん臨床試験では一般的である．がん臨床試験では，ほと
んどの研究者は，倫理的配慮から，疾患が進行した場合に現行治療を中止し，別の治
療（試験治療または救済治療のいずれか）に切り替えることを許容している．しかし
ながら，試験中の治療切り替えは，臨床科学者（特に，生物統計家）に生存期間中
央値などの主要評価項目の解析に関する課題を与えることになった．Shao, Chang &
Chow（2005）は，ある仮定の下で，試験中に治療切り替えが起こった場合の生存時
間中央値の推定法を提案している．第10章では，アダプティブ治療切り替えデザイ
ンに関する方法をいくつか概説する．

Bayes 流アプローチとハイブリッド法

医薬品開発は，定期的に更新される情報に基づいて実施され，連続的に薬剤に関
する意思決定を下す．Bayes 流アプローチは，この仕組みそのものである．現在の規
制では，薬剤承認のための Bayes 流アプローチの評価基準が整備されていないため，
現行の頻度流の立場を維持しつつ，試験を最適化し，成功確率を高める方法として
Bayes 流アプローチを用いることが望ましい．近い将来，薬剤承認基準は，Bayes 流
になることを期待する．また，頻度流の立場での主観的（恣意的）設定である $\alpha = 0.05$
を用いるよりは，リスク・ベネフィット比に基づいて，より有益な情報と薬剤承認の
最適基準を与えることができる完全 Bayes 法の方が重要である．第11章で，Bayes
流アプローチを詳しく議論する．

1.5 実務上の課題

バイオマーカー・アダプティブ試験デザイン

バイオマーカー・アダプティブ試験デザインは、治療効果の評価に用いるゲノムマーカーなどのバイオマーカーの反応に基づいてアダプテーションできるデザインである。バイオマーカー・アダプティブ試験デザインは、(i) バイオマーカーの妥当性と標準化 (Liu & Chow, 2008)、(ii) スクリーニングデザインの最適化 (Shao & Chow, 2007)、(iii) 予測モデルの構築、(iv) 構築した予測モデルの検証を必要とする。バイオマーカーには、(i) 分類マーカー、(ii) 予後マーカー、(iii) 予測マーカーがある。分類マーカーは、治療を受けないよりは、受けた方がよい患者集団の特定に用いられ、試験中は変更されないことが多い。予後マーカーは、治療とは独立に臨床評価項目の情報を与える。予測マーカーは、臨床評価項目に対する治療効果の情報を与える。予測マーカーは母集団特異的であり、集団 A に対して予測能があるが、集団 B にはない可能性がある。

分類マーカーは、実務的には標的臨床試験におけるエンリッチメントの過程で用いられる。予後マーカーと予測マーカーの違いを要約すると、前者はバイオマーカーと真の評価項目の相関性を評価できるが、後者は真の評価項目との相関性の評価には使えない、ということである。臨床評価項目と関連する遺伝子を同定することと、重要な遺伝子から臨床評価項目の予測モデルを構築することは同じでない。第 12 章で、バイオマーカー・アダプティブ試験を詳しく説明する。

標的臨床試験

ヒトゲノム計画終了後、分子レベルでの疾患標的が同定され、分子標的に対する治療法が開発されている。標的臨床試験は、通常、患者個別化治療の可能性と実施可能性を評価するために実施される。しかしながら、そのような分子標的を同定する診断機器の性能は、大抵は完璧ではない。そのため、標的臨床試験に組み入れられた診断機器で陽性を示した患者の一部は、その分子標的を有さない可能性がある。したがって、標的臨床試験から推定される標的薬剤の治療効果は、真に分子標的を有する患者集団のそれとは異なる可能性がある。標的臨床試験におけるエンリッチメントデザインでは、EM アルゴリズムやブートストラップ法を用いて、真に分子標的を有する患者集団における治療効果を推定することができる (Liu et al., 2009)。これについては第 13 章で詳しく述べる。

サンプルサイズと検出力推定

アダプティブデザイン（特に、アダプティブ 2 段階デザイン）を利用するときに最も多い質問はおそらく、「サンプルサイズ設定・配分のための検出力評価をどのようにすればよいか」である。先に述べたとおり、Chow & Tu (2008) は、各段階の目的や評価項目によって、アダプティブ 2 段階デザインを 4 つに分類した。各段階の目的と評価項目が同じアダプティブ 2 段階デザインは、1 回の中間解析を伴う群逐次デ

ザインと似ている．この場合，(i) 個々の p 値，(ii) p 値の和，(iii) p 値の積，(iv) 逆正規 p 値に基づいてサンプルサイズ設定・配分方法を考える．これらの方法に基づくサンプルサイズと検出力推定については第14章で概説する．

　各段階で目的と評価項目が異なるアダプティブ2段階デザインでは，これらの方法を直接用いることができない．この場合のサンプルサイズ設定・配分は，第9章で解説する統計手法を用いて行う必要がある（Chow, Lu & Tse, 2007；Lu et al., 2009, 2010 参照）．十分に理解・適用されていないデザインと考えられている多重アダプティブデザインなどの他の複雑なアダプティブデザインのためのサンプルサイズ設定も，妥当な統計的方法に基づくべきである．

事 例 研 究

　Li（2006）が指摘しているように，アダプティブデザインを利用すれば，試験データや外部データを確認した後に，試験の途中で，試験デザインを変更する機会を得ることができる．一方で，選択バイアス，評価方法，早期脱落，治療の変更などの，いわゆる運営上の偏りが生じる可能性があり，実施されたアダプテーションが第1種の過誤確率の増大をもたらす可能性がある．Li（2006）は，臨床試験でアダプティブデザインを実施する際の原則として，(i) アダプテーションは試験の本質を変えてはならないことと，(ii) 第1種の過誤確率を保持することを挙げている．これらの原則に基づくのであれば，複雑なアダプテーションを伴う試験の成功確率は，その他の試験よりも高くなるかもしれない．研究者にとって臨床試験におけるアダプティブデザインの成功経験は重要である．例として，アダプティブ群逐次デザイン（Cui, Hung & Wang, 1999），アダプティブ用量漸増デザイン（Chang & Chow, 2005），アダプティブシームレス第 II/III 相デザイン（Maca et al., 2006）の事例を第16章で取り上げる．

1.6　本書の目的と範囲

　本書は，臨床試験におけるアダプティブデザインをテーマにした最初の教科書である．臨床試験におけるアダプティブデザインと解析法について，様々な段階で起こり得るすべての統計的問題を取り上げている．本書は，臨床試験に携わる科学者や研究者，承認審査に携わる規制当局の科学者や研究者，臨床試験を統計的にサポートする生物統計家に，有用な参考書と本領域の最先端の調査結果を提供することを目的にしている．さらに，臨床開発や生物統計学を専攻する大学院生にも，臨床試験におけるアダプティブデザインの使用に関する専門書として本書を提供したい．本書が企業，規制当局，教育研究機関を繋げる架け橋となることを望む．

　本書では，試験中に試験手順や統計手法を変更するときに一般に遭遇する統計的問題を取り扱う．本章では，アダプティブデザインの定義，規制要件，対象患者集団，統計的課題，臨床試験データの解析について議論した．次章では，試験手順や統計手

1.6 本書の目的と範囲

法に対するアダプテーションが，試験実施計画書の改訂を通して，対象患者集団，統計的推測，検出力に与える影響を説明する．第3章では，様々なアダプティブランダム化を議論する．第4章では，中間データを評価した後の新規仮説の追加を含め，仮説の変更に関するアダプティブデザインを取り上げる．第5章では，特に臨床開発早期の用量探索試験や用量反応試験のためのアダプティブデザインを概説する．第6章では，臨床試験において一般に用いられているアダプティブ群逐次法を取り上げる．第7章では，アダプティブシームレス第 II/III 相デザインの仮説検定を，第8章では，盲検下でのサンプルサイズ再設定について解説する．第9章では，様々なアダプティブ2段階デザインに関する統計的検定を説明し，第10章では，治療切り替えに関する統計的推測とその実務上の課題を説明する．第11章では，臨床試験においてアダプティブデザインを利用するための Bayes 流アプローチおよびハイブリッド法の概要を述べる．第12章では，バイオマーカー・アダプティブ試験を概説し，第13章では，エンリッチメントを伴う標的臨床試験について議論する．第14章では，多重アダプティブデザインにおける p 値，p 値の和，p 値の積に基づくサンプルサイズ計算法を概説する．第15章では，アダプティブ臨床試験デザインに関する FDA ガイダンスを概説する．第16章では，アダプティブ群逐次デザイン，アダプティブ用量漸増デザイン，アダプティブシームレス第 II/III 相デザインの事例を紹介する[4]．

　各章では，臨床的および統計的な概念と解釈，それらの関連や相互関係などを含めたアダプティブデザインの使い方を示すために，可能な限り臨床試験の実例を示した．アダプティブデザインの利点と欠点も適宜議論している．本書のすべての計算に SAS 8.2 を用いたが，S-plus や R などの他の統計パッケージも利用可能である．

---

[4]　訳注：原著第15章は臨床試験シミュレーションの章であり，ExpDesign Studio® というソフトウェアの使用方法が解説されている．当該ソフトウェアは本邦では普及していないため，本書では原著第15章を割愛する．したがって，この章以降は原著と本書の章立てが対応しないことに留意されたい．

2

試験実施計画書の改訂

2.1 は じ め に

　登録遅延や安全性上の懸念から，試験中に試験実施計画書を改訂することは珍しくない．登録が遅延しているときは，患者登録を促進するために，適格基準（選択・除外基準）を変更する場合がある．試験中に新たな安全性情報を入手する場合もある．安全性情報は，同時期に実施した類似の臨床試験や主要医学雑誌から得られ，これらの情報をもとに患者保護を目的に試験実施計画書を改訂する．Good Clinical Practice（GCP）では，試験実施計画の改訂前に，試験の妥当性と完全性を保証するために，変更の詳細，根拠，臨床的・統計的正当性を示すよう求めている．変更と修正の結果，当初の対象患者集団が似て非なる集団に変化してしまう場合がある．試験中に変更と修正を頻回に行うと，間違いなく対象患者集団は変化していき，試験実施計画書の改訂前後のデータを用いた統計的推測の妥当性が問題になる．

　試験手順や統計手法の主要部分を変更することで，その臨床試験の科学的・医学的目的を達成できない全く別の試験になってしまう危険性がある．ほとんどの研究者は，試験実施中の試験実施計画書の改訂は，あたかも神からの指示であるかのように考えているが，試験実施計画書の改訂は，余計な偏りやばらつきをもたらす危険性があることを認識すべきである．可能な場合はいつでも，偏りやばらつきの原因を同定・制御し，最小化・除外していくことが重要である．実務上は，試験手順や統計手法に対する変更や修正が治療効果の統計的推測に与える影響を評価することに関心がある．これは，変更による影響と改訂時に許容される変更の程度と関連する問題である．

　現在，全体の第1種の過誤確率を事前指定した有意水準に制御することを前提とした試験でも，標準的統計手法が試験実施計画書の改訂の頻度に関係なく，実患者集団のデータに対して適用されている．しかしながら，試験実施計画書の改訂後の実患者集団のデータに，標準的統計手法を適用して，計画時の対象患者集団に対する統計的推測（推定値，信頼区間，p値）を行うと，その結果の適切性と信頼性に関する重大な規制的・統計的な懸念が生じる．試験手順や統計手法の修正後は，対象患者集団が似て非なる集団になるだけでなく，試験終了時に臨床的に意義のあるエフェクトサイ

ズを見出すための検出力が不足する可能性もある．主要評価項目の平均的反応が変動したり，ばらつきが増大したりすると，検出力が低下するため，計画時のサンプルサイズを見直す必要がある．検出力を保つために必要なサンプルサイズを求める調整変数を導入し，試験実施計画書の改訂ごとの相対効率を考えるべきであろう．

2.2 節では，試験実施計画書の改訂後の対象患者集団の変化に対する考え方と集団変化の感度を測定する指標を取り上げる．また，2.3 節では Chow & Shao（2005）が提案した共変量の調整方法，2.4 節では混合分布に基づく推測，2.5 節では試験実施計画書改訂後のサンプルサイズ調整法について解説し，2.6 節に簡単なまとめを与える．

2.2 対象患者集団の変化

臨床試験では，試験開始後に 3〜5 回，試験実施計画書を改訂することがある．ときには，最大 12 回も改訂することがある．試験実施計画書を頻回に改訂すると，対象患者集団が試験中に変化し，試験終了時には全く別の集団に変わる可能性がある．ここでは，選択・除外基準に対してアダプテーションする例を取り上げる．対象患者集団を (μ, σ) と定義する．改訂後の実患者集団が (μ_1, σ_1) に変化し，$\mu_1 = \mu + \varepsilon$ は改訂後の主要評価項目の母平均，$\sigma_1 = C\sigma$（$C > 0$）は母標準偏差であるとする．このとき，対象患者集団の変化は，

$$E_1 = \left| \frac{\mu_1}{\sigma_1} \right| = \left| \frac{\mu + \varepsilon}{C\sigma} \right| = |\Delta| \left| \frac{\mu}{\sigma} \right| = |\Delta| E$$

と記述できる．ここで，$\Delta = (1 + \varepsilon/\mu)/C$ であり，E, E_1 はそれぞれ変化前，変化後の患者集団におけるエフェクトサイズである．Δ は，エフェクトサイズの変化の感度を測定する指標である（Chow, Shao & Hu, 2002；Chow & Chang, 2008）．

i 回目の試験手順変更後の実患者集団を (μ_i, σ_i) と定義し，$\mu_i = \mu + \varepsilon_i$, $\sigma_i = C_i \sigma$, $i = 0, 1, ..., K$ とする．なお，$i = 0$ のときは，計画時の対象患者集団 (μ, σ) である（$i = 0, \varepsilon_0 = 0$, $C_0 = 1$）．K 回目の改訂後には，実患者集団は (μ_K, σ_K)

$$\mu_K = \mu + \sum_{i=1}^{K} \varepsilon_i, \quad \sigma_K = \prod_{i=1}^{K} C_i \sigma$$

となる．ここで，(ε_i, C_i) は，$i = 1, ..., K$ における確率変数である．このような実患者集団は，固定された対象患者集団ではなく，変化し得る対象患者集団といえる．さらに，計画書改訂前後のサンプルサイズと改訂回数も確率変数である．試験中に何度も計画書を改訂する臨床試験では，対象患者集団の変化を踏まえて，どのように治療効果を評価するのかという問題が生じる．

表 2.2.1 は，位置（ε の差）と尺度（C の差，つまり，ばらつきの増加または減少）の変化が感度指標に与える影響をまとめたものであり，位置と尺度の変化は相殺関係にある．つまり，位置の変化は，ばらつきの増加や減少によって相殺されるというこ

22　　2. 試験実施計画書の改訂

表 2.2.1　感度指標の変化

ε/μ (%)	ばらつきの増加		ばらつきの減少	
	C (%)	Δ	C (%)	Δ
-20	120	0.667	80	1.000
-10	120	0.750	80	1.125
-5	120	0.792	80	1.188
0	120	0.883	80	1.250
5	120	0.875	80	1.313
10	120	0.917	80	1.375
20	120	1.000	80	1.500

とである. したがって, 対象患者集団が変化しても, 感度指標は変化しないこともあるが, 試験終了時にこのような変化を無視して導いた結論の適切性と信頼性が問題となる.

　Chow & Chang (2008) が指摘しているとおり, 母平均の変化をいくつかの共変量でモデル化して, 計画書改訂後の対象患者集団の変化が統計的推測に与える影響を評価する方法が研究されている (Chow & Shao, 2005). しかしながら, 多くの場合, そのような共変量は存在しないか, あるいは存在したとしても観測できない. この場合は, 位置母数および尺度母数を確率変数とみなし, 混合分布に基づき患者集団の位置と尺度の変化を測定することで, Δ を推定する (Chow, Change & Pong, 2005). 次節ではこれらの方法を詳述する.

2.3　共変量調整解析

　先に述べたとおり, 試験実施計画書の違反や逸脱は偏りをもたらす可能性があるため, 試験データの解析手法を試験中の計画書改訂時に修正すべきである. 対象患者集団の変化を無視したデータ解析に基づく結論には偏りが生じ, 誤解を招く場合がある. Chow & Shao (2005) は, 試験実施計画書の改訂により生じた対象集団のずれを共変量によりモデル化する方法を提案し, 以下に示す推定法を開発した.

2.3.1　連続型評価項目

　全部で K 回の試験実施計画書の改訂があるとする. μ_k は, k 回目の改訂後の評価項目の母平均である ($k=1, ..., K$). 各 k に対して, n_k 例のデータがあり, その標本平均 $\bar{y}_k$ を μ_k の不偏推定量とする ($k=0, ..., K$). x を (多変量の) 共変量とし, その値は計画書改訂ごとに異なるとする. 対象患者集団の母平均 μ_0 を推定するために, Chow & Shao (2005) は

$$\mu_k = \beta_0 + \boldsymbol{\beta}^T \boldsymbol{x}_k, \quad k = 0, 1, ..., K \tag{2.1}$$

を仮定した. ここで, β_0 は未知母数, $\boldsymbol{\beta}$ は次元が x と同じ未知母数ベクトル, $\boldsymbol{\beta}^T$ は

$\boldsymbol{\beta}$ の転置ベクトル，$\boldsymbol{x}_k$ は k 回目の改訂後の $\boldsymbol{x}$ の値である．ただし，$k=0$ のときは計画時の対象患者集団の値である．k 回目の改訂後の患者集団を P_k とし，$\boldsymbol{x}$ がその集団内で異なる変数の場合，$\boldsymbol{x}_k$ は $\boldsymbol{x}$ の特性値（P_k における $\boldsymbol{x}$ の平均値など）となる．モデル (2.1) の下で，母数 β_0 と $\boldsymbol{\beta}$ の不偏推定値は，

$$\begin{pmatrix} \hat{\beta}_0 \\ \hat{\boldsymbol{\beta}} \end{pmatrix} = (\boldsymbol{X}^T \boldsymbol{W} \boldsymbol{X})^{-1} \boldsymbol{X}^T \boldsymbol{W} \bar{\boldsymbol{y}} \tag{2.2}$$

であり，$\bar{\boldsymbol{y}} = (\bar{y}_0, \bar{y}_1, ..., \bar{y}_K)^T$，$\boldsymbol{X}$ は第 k 行が $(1, \boldsymbol{x}_k{}^T)$ である行列（$k=0, 1, ..., K$），$\boldsymbol{W}$ は対角要素が $n_0, n_1, ..., n_k$ の対角行列である．$\boldsymbol{x}$ の次元は K 以下であり，$(\boldsymbol{X}^T \boldsymbol{W} \boldsymbol{X})^{-1}$ は定義できるものとする．μ_0 を不偏推定量 $\hat{\mu}_0 = \hat{\beta}_0 + \hat{\boldsymbol{\beta}}^T \boldsymbol{x}_0$ で推定することを考える．Chow & Shao (2005) は，$\hat{\mu}_0$ が $N(\mu_0, c_0 \sigma^2)$ に従うことを示した．ただし $c_0 = (1, \boldsymbol{x}_0) (\boldsymbol{X}^T \boldsymbol{W} \boldsymbol{X})^{-1} (1, \boldsymbol{x}_0)^T$ である．また，$s_k{}^2$ を集団 P_k のデータの標本分散であるとすると（$k=0, 1, ..., K$），$(n_k-1) s_k{}^2 / \sigma^2$ は自由度 $n_k - 1$ のカイ二乗分布に従うことから，$(N-K) s^2 / \sigma^2$ は自由度 $N-K$ のカイ二乗分布に従うことになる．ただし，

$$s^2 = \sum_{k=0}^{K} (n_k - 1) s_k{}^2 / (N-K)$$

であり，$N = \sum_k n_k$ である．μ_0 の信頼区間算出と仮説検定には，t 統計量 $t = (\hat{\mu}_0 - \mu_0) / \sqrt{c_0 s^2}$ を用いる．

集団 P_k の標準偏差がそれぞれ異なるときや P_k のデータが正規分布に従わないときは，n_k に大標本を仮定して近似することを考える．中心極限定理により，$\hat{\mu}_0$ は近似的に平均 μ_0，分散

$$\tau^2 = (1, \boldsymbol{x}_0) (\boldsymbol{X}^T \boldsymbol{W} \boldsymbol{X})^{-1} \boldsymbol{X}^T \boldsymbol{W} \boldsymbol{\Sigma} \boldsymbol{X} (\boldsymbol{X}^T \boldsymbol{W} \boldsymbol{X})^{-1} (1, \boldsymbol{x}_0)^T \tag{2.3}$$

の正規分布に従う．ここで，$\boldsymbol{\Sigma}$ は k 番目の対角要素が P_k における母分散である対角行列である（$k=0, 1, ..., K$）．漸近的に標準正規分布に従う z 統計量 $z = (\hat{\mu}_0 - \mu_0) / \hat{\tau}$ を用いて，大標本を前提とした統計的推測を行う．なお，$\hat{\tau}$ は $\boldsymbol{\Sigma}$ の k 番目の対角要素を $s_k{}^2$ とした τ である．

上述の μ_0 に関する統計的推測は，条件付き推測になっているが，Chow & Shao (2005) は，ある仮定の下で，条件付きでない μ_0 の推測方法にも言及している．

2.3.2　二値反応

前節の μ_0 に関する統計的推測は，連続型評価項目に対するものである．Yang, Chi & Chow (2011) は，二値型の評価項目における μ_0 の統計的推測法を提案した．

Y_{ij} は i 回目の改訂後の患者 j の二値結果変数であり，$Y_{ij}=1$ は反応あり，$Y_{ij}=0$ は反応なしとする（$i=0, 1, ..., k$; $j=1, ..., n_i$）．ただし，$i=0$ のときは，計画時の対象患者集団における値である．p_i を i 回目の改訂後の患者集団における反応割合とすると，改訂後の患者集団のずれを無視した場合の統合推定量は

$$\bar{p} = \sum_{i=0}^{k} \sum_{j=1}^{n_i} Y_{ij} \bigg/ \sum_{i=0}^{k} n_i$$

となる．ただし，この推定量は，計画時の対象患者集団の反応割合 p_0 に対して不偏でない可能性がある．多くの臨床試験では，試験実施計画書の改訂は，1つまたは数個の重要な共変量と関係する．例えば，登録基準の変更は，年齢や体重などの患者背景，病態や既往歴などの患者特性に影響を与えるかもしれない．本節では，共変量調整モデルに基づく p_0 の推定法を解説する．

反応割合の推定　i 回目の改訂後の患者 j の共変量を X_{ij} とする（$i=0$ のときは，計画時の患者集団における共変量である）．ここでは，各改訂後の患者集団における反応割合を

$$p_i = \frac{\exp{(\beta_0 + \beta_1 v_i)}}{1 + \exp{(\beta_0 + \beta_1 v_i)}}, \quad i = 0, 1, ..., k$$

とモデル化する．β_0 と β_1 は未知母数，v_i は i 回目の改訂後の共変量（確率変数）の真の平均値である．このモデルの下での β_0 と β_1 の最尤推定値は，v_i が未知であるために直接求めることができない．β_0 と β_1 を推定する一つの方法は，v_i を i 回目の改訂後の標本平均 $\bar{X}_i$ で置き換えることである（Chow & Shao, 2005）．つまり，$\boldsymbol{\beta} = (\beta_0, \beta_1)^T$ を推定するために，

$$P(Y_{ij} = 1 \mid \bar{X}_i = \bar{x}_i) = \frac{\exp{(\beta_0 + \beta_1 \bar{x}_i)}}{1 + \exp{(\beta_0 + \beta_1 \bar{x}_i)}} \tag{2.4}$$

というロジスティックモデルを仮定する．X_{ij} $(i = 0, 1, ..., k ; j = 1, 2, ..., n_i)$ が平均 v_i の互いに独立な確率変数であるとすると，標本平均 $\bar{X}_i$ も平均 v_i の独立な確率変数となる．$f_{\bar{X}_i}(\bar{x}_i)$ は $\bar{X}_i$ の確率密度関数で，β_0 と β_1 に対して独立であると仮定する．

$\bar{x}_i$ を与えた下での Y_{ij} の条件付き分布は (2.4) 式で定義した母数の Bernoulli 分布であり，$f_{\bar{X}_i}(\bar{x}_i)$ は $\bar{X}_i$ の確率密度関数であることから，y_{ij} と i 回目の改訂後の $\bar{x}_i$ の観測に対する尤度関数は，

$$l_i = \prod_{j=1}^{n_i} \left[\left(\frac{\exp{(\beta_0 + \beta_1 \bar{x}_i)}}{1 + \exp{(\beta_0 + \beta_1 \bar{x}_i)}} \right)^{y_{ij}} \left(\frac{1}{1 + \exp{(\beta_0 + \beta_1 \bar{x}_i)}} \right)^{1 - y_{ij}} \right] \times f_{\bar{X}_i}(\bar{x}_i)$$

となる．したがって，同時尤度関数は $l = \prod_{i=0}^{k} l_i$ となり，対数尤度関数は，

$$l(\boldsymbol{\beta}) = l_1(\boldsymbol{\beta}) + \sum_{i=0}^{k} \ln f_{\bar{X}_i}(\bar{x}_i) \tag{2.5}$$

となる．ここで，

$$l_1(\boldsymbol{\beta}) = \sum_{i=0}^{k} \sum_{j=1}^{n_i} \left[y_{ij} \ln \left(\frac{\exp{(\beta_0 + \beta_1 \bar{x}_i)}}{1 + \exp{(\beta_0 + \beta_1 \bar{x}_i)}} \right) + (1 - y_{ij}) \ln \left(\frac{1}{1 + \exp{(\beta_0 + \beta_1 \bar{x}_i)}} \right) \right]$$

である．$f_{\bar{X}_i}(\bar{x}_i)$ は β_0 と β_1 に依存しないため，$l(\boldsymbol{\beta})$ の最尤推定値 $\hat{\boldsymbol{\beta}} = (\hat{\beta}_0, \hat{\beta}_1)^T$ は $l_1(\boldsymbol{\beta})$ も最大化している．このようにして，共変量を固定したモデルを用いたデータ解析が可能となる．共変量を確率変数と考えることで，母数の最尤推定値の漸近共分散行列を簡単な閉形式で表すことができ，これにより母数の仮説検定に必要なサンプルサイズを計算できる（Demidenko, 2007）．

$\hat{\boldsymbol{\beta}}$ を用いて，p_0 を

$$\hat{p}_0 = \exp\left(\hat{\beta}_0 + \hat{\beta}_1 \bar{X}_0\right) / \left(1 + \exp\left(\hat{\beta}_0 + \hat{\beta}_1 \bar{X}_0\right)\right)$$

で推定する．p_0 に関する統計的推測には，$\hat{p}_0$ の漸近分布が必要である．このとき，計画書の改訂回数が有限であり，各改訂における観測値数が十分に大きいとすると，最尤推定量の漸近分布が得られる．つまり，$n_i \to \infty$ の場合に $n_i/N \to r_i$ となる．ここで $N = \sum_{i=0}^{k} n_i$ であり，k が有限定数であると仮定すると，

$$\sqrt{N}\,(\hat{\boldsymbol{\beta}} - \boldsymbol{\beta}) \xrightarrow{d} N(\mathbf{0}, \mathbf{I}^{-1}) \tag{2.6}$$

となる．ここで，

$$\mathbf{I} = \begin{bmatrix} \displaystyle\sum_{i=0}^{k} r_i \frac{\exp\left(\beta_0 + \beta_1 v_i\right)}{\left(1 + \exp\left(\beta_0 + \beta_1 v_i\right)\right)^2} & \displaystyle\sum_{i=0}^{k} r_i \frac{v_i \exp\left(\beta_0 + \beta_1 v_i\right)}{\left(1 + \exp\left(\beta_0 + \beta_1 v_i\right)\right)^2} \\[3mm] \displaystyle\sum_{i=0}^{k} r_i \frac{v_i \exp\left(\beta_0 + \beta_1 v_i\right)}{\left(1 + \exp\left(\beta_0 + \beta_1 v_i\right)\right)^2} & \displaystyle\sum_{i=0}^{k} r_i \frac{v_i^2 \exp\left(\beta_0 + \beta_1 v_i\right)}{\left(1 + \exp\left(\beta_0 + \beta_1 v_i\right)\right)^2} \end{bmatrix}$$

である．

また，デルタ法と Slutsky 理論により，$\sqrt{N}\,(\hat{p}_0 - p_0)$ は漸近的に平均 0，分散

$$V = \left[\exp\left(\beta_0 + \beta_1 v_0\right) / \left(1 + \exp\left(\beta_0 + \beta_1 v_0\right)\right)^2\right]^2 (1, v_0) \mathbf{I}^{-1} (1, v_0)^T$$

の正規分布に従う．$\hat{V}$ は，β_0, β_1, v_i, r_i をそれぞれ $\hat{\beta}_0$, $\hat{\beta}_1$, $\bar{X}_i$, n_i/N で置き換えたときの V の最尤推定量とする．大数の法則と最尤推定量の一致性により，$\bar{X}_i \to v_i$，$\hat{\boldsymbol{\beta}} \to \boldsymbol{\beta}$ が示され，$\hat{V} \to V$ となる．以上を踏まえ，Slutsky 理論により，$\sqrt{N}\,(\hat{p}_0 - p_0)/\sqrt{\hat{V}}$ は漸近的に標準正規分布に従うことが示される．よって，p_0 の $100(1-\alpha)\%$ 信頼区間は，$(\hat{p}_0 - z_{\alpha/2}\sqrt{\hat{V}/N},\ \hat{p}_0 + z_{\alpha/2}\sqrt{\hat{V}/N})$ となる．なお，$z_{\alpha/2}$ は標準正規分布の $100(1-\alpha)\%$ パーセント点である．

2 治療の比較　臨床試験では，試験治療と対照治療やプラセボとの比較など，2 治療の比較に関心があることが多い．t 番目の治療を受け，i 回目の改訂後の患者 j の反応と共変量をそれぞれ Y_{tij}, X_{tij} とする．各改訂において，患者は同一基準で選定され，試験治療 $D_1 = 1$ または対照治療 $D_2 = 0$ にランダムに割り付けられる．ここでは，2 治療群の共変量の真の平均値は，改訂によらず等しいものとする．このとき，2 治療における二値反応と共変量の関係は，

$$p_{ti} = \frac{\exp\left(\beta_1 + \beta_2 D_t + \beta_3 v_i + \beta_4 D_t v_i\right)}{1 + \exp\left(\beta_1 + \beta_2 D_t + \beta_3 v_i + \beta_4 D_t v_i\right)}, \quad t = 1, 2, \quad i = 0, 1, \ldots, k$$

という単一モデルで記述できる．試験治療と対照治療の反応割合は，それぞれ

$$p_{1i} = \frac{\exp\left(\beta_1 + \beta_2 + (\beta_3 + \beta_4) v_i\right)}{1 + \exp\left(\beta_1 + \beta_2 + (\beta_3 + \beta_4) v_i\right)}, \quad p_{2i} = \frac{\exp\left(\beta_1 + \beta_3 v_i\right)}{1 + \exp\left(\beta_1 + \beta_3 v_i\right)}$$

となる．

単群試験と同様に，$\boldsymbol{\beta} = (\beta_1, \ldots, \beta_4)^T$ の同時尤度関数は，

$$\prod_{t=1}^{2} \prod_{i=0}^{k} \prod_{j=1}^{n_{ti}} \left[\left(\frac{\exp\left(\boldsymbol{\beta}^T z^{(ti)}\right)}{1 + \exp\left(\boldsymbol{\beta}^T z^{(ti)}\right)}\right)^{y_{tij}} \left(\frac{1}{1 + \exp\left(\boldsymbol{\beta}^T z^{(ti)}\right)}\right)^{1 - y_{tij}} \times f_{\bar{X}_{\cdot i}}(\bar{x}_{\cdot i})\right]$$

となる．ここで，$f_{\bar{X}_{\cdot i}}(\bar{x}_{\cdot i})$ は $\bar{X}_{\cdot i} = \sum_{t=1}^{2} \sum_{j=1}^{n_{ti}} X_{tij}$ の確率密度関数であり，$z^{(ti)} = (1, D_t, \bar{x}_{\cdot i}, D_t \bar{x}_{\cdot i})^T$ である．対数尤度関数は，

$$l(\boldsymbol{\beta}) = \sum_{t=1}^{2} \sum_{i=0}^{k} \sum_{j=1}^{n_{ti}} \Big[y_{tij} \ln \Big(\frac{\exp(\boldsymbol{\beta}^T \boldsymbol{z}^{(ti)})}{1+\exp(\boldsymbol{\beta}^T \boldsymbol{z}^{(ti)})} \Big)$$
$$+ (1-y_{tij}) \ln \Big(\frac{1}{1+\exp(\boldsymbol{\beta}^T \boldsymbol{z}^{(ti)})} \Big) + \ln f_{\bar{X}_{\cdot i}}(\bar{x}_{\cdot i}) \Big] \tag{2.7}$$

となる.

最尤推定値 $\hat{\boldsymbol{\beta}} = (\hat{\beta}_1, ..., \hat{\beta}_4)^T$ を用いて, p_{10} と p_{20} の推定値は

$$\hat{p}_{10} = \frac{\exp(\hat{\beta}_1 + \hat{\beta}_2 + (\hat{\beta}_3 + \hat{\beta}_4)\bar{X}_{\cdot 0})}{1+\exp(\hat{\beta}_1 + \hat{\beta}_2 + (\hat{\beta}_3 + \hat{\beta}_4)\bar{X}_{\cdot 0})}, \quad \hat{p}_{20} = \frac{\exp(\hat{\beta}_1 + \hat{\beta}_3 \bar{X}_{\cdot 0})}{1+\exp(\hat{\beta}_1 + \hat{\beta}_3 \bar{X}_{\cdot 0})}$$

となる. $n_{t\cdot} = \sum_{i=0}^{k} n_{ti}$ を t 番目の治療群のサンプルサイズ, $N = n_{1\cdot} + n_{2\cdot}$ を総サンプルサイズとする. $n_{t\cdot}$ を無限大とし, $n_{ti}/n_{t\cdot} \to r_{ti}$ および $n_{t\cdot}/N \to c$ のとき, 前述の反応割合の場合と同様に,

$$\frac{\sqrt{N}((\hat{p}_{10} - \hat{p}_{20}) - (p_{10} - p_{20}))}{\sqrt{\hat{V}_d}} \xrightarrow{d} N(0, 1)$$

が示される. ここで,

$$\hat{V}_d = \boldsymbol{\varphi}^T (\textstyle\sum_{t=1}^{2} \sum_{i=0}^{k} n_{ti} \hat{\mathbf{I}}^{(ti)}/N)^{-1} \boldsymbol{\varphi},$$

$$\boldsymbol{\varphi}^T = \begin{pmatrix} \hat{p}_{10}(1-\hat{p}_{10}) - \hat{p}_{20}(1-\hat{p}_{20}) \\ \hat{p}_{10}(1-\hat{p}_{10}) \\ \bar{X}_{\cdot 0}(\hat{p}_{10}(1-\hat{p}_{10}) - \hat{p}_{20}(1-\hat{p}_{20})) \\ \bar{X}_{\cdot 0}(\hat{p}_{10}(1-\hat{p}_{10})) \end{pmatrix}$$

$$\hat{\mathbf{I}}^{(ti)} = \hat{p}_{ti}(1-\hat{p}_{ti}) \begin{bmatrix} 1 & D_t & \bar{X}_{\cdot i} & D_t \bar{X}_{\cdot i} \\ D_t & D_t^2 & D_t \bar{X}_{\cdot i} & D_t^2 \bar{X}_{\cdot i} \\ \bar{X}_{\cdot i} & D_t \bar{X}_{\cdot i} & \bar{X}_{\cdot i}^2 & D_t \bar{X}_{\cdot i}^2 \\ D_t \bar{X}_{\cdot i} & D_t^2 \bar{X}_{\cdot i} & D_t \bar{X}_{\cdot i}^2 & D_t^2 \bar{X}_{\cdot i}^2 \end{bmatrix}$$

である.

Chow et al. (2007) で示されているとおり, 優越性検定と非劣性検定は,

$$H_0 : p_{10} - p_{20} \leq \delta, \quad H_a : p_{10} - p_{20} > \delta \tag{2.8}$$

によって統一的に表すことができる. ここで, δ は優越性または非劣性マージンである. $\delta > 0$ のとき, 帰無仮説の棄却は, 試験治療の対照治療に対する優越性を意味する. $\delta < 0$ のとき, 帰無仮説の棄却は, 試験治療の対照治療に対する非劣性を意味する. 帰無仮説の下で, 検定統計量

$$T = \frac{\sqrt{N}(\hat{p}_{10} - \hat{p}_{20} - \delta)}{\sqrt{\hat{V}_d}} \tag{2.9}$$

は, n_{ti} が十分に大きいときに漸近的に標準正規分布に従う. $T > z_\alpha$ であれば, 有意水準 α で帰無仮説を棄却することになる. 同等性検定の仮説は, δ を同等マージンとして,

$$H_0 : |p_{10} - p_{20}| \geq \delta, \quad H_a : |p_{10} - p_{20}| < \delta \tag{2.10}$$

となる. ここで,

$$\frac{\sqrt{N}\,(\hat{p}_{10}-\hat{p}_{20}-\delta)}{\sqrt{\hat{V}_d}}<-z_\alpha, \quad \frac{\sqrt{N}\,(\hat{p}_{10}-\hat{p}_{20}+\delta)}{\sqrt{\hat{V}_d}}>z_\alpha$$

であれば，有意水準 α で帰無仮説が棄却され，試験治療と対照治療の同等性が示される．

2.4 感度指標の評価

これまでの方法は，j 回目の改訂における患者 i の $\boldsymbol{\mu}_{ij}^T$ と共変量ベクトル $\boldsymbol{x}$ に関係性があると仮定した．先に述べたとおり，このような共変量は存在しないまたは実際には観測できないかもしれない．これに対して，Chow, Change & Pong（2005）は，位置母数（ε）と尺度母数（C）を確率変数とみなして，感度指標の評価法と条件付きでない推測法を導出した．計画時に想定した対象患者集団の位置および尺度母数（ε と C）は

$$\hat{\varepsilon}=\hat{\mu}_{Actual}-\hat{\mu}, \quad \hat{C}=\hat{\sigma}_{Actual}/\hat{\sigma}$$

により推定できる．ここで，$(\hat{\mu},\hat{\sigma})$ と $(\hat{\mu}_{Actual},\hat{\sigma}_{Actual})$ は，それぞれ (μ,σ) と $(\mu_{Actual},\sigma_{Actual})$ の推定値である．このとき，感度指標は，

$$\hat{\Delta}=\frac{1+\hat{\varepsilon}/\hat{\mu}}{\hat{C}}$$

で推定できる．

2.4.1 ε が確率変数で，C が固定値の場合

計画書の改訂前に収集されたデータに基づいて μ と σ を推定する．結果変数 x は $N(\mu,\sigma^2)$ に従うと仮定する．x_{ij}（$i=1,...,n_j$；$j=0,...,m$）は，j 回目の改訂後の患者 i の反応である．総患者数は，$n=\sum_{j=0}^m n_j$ で，n_0 は計画書改訂前の患者数である．x_{0i}（$i=1,...,n_0$）を用いると，μ と σ^2 の最尤推定値は，

$$\hat{\mu}=\frac{1}{n_0}\sum_{i=1}^{n_0}x_{0i}, \quad \hat{\sigma}^2=\frac{1}{n_0}\sum_{i=1}^{n_0}(x_{0i}-\hat{\mu})^2$$

となる．

Chow, Chang & Pong（2005）は，μ_{Actual} と σ_{Actual} を推定するために，μ_{Actual} が確率変数で，σ_{Actual} が固定値である場合を検討した．ε と C の導出にあたり，簡単のため $\mu_{Actual}=\mu, \sigma_{Actual}=\sigma$ とする．μ で条件付けた $x|_{\mu=\mu_{Actual}}$ は正規分布 $N(\mu,\sigma^2)$ に従う．つまり，

$$x|_{\mu=\mu_{Actual}}\sim N(\mu,\sigma^2)$$

である．ここで，μ は $N(\mu_\mu,\sigma_\mu^2)$ に従い，$\sigma, \mu_\mu, \sigma_\mu$ は未知定数である．以上から，μ で条件付けない X の分布は，混合正規分布

$$\int N(x;\mu,\sigma^2)N(\mu;\mu_\mu,\sigma_\mu^2)\,d\mu=\frac{1}{\sqrt{2\pi\sigma^2}}\frac{1}{\sqrt{2\pi\sigma_\mu^2}}\int_{-\infty}^{\infty}e^{-\frac{(x-\mu)^2}{2\sigma^2}-\frac{(\mu-\mu_\mu)^2}{2\sigma_\mu^2}}\,d\mu$$

となる．ただし，$x \in (-\infty, \infty)$ である．定理 2.1 により，この x の混合正規分布は，平均 μ_μ，分散 $\sigma^2 + \sigma_\mu^2$ の正規分布となる．

定理 2.1 $X|_\mu \sim N(\mu, \sigma^2)$，$\mu \sim N(\mu_\mu, \sigma_\mu^2)$ であるとき，

$$X \sim N(\mu_\mu, \sigma^2 + \sigma_\mu^2) \tag{2.11}$$

である．

証明 正規分布の特性関数 $N(t; \mu, \sigma^2)$

$$\phi_0(w) = \frac{1}{\sqrt{2\pi\sigma^2}} \int_{-\infty}^{\infty} e^{iwt - \frac{1}{2\sigma^2}(t-\mu)^2} dt = e^{iw\mu - \frac{1}{2}\sigma^2 w^2}$$

を考える．$X|_\mu \sim N(\mu, \sigma^2)$，$\mu \sim N(\mu_\mu, \sigma_\mu^2)$ について，2 つの積分順序を入れ替えた特性関数は，

$$\phi(w) = \int_{-\infty}^{\infty} e^{iw\mu - \frac{1}{2}\sigma^2 w^2} N(\mu; \mu_\mu, \sigma_\mu^2) d\mu$$
$$= \int_{-\infty}^{\infty} e^{iw\mu - \frac{\mu - \mu_\mu}{2\sigma_\mu^2} - \frac{1}{2}\sigma^2 w^2} d\mu$$

である．ここで，

$$\int_{-\infty}^{\infty} e^{iw\mu - \frac{\mu - \mu_\mu}{2\sigma_\mu^2}} d\mu = e^{iw\mu - \frac{1}{2}\sigma^2 w^2}$$

は正規分布の特性関数である．したがって，

$$\phi(w) = e^{iw\mu - \frac{1}{2}\sigma^2 w^2}$$

は，$N(\mu_\mu, \sigma^2 + \sigma_\mu^2)$ の特性関数となる．［証明終了］

この定理に基づき，$\sigma^2, \mu_\mu, \sigma_\mu^2$ の最尤推定値は，

$$\tilde{\mu}_\mu = \frac{1}{m+1} \sum_{j=0}^{m} \tilde{\mu}_j, \quad \tilde{\sigma}_\mu^2 = \frac{1}{m+1} \sum_{j=0}^{m} (\tilde{\mu}_j - \tilde{\mu}_\mu)^2 \tag{2.12}$$

$$\tilde{\sigma}^2 = \frac{1}{n} \sum_{j=0}^{m} \sum_{i=1}^{n_j} (x_{ji} - \tilde{\mu}_j)^2$$

となる．ただし，

$$\tilde{\mu}_j = \frac{1}{n_j} \sum_{i=1}^{n_j} x_{ji}$$

である．これらの最尤推定値を用いて，位置母数（ε）と尺度母数（C）の推定値は，それぞれ $\tilde{\varepsilon} = \tilde{\mu} - \hat{\mu}$，$\tilde{C} = \tilde{\sigma}/\hat{\sigma}$ となる．以上から，感度指標は，ε, μ, C をその推定値 $\tilde{\varepsilon}$，$\tilde{\mu}, \tilde{C}$ で置き換えることで得られる．

2.4.2 ε が固定値で，C が確率変数の場合

$\mu_{Actual} = \mu$，$\sigma_{Actual} = \sigma$ とする．$x|\sigma = \sigma_{Actual}$ は正規分布（μ, σ^2）に従う．つまり，

$$x|_{\sigma = \sigma_{Actual}} \sim N(\mu, \sigma^2)$$

であり，σ^2 は $IG(\alpha, \lambda)$ に従う．μ, α, λ は未知母数である．

定理 2.2 $x|_{\sigma = \sigma_{Actual}} \sim N(\mu, \sigma^2)$，$\sigma^2 \sim IG(\alpha, \lambda)$ であるとき，

2.4 感度指標の評価 29

$$x \sim f(x) = \frac{\Gamma(\alpha+1/2)}{\Gamma(\alpha)} \frac{1}{\sqrt{2\pi\lambda}} \left[1 + \frac{(x-\mu)^2}{2\lambda}\right]^{-\left(\alpha+\frac{1}{2}\right)} \tag{2.13}$$

である．ここで，x は位置母数 $\mu \in R$，尺度母数 λ/α の自由度 2α の非心 t 分布に従う．

証明

$$f(x, \sigma^2) = f(x\,|\,\sigma^2)f(\sigma^2)$$

$$= \frac{1}{\sqrt{2\pi}\sigma} \frac{\lambda^\alpha}{\Gamma(\alpha)} \left(\frac{1}{\sigma^2}\right)^{\alpha+1} \exp\left\{-\frac{(x-\mu)^2+2\lambda}{2\sigma^2}\right\}$$

$$f(x) = \int_0^{+\infty} f(x, \sigma^2)\,d\sigma^2$$

$$= \frac{1}{\sqrt{2\pi}} \frac{\lambda^\alpha}{\Gamma(\alpha)} \int_0^{+\infty} \left(\frac{1}{\sigma^2}\right)^{\alpha+\frac{3}{2}} \exp\left\{-\frac{(x-\mu)^2+2\lambda}{2\sigma^2}\right\}d\sigma^2$$

$$= \frac{1}{\sqrt{2\pi}} \frac{\lambda^\alpha}{\Gamma(\alpha)} \int_0^{+\infty} t^{\alpha-\frac{1}{2}} \exp\left\{-\frac{(x-\mu)^2+2\lambda}{2}t\right\}dt$$

$$= \frac{\Gamma(\alpha+1/2)}{\Gamma(\alpha)} \frac{1}{\sqrt{2\pi\lambda}} \left[1 + \frac{(x-\mu)^2}{2\lambda}\right]^{-\left(\alpha+\frac{1}{2}\right)}$$

以上から，X は非心 t 分布となる．よって，$E(x) = \mu$, $Var(x) = \lambda/(\alpha-1)$ となる．［証明終了］

　この定理を用い，母数 μ, α, λ の最尤推定値を求める．ただし，観測値は 3 つの条件

(1) $(x_{ji}\,|\,\mu, \sigma_j^2) \sim N(\mu, \sigma_j^2)$, $j=0, ..., m$, $i=1, ..., n_j$. σ_j^2 を与えた下で，$x_{j1}, ..., x_{jn_j}$ は互いに独立に同一の分布に従う．

(2) $\{x_{ji}, i=1, ..., n_j\}$, $j=0, ..., m$ は独立である．

(3) $\sigma_j^2 \sim IG(\alpha, \lambda)$

を満たすと仮定する[*1)]．尤度関数は，

$$f(x_{01}, ..., x_{mn_m}) = \prod_{j=0}^{m} \int_0^\infty \prod_{i=1}^{n_j} f(x_{ji}\,|\,\sigma_j^2)f(\sigma_j^2)\,d\sigma_j^2$$

$$= \prod_{j=0}^{m} \prod_{i=1}^{n_j} \frac{\Gamma(\alpha+1/2)}{\Gamma(\alpha)} \frac{1}{\sqrt{2\pi\lambda}} \left[1 + \frac{(x_{ji}-\mu)^2}{2\lambda}\right]^{-\left(\alpha+\frac{1}{2}\right)}$$

$$= \prod_{j=0}^{m} \int_0^\infty \prod_{i=1}^{n_j} \frac{1}{\sqrt{2\pi}\sigma_j} \exp\left\{-\frac{(x_{ji}-\mu)^2}{2\sigma_j^2}\right\} \frac{\lambda^\alpha}{\Gamma(\alpha)} \exp\left\{-\frac{\lambda}{\sigma_j^2}\right\}d\sigma_j^2 \tag{2.14}$$

となる．対数尤度関数は，

$$L = \ln f(x_{01}, ..., x_{mn_m})$$

$$= n \ln \Gamma\left(\alpha+\frac{1}{2}\right) - n \ln \Gamma(\alpha) - \frac{n}{2} \ln 2\pi\lambda - \left(\alpha+\frac{1}{2}\right) \sum_{j=0}^{m} \sum_{i=1}^{n_j} \ln\left[1 + \frac{(x_{ji}-\mu)^2}{2\lambda}\right] \tag{2.15}$$

となる．なお，$n = \sum_{j=0}^{m} n_j$ である．

(2.15)式を用いて，以下のように未知母数 μ, α, λ を推定する．

[*1)]　訳注：i が患者番号，j が改訂番号．

$$\frac{\partial L}{\partial \mu} = \sum_{j=0}^{m} \sum_{i=1}^{n_j} \frac{(x_{ji} - \mu)}{1 + (x_{ji} - \mu)^2/2\lambda} = 0$$

$$\frac{\partial L}{\partial \alpha} = n\Psi\left(\alpha + \frac{1}{2}\right) - n\Psi(\alpha) - \sum_{j=0}^{m} \sum_{i=1}^{n_j} \ln\left[1 + \frac{(x_{ji} - \mu)^2}{2\lambda}\right] = 0$$

$$\frac{\partial L}{\partial \lambda} = -n + \frac{(\alpha + 1/2)}{\lambda} \sum_{j=0}^{m} \sum_{i=1}^{n_j} \frac{(x_{ji} - \mu)^2}{1 + (x_{ji} - \mu)^2/2\lambda} = 0$$

ここで，$\Psi(\alpha) = \Gamma'(\alpha)/\Gamma(\alpha)$ はディガンマ関数である．
次に，

$$w_{ji} = [1 + (x_{ji} - \mu)^2/2\lambda]^{-1} \tag{2.16}$$

と定義すると，母数 μ, α, λ の最尤推定値は，

$$\hat{\mu} = \sum_{j=0}^{m} \sum_{i=1}^{n_j} w_{ji} x_{ji} \Big/ \sum_{j=0}^{m} \sum_{i=1}^{n_j} w_{ji} \tag{2.17}$$

$$\hat{\lambda} = \left(\hat{\alpha} + \frac{1}{2}\right) \frac{1}{n} \sum_{j=0}^{m} \sum_{i=1}^{n_j} w_{ji} (x_{ji} - \hat{\mu})^2 \tag{2.18}$$

となる．ディガンマ関数は $\Psi(\alpha) = \ln(\alpha - 0.5)$ で近似でき（Johnson & Kotz, 1972），Taylor 展開により

$$\hat{\alpha} = 0.5 + n \Big/ 2 \sum_{j=0}^{m} \sum_{i=1}^{n_j} \ln w_{ji}^{-1} \tag{2.19}$$

を得る．

μ, α, λ の最尤推定値は，(2.14)～(2.16)式によって導出される (2.17)～(2.19)式で与えられるが，実際にはこれらの方程式を直接的に解くのは難しい．よって，位置母数と中心 t 分布の自由度を初期値として与えて，(2.14)～(2.16)式から，非心 t 分布の尺度母数を推定する方法がある．

Lu, Chow & Zhang (2010) は，μ, α, λ の推定にモーメント推定法を用いた[2]．観測値が，

$$(x_{ji} | \mu, \sigma_j^2) \sim N(\mu, \sigma_j^2), \quad j = 0, ..., m, \quad i = 1, ..., n_j$$

であり，x_{ji} は互いに独立であるとする．x は平均 $E(x) = \mu$, 分散 $Var(x) = \lambda/(\alpha - 1)$ $(\alpha > 1)$ の非心 t 分布に従う（Lu, Chow & Zhang, 2010 の定理1）．$\alpha \le 2$ の場合，4次のモーメントは存在せず，$\alpha \le 4$ の場合は α の推定量の分散は無限になることから，中心モーメントは，

$$\mu_k(x) = \mu_{k-2}(x) \cdot [2\lambda(k-1)/(2\alpha - k)], \quad \alpha > k/2$$

となる．一般に $\alpha > 4$ が成立すると仮定し，標本平均，標本分散，4次モーメントから，母数のモーメント推定値は，

---

[2] 訳注：原著では Lu, Chow & Zhang (2010) は投稿中となっている．Duke 大学の working paper (http://biostats.bepress.com/cgi/viewcontent.cgi?article=1011&context=dukebiostat) が当該論文に該当すると思われるが，working paper にもモーメント推定法に関する記載は認められない．また，以下の説明では，定義が与えられていない記号も使用されており，注意が必要である．

$$\hat{\mu} = \frac{1}{n}\sum_{i=1}^{n} x_i$$

$$\hat{\alpha} = [3(S_n^2)^2 - 2S_n^4]/[3(S_n^2)^2 - S_n^4]$$

$$\hat{\lambda} = -S_n^2 S_n^4/[3(S_n^2)^2 - S_n^4]$$

となる.

　ここで，大標本下での最尤推定値の挙動を調べる．そのためには可微分性の仮定が必要であるが，正規分布と逆ガンマ分布の下では成立する．Cox & Snell（1968）は，最尤推定量の2次の項までの偏りを導出した．

$$b(\hat{\beta}_s) = \sum_{r,t,u} k^{s,r} k^{t,u} \left(\frac{1}{2} k_{rtu} + k_{rt,u}\right) \tag{2.20}$$

ここで，$\boldsymbol{\theta} = (\beta_r, \beta_s, \beta_t) = (\mu, \alpha, \lambda)^T$ であり，r, s, t, u は母数空間 (μ, α, λ) に関する添え字である．また，標準的な表記法を用いて，対数尤度関数を微分したモーメントを $k_{rs} = E[U_{rs}]$，$k_{rst} = E[U_{rst}]$，$k_{rs,t} = E[U_{rs}U_t]$ とする．ただし，$U_r = \partial l/\partial \beta_r$，$U_{rs} = \partial^2 l/\partial \beta_r \beta_s$，$U_{rst} = \partial^3 l/\partial \beta_r \beta_s \beta_{st}$ であり，$k^{r,s}$ は情報行列の逆行列の (r, s) 要素，$k_{rs} = -E[U_{rs}]$ は要素 (r, s) の情報行列である．Fisher 情報行列は，

$$I(\boldsymbol{\theta}) = n \begin{pmatrix} \dfrac{\alpha(2\alpha+1)}{\lambda(2\alpha+3)} & 0 & 0 \\ 0 & \Psi'(\alpha) - \Psi'\left(\alpha + \dfrac{1}{2}\right) & \dfrac{\alpha(\lambda-1)-1}{\lambda(\alpha+1)} \\ 0 & \dfrac{\alpha(\lambda-1)-1}{\lambda(\alpha+1)} & \dfrac{\alpha}{\lambda^2(2\alpha+3)} \end{pmatrix} \tag{2.21}$$

となり，$k_{\lambda\lambda\alpha} = k_{\lambda\alpha\lambda} = k_{\alpha\lambda\lambda} = -(4\alpha+3)/(2\alpha+1)(2\alpha+3)\lambda^2$，$k_{\alpha\alpha\alpha} = \Psi''(\alpha+1/2) - \Psi''(\alpha)$ である．$k_{rst} = 0$ と $k_{rs,t} = 0$ の場合を除く母数空間において，r, s, t が異なる値のとき，$k_{\mu\mu\lambda} = k_{\mu\lambda\mu} = k_{\lambda\mu\mu} = 4\alpha(\alpha+1)^2/\lambda^2(2\alpha+3)(2\alpha+5)$，$k_{\mu\mu\alpha} = k_{\mu\alpha\mu} = k_{\alpha\mu\mu} = -2\alpha/\lambda(2\alpha+3)$ である．

　μ_{Actual} が固定値，σ_{Actual} が確率変数の場合には，m 回の計画書改訂が実患者集団の統計的推測に与える影響を評価するために，ε, C, Δ の統計的推測に焦点を当てることになる．

2.5　サンプルサイズ調整

　サンプルサイズの計算には，対立仮説の下での検定統計量を用いることが一般的である．試験実施計画書の改訂後は，対象患者集団が実患者集団に変化する可能性がある．この場合，実患者集団での治療効果に対する検出力を確保するためには，当初のサンプルサイズを調整する必要がある．有効性や安全性に関する臨床評価では，仮説検定が用いられることが多い．一般的な仮説検定には，（i）等価性検定，（ii）非劣性検定，（iii）優越性検定，（iv）同等性検定がある．各仮説を整理すると，

$$\text{等価性}: H_0: \mu_1 = \mu_2, \quad H_a: \mu_1 - \mu_2 = \delta \neq 0$$
$$\text{非劣性}: H_0: \mu_1 - \mu_2 \leq -\delta, \quad H_a: \mu_1 - \mu_2 > -\delta$$
$$\text{優越性}: H_0: \mu_1 - \mu_2 \leq \delta, \quad H_a: \mu_1 - \mu_2 > \delta \tag{2.22}$$
$$\text{同等性}: H_0: |\mu_1 - \mu_2| > \delta, \quad H_a: |\mu_1 - \mu_2| \leq \delta$$

となる．ここでδは，等価性検定において臨床的意義のある差，非劣性検定では非劣性マージン，優越性検定では優越性マージン，同等性検定では同等マージンである．

$N_{Classic}$ と N_{Actual} をそれぞれ計画時に想定した対象患者集団と試験実施計画書改訂後の実患者集団におけるサンプルサイズとする．また，$N_{Actual} = RN_{Classic}$ であり，R を調整係数とする．Chow, Shao & Wang（2008）の方法を用いて，$N_{Classic}$ と N_{Actual} を求めることができる．二値結果変数に対する共変量調整モデルに基づくサンプルサ

表 2.5.1 共変量調整モデルにおけるサンプルサイズ調整法

検定法	仮説	調整なし ($N_{Classic}$)	調整済み (N_{Actual})
優越性	$H_0: p_{10} - p_{20} \leq \delta$ $H_a: p_{10} - p_{20} > \delta$	$\dfrac{(z_{\alpha/2}+z_\beta)^2}{(p_{10}-p_{20}-\delta)^2} \times$ $\left[\dfrac{p_{10}(1-p_{10})}{w} + \dfrac{p_{20}(1-p_{20})}{1-w}\right]$	$\dfrac{(z_{\alpha/2}+z_\beta)^2 \tilde{V}_d}{(p_{10}-p_{20}-\delta)^2}$
非劣性	$H_0: p_{10} - p_{20} \leq -\delta$ $H_a: p_{10} - p_{20} > -\delta$	$\dfrac{(z_{\alpha/2}+z_\beta)^2}{(p_{10}-p_{20}+\delta)^2} \times$ $\left[\dfrac{p_{10}(1-p_{10})}{w} + \dfrac{p_{20}(1-p_{20})}{1-w}\right]$	$\dfrac{(z_{\alpha/2}+z_\beta)^2 \tilde{V}_d}{(p_{10}-p_{20}+\delta)^2}$
同等性	$H_0: |p_{10} - p_{20}| \geq \delta$ $H_a: |p_{10} - p_{20}| < \delta$	$\dfrac{(z_{\alpha/2}+z_\beta)^2}{(\delta-|p_{10}-p_{20}|)^2} \times$ $\left[\dfrac{p_{10}(1-p_{10})}{w} + \dfrac{p_{20}(1-p_{20})}{1-w}\right]$	$\dfrac{(z_{\alpha/2}+z_\beta)^2 \tilde{V}_d}{(\delta-|p_{10}-p_{20}|)^2}$

w：一方の治療群の患者割合．

$\tilde{V}_d = g(\boldsymbol{\beta})^T \left(w\sum_{i=0}^k \rho_{1i}\mathbf{I}^{(1i)} + (1-w)\sum_{i=0}^k \rho_{2i}\mathbf{I}^{(2i)}\right)^{-1} g(\boldsymbol{\beta})$, ただし，$w = n_1./N$, $\rho_{ti} = n_{ti}/n_t$.

$$g(\boldsymbol{\beta})^T = \begin{pmatrix} p_{10}(1-p_{10}) - p_{20}(1-p_{20}) \\ p_{10}(1-p_{10}) \\ v_0(p_{10}(1-p_{10}) - p_{20}(1-p_{20})) \\ v_0(p_{10}(1-p_{10})) \end{pmatrix}.$$

表 2.5.2 位置母数の変化がランダムな場合のサンプルサイズ調整法

検定法	仮説	調整なし ($N_{Classic}$)	調整済み (N_{Actual})
等価性	$H_0: \mu_1 - \mu_2 = 0$ $H_a: \mu_1 - \mu_2 \neq 0$	$\dfrac{2(z_{\alpha/2}+z_\beta)^2\tilde{\sigma}^2}{(\mu_1-\mu_2)^2}$	$\dfrac{2(m+1)(z_{\alpha/2}+z_\beta)^2\tilde{\sigma}^2}{(m+1)(\mu_1-\mu_2)^2 - 2(z_{\alpha/2}+z_\beta)^2\tilde{\sigma}_\mu^2}$
非劣性/ 優越性	$H_0: \mu_1 - \mu_2 \leq \delta$ $H_a: \mu_1 - \mu_2 > \delta$	$\dfrac{2(z_{\alpha/2}+z_\beta)^2\tilde{\sigma}^2}{(\mu_1-\mu_2-\delta)^2}$	$\dfrac{2(m+1)(z_{\alpha/2}+z_\beta)^2\tilde{\sigma}^2}{(m+1)(\mu_1-\mu_2-\delta)^2 - (z_{\alpha/2}+z_\beta)^2\tilde{\sigma}_\mu^2}$
同等性	$H_0: |\mu_1 - \mu_2| \geq \delta$ $H_a: |\mu_1 - \mu_2| < \delta$	$\dfrac{2(z_{\alpha/2}+z_\beta)^2\tilde{\sigma}^2}{(|\mu_1-\mu_2|-\delta)^2}$	$\dfrac{2(m+1)(z_{\alpha/2}+z_\beta)^2\tilde{\sigma}^2}{(m+1)(|\mu_1-\mu_2|-\delta)^2 - (z_{\alpha/2}+z_\beta)^2\tilde{\sigma}_\mu^2}$

表 2.5.3　尺度母数の変化がランダムな場合のサンプルサイズ調整法

検定法	仮説	調整なし $(N_{Classic})$	調整済み (N_{Actual})
等価性	$H_0 : \mu_1 - \mu_2 = 0$ $H_a : \mu_1 - \mu_2 \neq 0$	$\dfrac{2(z_{\alpha/2}+z_\beta)^2\sigma^2}{(\mu_1-\mu_2)^2}$	$\dfrac{2(z_{\alpha/2}+z_\beta)^2(m+1)\tilde{v}\tilde{\sigma}^2\sum\limits_{j=0}^{m}(V_{1j}^{(t)})^2}{(\mu_1-\mu_2)^2(\tilde{v}-2)\left(\sum\limits_{j=0}^{m}V_{1j}^{(t)}\right)^2}$
非劣性/ 優越性	$H_0 : \mu_1 - \mu_2 \leq \delta$ $H_a : \mu_1 - \mu_2 > \delta$	$\dfrac{2(z_{\alpha/2}+z_\beta)^2\tilde{\sigma}^2}{(\mu_1-\mu_2-\delta)^2}$	$\dfrac{2(z_{\alpha/2}+z_\beta)^2(m+1)\tilde{v}\tilde{\sigma}^2\sum\limits_{j=0}^{m}(V_{1j}^{(t)})^2}{(\mu_1-\mu_2-\delta)^2(\tilde{v}-2)\left(\sum\limits_{j=0}^{m}V_{1j}^{(t)}\right)^2}$
同等性	$H_0 : |\mu_1 - \mu_2| \geq \delta$ $H_a : |\mu_1 - \mu_2| < \delta$	$\dfrac{2(z_{\alpha/2}+z_\beta)^2\tilde{\sigma}^2}{(|\mu_1-\mu_2|-\delta)^2}$	$\dfrac{2(z_{\alpha/2}+z_\beta)^2(m+1)\tilde{v}\tilde{\sigma}^2\sum\limits_{j=0}^{m}(V_{1j}^{(t)})^2}{(|\mu_1-\mu_2|-\delta)^2(\tilde{v}-2)\left(\sum\limits_{j=0}^{m}V_{1j}^{(t)}\right)^2}$

$V_{1j}^{(t)} = \dfrac{v^{(t)}(\sigma^{(t)})^2 + n_j(\sigma^{(t)})^2}{v^{(t)}(\sigma^{(t)})^2 + \sum\limits_{i=1}^{n_j}(x_{ji}-\mu^{(t)})^2}$，$\{\mu^{(t)}, \sigma^{(t)}, v^{(t)}\}$ は EM アルゴリズムの t 番目の推定値.

イズの調整法は表 2.5.1 のとおりである. また, 計画書改訂に伴う位置母数の変化および尺度母数の変化がランダムな場合のサンプルサイズ調整法はそれぞれ表 2.5.2 および表 2.5.3 に示した.

2.6　お　わ　り　に

　これまで述べてきたとおり, 研究者は, 試験実施計画書の改訂をとおして, 試験中に計画書を柔軟に修正または変更することができる. この柔軟性により, 研究者は, (i) 初期の仮定を訂正する軽微な変更や, (ii) 試験デザインを変更する主要な変更を行うことができる. 一方で, この柔軟性を誤用すると対象患者集団が変化し, その臨床試験の科学的・医学的目的を達成することがほぼ不可能になるだろう. これまで, 規制当局は, 臨床試験開始後の計画書改訂を制限してこなかったが, 試験の妥当性と完全性を維持するには, 許容できる変更の程度と改訂の回数に関するガイドライン・ガイダンスを策定する必要がある. その他にも, 計画書改訂の影響を評価する感度分析を実施すべきである.

　Chow & Chang (2008) が指摘しているとおり, 評価項目の平均反応が大きく変化したり, 反応の変動が増大するほど大幅に修正された際は, その計画書改訂は統計的推測に多大な影響を与える. 試験デザインの変更や計画書の改訂が統計的推測に与える影響を評価するために, その変更に関する感度解析の実施が考えられる. したがって, 許容可能な変更範囲に関する規制ガイダンスの策定が必要である. アダプティブデザインは, とりわけ開発早期の試験に柔軟性をもたせることができるため, 研究者

やスポンサーにとって大変魅力的なデザインである．しかしながら，アダプティブデザインを用いた臨床試験において，試験規模が比較的小さく，計画書改訂が多い場合には，その科学的妥当性や必要検出力に関する情報が限定的になるため，失敗する可能性が高まることに留意すべきである．

前節で述べたとおり，共変量調整解析と感度指標による評価法は，計画書改訂により集団が変化するときに利用可能な方法である．共変量調整解析の他にも，試験治療の効果を精度よく推定する方法として，モデル (2.1) において変量効果を考慮した方法や Bayes 流アプローチが有用な場合がある．感度指標の評価は，(i) ε が確率変数で，C が固定値の場合，(ii) ε が固定値で，C が確率変数である場合の方法に加えて，(iii) ε も C も確率変数である場合，(iv) 計画書改訂前後のサンプルサイズを確率変数とする場合，(v) 計画書改訂回数も確率変数とする場合が考えられる．

研究者が抱える他の課題として，欠測値の問題がある．欠測値の原因は，計画書改訂における変更や修正と関係していたり，無関係であったりする．治療効果を偏りなく評価し，その結果を解釈するためには，欠測値を慎重に処理しなければならない．位置母数や尺度母数に変化が生じた場合は，治療効果を評価する標準的な方法を変更する必要がある．例えば，試験実施計画書の改訂により患者集団が変化すれば，群逐次デザインで用いられる第 1 種の過誤確率を制御する O'Brien–Fleming 法のような標準的方法は適切でない．

3

アダプティブランダム化

　臨床試験において，ランダム化は重要な役割を果たしている．ランダム化の手法を適切に用いることで，試験治療の有効性と安全性について偏りのない公平な評価が可能となる．Chow & Liu (2004) が指摘しているように，試験治療の有効性と安全性の統計的推測は主要評価項目の確率分布に依存する．つまり，用いるランダム化のモデルや方法に依存する．不適切なモデルや方法を用いると，分布の重要な仮定がくずれ，統計的推測に偏りが生じる可能性がある．その結果，試験の結論にも偏りが生じ，判断を誤ることになりかねない．

　一般的に使用されるランダム化の方法は，患者を治療に割り当てる割付確率に基づいて，従来型のランダム化，治療アダプティブランダム化（treatment-adaptive randomization），共変量アダプティブランダム化（covariate-adaptive randomization），反応アダプティブランダム化（response-adaptive randomization）の4つに分類できる．従来型のランダム化は割付確率が一定であり，単純または完全ランダム化，層別ランダム化，クラスターランダム化が頻用される．アダプティブランダム化の割付確率は，従来型のランダム化とは異なり，それまでに割り付けられた患者の蓄積データに依存し，時間と共に変化する．治療アダプティブランダム化は，従来型のランダム化と同様に，事前に割付コードを準備できるが，共変量アダプティブランダム化と反応アダプティブランダム化は，ランダム化時点までに観測された共変量や臨床反応のデータに基づいてランダム化を行うため，割付コードが患者登録に伴い変化する．治療アダプティブランダム化および共変量アダプティブランダム化は，群間のサンプルサイズの不均衡（以下，割付の不均衡という）または事前に設定した群間のサンプルサイズの比からの乖離を小さくすることができる．一方で，反応アダプティブランダム化は，その時点での治療効果を利用して，最良の治療を患者に提供することが望ましいという考え方に基づいており，倫理的配慮に重きをおいた方法である．

　従来型のランダム化は，試験中または終了時に深刻な割付の不均衡をもたらすことがある．割付の不均衡は，検出力を低下させ，試験の妥当性を低下させる．本章では，様々なランダム化手法を包括的に概説する．

　3.1節では，従来型のランダム化を概説する．3.2節では，治療アダプティブラン

36   3. アダプティブランダム化

ダム化を紹介する．3.3 節と 3.4 節では，共変量アダプティブランダム化と反応アダプティブランダム化をそれぞれ説明する．3.5 節では，アダプティブランダム化におけるいくつかの実践的な課題を取り上げる．3.6 節では，本章を簡単に要約する．

3.1　従来型のランダム化

　先に述べたとおり，従来型のランダム化の割付確率は一定であるため，試験開始前に割付コードを用意することができる．従来型のランダム化は頻用されており，特に二重盲検ランダム化臨床試験での利用が多い．ここでは，一般的な従来型のランダム化の方法として，単純ランダム化（simple randomization），層別ランダム化（stratified randomization），クラスターランダム化（cluster randomization）を紹介する．

単純ランダム化

　単純または完全ランダム化は，おそらく最も頻用されているランダム化である．k 個の治療の有効性と安全性を比較する臨床試験を考える．単純ランダム化では，固定の割付確率 p_i $(i = 1, ..., k)$ で，患者を k 個の治療群にそれぞれランダムに割り付ける．ここで，$\sum_{i=1}^{k} p_i = 1$ である．割付確率は，治療群 i のサンプルサイズ (n_i) と全体のサンプルサイズ $(n = \sum_{i=1}^{k} n_i)$ の比 $p_i = n_i/n$ となり，これを治療群 i のサンプルサイズ比（sample size ratio）と呼ぶ．群間のサンプルサイズ比を一定にするために各治療群の割付確率を等しくする $(p_i = p)$ ことにより，等分散性の仮定の下で検出力が最も高くなり，さらに，各群の毒性発現のリスクが均等になることから倫理的でもある（Lachin, 1988）．一方，実務上は，群間の割付確率を変えることに関心があるかもしれない．例えば，プラセボ群より治療群により多くの患者を割り付けることが望ましい場合もある．群間で分散が異なるときは，割付確率が等しい均衡デザインが検出力を最大化するデザインになるとは限らないことに注意すべきである．各群の標準偏差がそのサンプルサイズ比に比例するとき，検出力は最大となる．

　2 群の並行群間比較試験における単純ランダム化は，割付確率に成功確率 0.5 の独立な Bernoulli 確率変数を仮定することで簡単に実施できる．ただし，実際には，偶然により割付の不均衡が生じる．割付の不均衡は検出力を低下させるため，不均衡の確率を評価することに関心がもたれる．2 つの試験治療をそれぞれ治療 A と治療 B と表す．$N_A(n)$ と $N_B(n)$ を n 例が割り付けられた時点での治療 A と治療 B のサンプルサイズとすると，$D_n = N_A(n) - N_B(n)$ は n 例時点での不均衡の指標となる．このとき，不均衡（imbalance）D_n は漸近的に平均 0，分散 n の正規分布に従う．したがって，実際の差が $r > 0$ となる不均衡の確率は

$$P(|D_n| > r) = 2\left[1 - \Phi\left(\frac{r}{\sqrt{n}}\right)\right] \tag{3.1}$$

となる（Rosenberger & Lachin, 2002 を参照）．等分散性を仮定した不均衡デザイン

3.1 従来型のランダム化　　37

表 3.1.1 相対効率

サンプルサイズ比 k	相対効率 R	P（効率 $<R$）
1	1	1
1.5	0.96	0.11
2	0.89	0.01
2.5	0.82	0.001

注：$n=64$.

のサンプルサイズは,

$$n=\frac{1}{R}\times 4\,(z_{1-\alpha/2}+z_{1-\beta})^2\Big(\frac{\sigma^2}{\delta^2}\Big)$$

となる. ここで, 相対効率 R は, 各群のサンプルサイズ n_1 および n_2 の比 $k=n_2/n_1$ の関数であり,

$$R=\frac{4}{2+k+1/k}$$

である. ここで,

$$r=n_2-n_1=\frac{k-1}{1+k}n$$

とすると,

$$P(|D_n|>r)=2\Big[1-\Phi\Big(\frac{k-1}{1+k}\sqrt{n}\Big)\Big]$$

となる.

表 3.1.1 に示すとおり, $P(R<0.96)=11\%$, $P(R<0.89)=1\%$ であるから, $P(0.89<R<0.96)=10\%$ である.

層別ランダム化

上述のとおり, 単純ランダム化は群間のサンプルサイズの均衡を保証しない. この割付の不均衡の影響は無視できないものであり, 重要な共変量が存在する場合は, 割付の不均衡が特に深刻な問題となる. 割付の不均衡を減少させるために層別ランダム化が一般的に推奨される. 層別ランダム化では, いくつかの共変量（例えば, 患者の人口統計や患者特性）の組み合わせに基づいて, 対象患者集団をいくつかの同質の層に分割し, それぞれの層において単純ランダム化を行う. 2 群比較試験における層別ランダム化による割付の不均衡の確率は漸近的に,

$$P(|D|>r)=2\Big[1-\Phi\Big(\frac{r}{\sqrt{Var(D)}}\Big)\Big] \tag{3.2}$$

となる（Hallstron & Davis, 1988 を参照）. ここで,

$$Var(D)=\frac{\sum_{i=1}^{s}b_i+s}{6}$$

であり，s は層の数，b_i は層 i のブロックサイズである．また，

$$D = \sum_{i=1}^{s} |N_i - 2A_i|$$

であり，N_i と A_i はそれぞれ層 i におけるサンプルサイズと治療 A を割り付けられたサンプルサイズである．

　層の数が多い場合，つねに割付を均衡化することは難しく，不均衡が生じれば共分散分析（analysis of covariance；ANCOVA）などの統計解析の検出力は低下する．

クラスターランダム化

　ある試験では，患者の集合をランダム化することが適切な場合がある．このようなランダム化はクラスターランダム化またはグループランダム化（group randomization）として知られている．コミュニティ単位に対する介入のように，介入がクラスターに対して実施される試験では，クラスターランダム化が用いられる．単純なクラスターランダム化の割付の不均衡は，単純ランダム化の場合と同じように

$$P(|D_{n_{cluster}}| > r) = 2\left[1 - \Phi\left(\frac{r}{\sqrt{n_{cluster}}}\right)\right]$$

で評価できる．ここで

$$D_{n_{cluster}} = N_{cluster\,A}(n_{cluster}) - N_{cluster\,B}(n_{cluster})$$

である[*1]．$N_{cluster} = N/k$ はクラスターサイズ，k は各クラスター内のサンプルサイズであることから，

$$D_{n_{cluster}} = D_n/k = \frac{N_A(n/k)}{k} - \frac{N_B(n/k)}{k}$$

と表すこともできる[*2]．以上から，

$$P(|D_n|/k > r) = 2\left[1 - \Phi\left(\frac{r}{\sqrt{n_{cluster}}}\right)\right]$$

となり，

$$P(|D_n| > r) = 2\left[1 - \Phi\left(\frac{r}{k\sqrt{n_{cluster}}}\right)\right]$$

を得る．クラスターランダム化試験で用いる統計手法は，各患者をランダム化する試験で用いる統計手法とは全く異なる．クラスターランダム化試験では，サンプルサイズだけでなく，クラスターサイズも設定する必要がある．

　注　釈　　検出力が最も高いデザインは，割付確率が群の標準偏差に比例するデザ

[*1] 訳注：$D_{n_{cluster}}$ は，$n_{cluster}$ 個のクラスターが割り付けられた時点のクラスターサイズの不均衡，$N_{cluster\,A}(n_{cluster})$ と $N_{cluster\,B}(n_{cluster})$ は，それぞれ，$n_{cluster}$ 個のクラスターが割り付けられた時点の A 群，B 群に割り付けられたクラスターサイズ．

[*2] 訳注：D_n，および $N_A(n/k)$，$N_B(n/k)$ は，それぞれ，$n_{cluster}$ 個（$= n/k$）のクラスターが割り付けられた時点，すなわち n 人が割り付けられた時点のサンプルサイズの不均衡，および A 群，B 群のサンプルサイズ．

インである．二値応答の場合，割付比

$$r = n_a/n_b = \left(\frac{p_a}{p_b}\frac{1-p_a}{1-p_b}\right)^{1/2} \tag{3.3}$$

を用いる Neyman の割付規則が最も高い検出力を与える．ここで，p_a と p_b は治療 A と治療 B における二項割合である．目標不均衡値を $r_0 \neq 0$ とすると，不均衡の確率は，

$$P(|D| > r - r_0)$$

となる．

3.2　治療アダプティブランダム化

治療アダプティブランダム化は，分散アダプティブ（variance-adaptive）ランダム化とも呼ばれ，その目的は，割付確率を可変にすることによって，サンプルサイズを均衡化し目標割付比からの乖離を軽減することである．頻用される治療アダプティブランダム化には，ブロック・ランダム化（block randomization），バイアス・コインモデル（biased-coin model），壺モデル（urn model）がある．以下では，試験治療（A）と対照治療（B）を比較する 2 群並行群間比較試験を例にこれらのランダム化を紹介する．

ブロック・ランダム化

ブロック・ランダム化では，いずれかの群のサンプルサイズが目標値に達成するまでは，一定の割付確率を用いる．しかしながら，一方の群が目標サンプルサイズに到達した場合，その後の全患者をもう一方の群に割り付ける．結果として，ブロック・ランダム化は決定論的なランダム化となる．ブロック・ランダム化のブロック長は可変であるが，ブロック長が小さいとランダム性は減少する．頻用される最小ブロック長は 2 であり，2 治療を交互に割り付ける．目標サンプルサイズを過不足なくランダム化できれば，ブロック・ランダム化により割付の不均衡を軽減・排除できる．2 群比較試験の場合，ブロック・ランダム化は切断二項ランダム化（truncated binomial randomization）と呼ばれることもあり，治療 A への割付確率は，

$$P = \begin{cases} 0 & : \ N_A(j-1) = n/2 \\ 1 & : \ N_B(j-1) = n/2 \\ 0.5 & : \ 上記以外 \end{cases}$$

となる．ここで，$N_A(j-1)$ と $N_B(j-1)$ は，$(j-1)$ 番目の患者が割り付けられた時点での治療 A と治療 B のサンプルサイズであり，$n/2$ は各群の目標サンプルサイズである．

Efron のバイアス・コインモデル

Efron（1971）は，割付を均衡化するため，バイアス・コインモデルを提案した．治療 A への割付規則は，

$$P(\delta_j | \mathbf{\Delta}_{j-1}) = \begin{cases} 0.5 & : \ N_A(j-1) = N_B(j-1) \\ p & : \ N_A(j-1) < N_B(j-1) \\ 1-p & : \ N_A(j-1) > N_B(j-1) \end{cases}$$

である．ここで，δ_j は患者 j の指示変数であり，$\delta_j = 1$ なら治療 A，$\delta_j = 0$ なら治療 B を割り付ける．$\mathbf{\Delta}_{j-1} = \{\delta_1, ..., \delta_{j-1}\}$ は，患者 $j-1$ までの割付結果の集合である．目標サンプルサイズ n の割付が終了した時点での治療不均衡は，

$$|D_n| = |N_A(n) - n|$$

で評価される．均衡の極限はランダムウォーク法によって得られ，

$$\lim_{m \to \infty} P(|D_{2m}| = 0) = 1 - \frac{1-p}{p}$$

$$\lim_{m \to \infty} P(|D_{2m+1}| = 1) = 1 - \frac{(1-p)^2}{p^2}$$

となる．全サンプルサイズが奇数なら，最小の不均衡は 1 である．p が 1 に近づくにつれて，より均衡となるが，このような手法は決定論的である．

Lachin の壺モデル

Lachin の壺モデルは，上記とは別の治療アダプティブランダム化の代表例である．このモデルでは，最初に N_A 個の白いボールと N_B 個の赤いボールが壺に入っていると仮定する．まず，非復元抽出で壺からランダムにボールを選び，白いボールなら，患者を治療 A に割り付け，赤いボールなら，治療 B に割り付ける．N_A と N_B を治療 A と治療 B のそれぞれの目標サンプルサイズとすると，予定したサンプルサイズに達したとき，サンプルサイズ比はつねに設定した値となる．2 群比較試験における治療群 A の割付確率は

$$P(A) = \frac{\dfrac{n}{2} - N_A(j-1)}{N_A + N_B - (j-1)}$$

となる．Lachin の壺モデルは，全患者をランダム化したときには完全に均衡がとれるが，割付が半分の時点では割付の不均衡が最大となる．割付の不均衡が r より大きくなる確率は，

$$P(|D_n| > r) = 2\left[1 - \Phi\left(\frac{2r}{n}\sqrt{(n-1)}\right)\right]$$

である[3]．

---

[3]　訳注：$N_A = N_B$ として導出している．

Friedman–Wei の壺モデル

Friedman–Wei の壺モデルは，割付の不均衡を軽減できる有名なモデルである（Friedman, 1949；Wei, 1977；Rosenberger & Lachin, 2002）．Friedman–Wei の壺モデルでは，a 個の白いボールと a 個の赤いボールが壺の中にあると仮定する．ボールをランダムに 1 つ引き，白いボールなら治療 A を割り付け，赤いボールなら治療 B を割り付け，ボールを壺に戻す．さらに，選んだボールとは異なる色のボールを壺の中に b 個追加する．a と b は，適当な非負の整数である．この手順によって割付を行う．

この壺デザインを $UD(a, b)$ と表記する．$UD(a, b)$ における割付規則を

$$P(\delta_j = 1 \mid \Delta_{j-1}) = \frac{a + b N_B(j-1)}{2a + b(j-1)} \tag{3.4}$$

と定義する．なお，$UD(a, 0)$ の場合は単純ランダム化に帰着する．

D_n を n 例を割り付けた後の 2 群のサンプルサイズの差の絶対値とする．D_n は $d \in \{0, 1, 2, ..., n\}$ の確率過程であり，$D_0 = 0$ である．ここで，$(n+1)$ 例目の推移確率は，

$$P(d, n) = \begin{cases} P(D_{n+1} = d-1 \mid D_n = d) = 1/2 + bd/[2(2a+bn)] \\ P(D_{n+1} = d+1 \mid D_n = d) = 1/2 - bd/[2(2a+bn)] \\ P(D_{n+1} = 1 \mid D_n = 0) = 1 \end{cases} \tag{3.5}$$

で与えられる（Wei, 1977）．ただし，$1 \le d \le n$ である．$P(d, n)$ は d に関する単調増加関数であり，n に関する単調減少関数である．ある $d > 0$ に関して，$P(d, n)$ は n の増加に伴い $1/2$ に近づく．したがって，このランダム化は，極端な割付の不均衡が生じると，より治療均衡を保つようにはたらき，サンプルサイズが比較的小さい試験では割付の均衡も保証する．n が増加すれば，完全ランダム化のように機能する．

(3.5)式の推移確率は，いずれかの時点での割付の不均衡が d である確率

$$P(D_{n+1} = d) = P(D_{n+1} = d \mid D_n = d-1)P(D_n = d-1) \\ + P(D_{n+1} = d \mid D_n = d+1)P(D_n = d+1) \tag{3.6}$$

の計算に用いる．n が大きい場合，割付の不均衡の程度 D_n は近似的に正規分布 $N(0, [n(a+b)]/(3b-a))$ に従う．したがって，十分に大きいサンプルサイズ n に関して，不均衡確率は

$$P(|D_n| > r) = 2\left\{1 - \Phi\left(r\sqrt{\frac{3b-a}{n(a+b)}}\right)\right\} \tag{3.7}$$

となる．

注　釈

壺デザインは比較的簡単に実施できる．壺デザインは，サンプルサイズが小さい試験でも割付を均衡化することができ，サンプルサイズが増えるにつれて完全ランダム化に近づく．また，ブロック・ランダム化，バイアス・コインモデル，他のランダム化に比べて，選択バイアスの影響を受けにくい．壺デザインは，層の数にかかわらず，層別ランダム化にも拡張できる．また，壺デザインは，多群比較試験にも容易に一般

化でき（Wei, 1978；Wei, Smythe & Smith, 1986），群ごとに異なる a と b を指定することも可能である．

3.3 共変量アダプティブランダム化

共変量アダプティブランダム化は，群間の共変量の不均衡を軽減することができ，アダプティブ層別化（adaptive stratification）としても知られている．共変量アダプティブランダム化では，介入前の共変量と割付結果に基づいて試験中に割付確率を変更する．共変量アダプティブランダム化には，Zelen モデル，Pocock-Simon モデル，Wei の周辺壺デザイン（marginal urn model），最小化法（minimization），Atkinson の最適化モデル（optimal model）がある．

Zelen モデル
Zelen モデル（Zelen, 1974）は，単純ランダム化を基礎とし，割付の不均衡が一定の閾値に達すると，次の患者をサンプルサイズが小さい群に強制的に割り付ける．層 $i = 1, 2, ..., s$ における治療 $k(k=1, 2)$ のサンプルサイズを $N_{ik}(n)$ とする．層 i の患者 $(n+1)$ をランダム化する際に，$D_i(n) = N_{i1}(n) - N_{i2}(n)$ を計算する．整数 c に関して，$|D_i(n)| < c$ なら，その患者を計画どおりにランダム化し，そうでなければ，その患者をサンプルサイズの小さい群に割り付ける．Zelen は，$c = 2, 3, 4$ を提案している．

Pocock-Simon モデル
Pocock & Simon（1975）も異なる共変量アダプティブランダム化を提案している．ここでは，Rosenberger & Lachin の表記を用いる（Rosenberger & Lachin, 2002）．共変量 i $(i = 1, ..., I)$ について，n 例をランダム化した後の層 j $(j = 1, 2, ..., s_i)$[*4] における治療 $k = 1, 2$（1 = 治療 A，2 = 治療 B）のサンプルサイズを $N_{ijk}(n)$ とする．$\prod_{i=1}^{I} s_i = s$ は全共変量の層の合計数である．$(n+1)$ 例目の患者の各共変量 $1, ..., I$ に対応する層を $r_1, ..., r_I$ とし，$D_i(n) = N_{ir_i1} - N_{ir_i2}$ とし，$D(n) = \sum_{i=1}^{I} \omega_i D_i(n)$ を定義する．ここで，ω_i は共変量の重要さによって指定される重みである．$D(n)$ が 0 より小さい場合，層 $r_1, ..., r_I$ において B 群の方がサンプルサイズが大きいことを意味する．したがって，より高確率で，$(n+1)$ 例目の患者を治療 A に割り付ける．逆の場合も同様である．Pocock & Simon（1975）は確率

$$p = \frac{c^* + 1}{3}$$

のバイアス・コイン法とその実施規則を提案した．$D(n) < 0$ なら，確率 p で次の患者を治療 A に割り付け，$D(n) > 0$ なら，確率 p で次の患者を治療 B に割り付ける．

[*4] 訳注：原著では，n_j となっているが，n_j だとサンプルサイズと混同するので，s_i に変更した．

そして，$D(n)=0$ ならば，確率 $1/2$ で次の患者を治療 A に割り付ける．ここで c^* は $1/2 \sim 2$ である．

$c^*=1$ なら，前節で説明した Efron のバイアス・コインデザインによく似た規則になることに注意されたい．$c^*=2$ なら，Taves（1974）が提案した決定論的最小化法となる（もしくは，Simon, 1979 を参照）．Zelen の規則や Taves の最小化法以外にも，バイアス・コイン法を工夫した多くの規則が提案されている．Efron（1980）はそのような規則の 1 つを提案し，卵巣がんの臨床試験に適用している．

Pocock & Simon（1975）は，共変量アダプティブランダム化を 3 群以上の試験に一般化している．ここでの割付確率は

$$p_k = c^* - \frac{2(Kc^* - 1)k}{K(K+1)}, \quad k = 1, ..., K$$

である．なお，K は治療群の数である．

Wei の周辺壺デザイン

共変量の数が多いためにサンプルサイズが小さい層が複数生じる場合，各層に対して別々の壺デザインを利用すると層内で割付の不均衡が生じることがある．Wei（1978）は，この問題を解決するために，周辺壺デザイン（marginal urn design）を提案した．そのアイデアは，各層に対して 1 つの壺（計 s 個の壺）を用いる代わりに，ランダム化する際に，不均衡が最大になっている壺を用いるというものである．共変量 $r(1), ..., r(I)$ をもつ患者について，その対応する各壺における割付の不均衡を計算する．不均衡が最大の壺を用いて，復元抽出により次の患者の割付を行う．同時にもう一方の治療を表すボールを b 個，その患者の共変量値に対応する各壺に加える．この方法は，各共変量の層内における割付の同時分布だけでなく，周辺分布も均衡化できるため，Wei（1978）はこの方法を周辺壺デザインと呼んでいる（Rosenberger & Lachin, 2002）．

不均衡最小化モデル

不均衡最小化モデルは，共変量の数が多いとき，層別ランダム化の代替法として推奨されている（Birkett, 1985）．患者を共変量に基づいて分類し，各群に暫定的に割り付けた場合の不均衡の要約指標を計算する．不均衡の指標は，各共変量の層ごとに，ある治療に割り付けた場合のサンプルサイズと，もう一方の治療に割り付けた場合のサンプルサイズの差の絶対値を計算し，それらを合計することで得られる．2 つの指標を比較し，指標が最小になる群に割り付ける．Birkett（1985）が指摘しているとおり，不均衡を最小化することで検出力を上げることができる．

最小化法は頻用されているものの，決定論的割付に基づくため，医師が割付コードを知ることが可能であり，患者登録に偏りが生じる可能性がある（Ravaris et al., 1976；Gillis & Ratkowsky, 1978；Weinthrau et al., 1977）．

Atkinson の最適化モデル

Atkinson (1982) は，重要な共変量が存在する場合に，線形対比の分散を最小化する線形モデルを考案した．その割付規則は，

$$p_k = \frac{d_A(k, \xi_n)}{\sum_{k=1}^{K} d_A(k, \xi_n)} \tag{3.8}$$

で与えられる．ここで

$$\xi_n = \arg \max_{\xi} \{|\boldsymbol{A}^T \boldsymbol{M}^{-1}(\boldsymbol{\xi})\boldsymbol{A}|^{-1}\} \tag{3.9}$$

$$d_A(\boldsymbol{x}, \boldsymbol{\xi}) = \boldsymbol{x}^T \boldsymbol{M}^{-1}(\boldsymbol{\xi})\boldsymbol{A}\{\boldsymbol{A}^T \boldsymbol{M}^{-1}(\boldsymbol{\xi})\boldsymbol{A}\}^{-1}\boldsymbol{A}^T \boldsymbol{M}^{-1}(\boldsymbol{\xi})\boldsymbol{x}$$

である．$\boldsymbol{M} = \boldsymbol{X}^T \boldsymbol{X}$ は n 個の観測値の $p \times p$ 行列[5]で，$\boldsymbol{A}$ は $s \times p$ 対比行列である（$s < p$）[6]．$\boldsymbol{X}$ は計画行列である．Atkinson の最適化モデルに関するさらなる詳細は Atkinson & Donev (1992) を参照のこと．

3.4 反応アダプティブランダム化

反応アダプティブランダム化は，各時点での治療効果に基づいて最良の治療を提供することを目的に，前の患者の反応結果に基づいて割付を行う倫理性を考慮した方法である．よく知られている反応アダプティブランダム化として，勝者選択（play-the-winner；PW）モデル，ランダム化勝者選択（randomized play-the-winner；RPW）モデル，Rosenberger の最適化モデル，バンディット（bandit）モデル，有限母集団の最適化モデルがある．ここでは，これらの反応アダプティブランダム化を簡単に説明する．

勝者選択モデル

勝者選択モデルは，成功・失敗のような二値反応を評価する2群比較試験に適用できる．勝者選択モデルは，次の患者をランダム化する際に，その前の患者の結果が利用可能であることを前提としており，前の患者の治療反応に基づいて治療割付を行う．前の患者が治療 A で反応したら，次の患者を治療 A に割り付ける．同様に，治療 B で反応したならば，次の患者を治療 B に割り付ける．前の患者の評価結果を利用できない場合，最後に利用可能であった患者の反応に基づき治療を割り付けるか，治療 A か治療 B をランダムに割り付ける．このモデルにランダム性がないことは明白である．

ランダム化勝者選択モデル

ランダム化勝者選択モデルは，患者を順次ランダム化するための単純な確率モデル

---

[5]　訳注：p は線形モデルの母数の数．

[6]　訳注：s は検討する線形対比の数．

である（Rosenberger, 1999；Coad & Rosenberger, 1999）．ランダム化勝者選択モデルは，二値反応を評価する2群比較試験において特に有用であり，次の患者をランダム化する際に，その前の患者の結果が利用可能であることを前提とする．試験開始時，壺には，治療Aを示すα_A個のボールと治療Bを示すα_B個のボールが入っているとする（α_Aとα_Bは正の整数）．各治療のボールをそれぞれAボール，Bボールと表記する．患者の組み入れ時に，復元抽出を行い，Aボールなら治療Aを，Bボールなら治療Bを行う．治療Aが成功または治療Bが失敗した場合，壺にAボールをa個追加する（aは正の整数）．このようにして，より成功する治療のボールを増やしていく．

ランダム化勝者選択モデルには興味深い漸近特性がある．N_aを治療Aに割り付けられたサンプルサイズ，N_a/NをN例中治療Aに割り付けられた患者の割合，p_a, p_bをそれぞれ治療Aおよび治療Bを受けた場合の治療成功確率，$q_a = 1 - p_a$, $q_b = 1 - p_b$を失敗確率，Fを失敗の総数とする．このとき，

$$\lim_{N \to \infty} \frac{N_a}{N_b} = \frac{q_b}{q_a} \tag{3.10}$$

$$\lim_{N \to \infty} \frac{N_a}{N} = \frac{q_b}{q_a + q_b}$$

$$\lim_{N \to \infty} \frac{F}{N} = \frac{2q_a q_b}{q_a + q_b}$$

となる（Wei & Durham, 1978）．割付比が1:1の場合，$E(F/N) = (q_a + q_b)/2$となる．

ランダム化勝者選択モデルでは，割付が前の患者の反応に依存するため，いずれの評価項目に対してでも利用できるわけではない．治療失敗数の期待値を最小化する最適化規準を導入する最適化デザインの利用が合理的である．

最適ランダム化勝者選択モデル

アダプティブランダム化は，倫理的観点から開発されてきた．その基本的な考え方は，治療への反応結果に基づいて割付確率を変更し，50%より大きい確率で，各時点で最良の治療を患者に提供することを目的としている．最適ランダム化勝者選択モデル（optimal randomized play-the-winner；ORPW）は，治療失敗数を最小化するモデルである．

臨床試験の有効性評価では，割合の差$(p_a - p_b)$，相対リスク(p_a/p_b)，オッズ比$(p_a q_b / p_b q_a)$が頻用される．失敗確率を$q_a = 1 - p_a$および$q_b = 1 - p_b$とする．治療Aおよび Bの成功割合の推定値をそれぞれ$\hat{p}_a$および$\hat{p}_b$とする．ここでは，治療失敗数$n_a q_a + n_b q_b$の期待値を最小化する最適割付$r = n_a/n_b$を探索することを考える．つまり，

$$r^* = \arg\min_r \{n_a q_a + n_b q_b\} \tag{3.11}$$

$$= \arg\min_r \left\{ \frac{r}{1+r} n q_a + \frac{1}{1+r} n q_b \right\}$$

表 3.4.1 最適ランダム化勝者選択モデルによる
割付比と漸近分散

指標	r^*	漸近分散
割合の差	$\left(\dfrac{p_a}{p_b}\right)^{1/2}$	$\dfrac{p_a q_a}{n_a} + \dfrac{p_b q_b}{n_b}$
相対リスク	$\left(\dfrac{p_a}{p_b}\right)^{1/2}\left(\dfrac{q_b}{q_a}\right)$	$\dfrac{p_a q_b^2}{n_a q_a^3} + \dfrac{p_b q_b}{n_b q_a^2}$
オッズ比	$\left(\dfrac{p_b}{p_a}\right)^{1/2}\left(\dfrac{q_b}{q_a}\right)$	$\dfrac{p_a q_b^2}{n_a q_a^3 p_b^2} + \dfrac{p_a^2 q_b}{n_b q_a^2 p_b^3}$

出典：Rosenberger & Lachin (2002), p. 176.

を考える．割合の差の推定値の漸近分散は

$$\frac{p_a q_a}{n_a} + \frac{p_b q_b}{n_b} = \frac{(1+r)\,(p_a q_a + r p_b q_b)}{nr} = K \tag{3.12}$$

である．ここで K は定数である．(3.12)式を n について解くと，

$$n = \frac{(1+r)\,(p_a q_a + r p_b q_b)}{rK} \tag{3.13}$$

を得る．また，(3.13)式を (3.11)式に代入して，

$$r^* = \arg\min_r \left\{ \frac{(r p_a + q_b)\,(p_a q_a + r p_b q_b)}{rK} \right\} \tag{3.14}$$

を得る．r に関して (3.13)式の導関数を求め，0 とおくと，

$$r^* = \left(\frac{p_a}{p_b}\right)^{1/2}$$

となり，r^* は K に依存しないことがわかる．

ランダム化勝者選択モデルの割付比の極限値（q_b/q_a）は，3つの指標のいずれの最適割付比に一致しないことがわかる．また，いずれの指標における割付も，Neyman の最適割付規則における割付比

$$r^* = \left(\frac{p_a}{p_b}\frac{q_a}{q_b}\right)^{1/2}$$

と一致しない（Mefli & Page, 1998）．Neyman の割付規則は，標本割合の差の分散を最小化するが，$p_a > p_b$ のとき，劣った治療を受けやすくなり倫理的でなくなる．

最適割付は，未知の成功確率に依存するので，最適化計画を近似する逐次デザインを開発する必要がある．割合の差に関する規則においては，最適割付規則の未知の成功確率を，各治療群の成功割合の直近の推定値（つまり，$\hat{P}_{a,n}$, $\hat{P}_{b,n}$）で置き換える逐次最尤法がある．他には，異なる最適化規準を用いるバンディット割付のような Bayes 流の方法を利用することもできる．

バンディットモデル

バンディット割付規則[*7]は，試験の各段階で最適な割付を決定するための Bayes 流の方法である（Hardwick & Stout, 1991, 1993, 2002）．回収金額の重みに相当する割引という概念を導入し，個々の試行の払戻金と割引列の積に基づいて，総報酬金額を最大化する．バンディット割付の規則は，割付結果と事前分布に依存する．

2群の割合の差に関する2腕バンディット（two-arm bandit；TAB）[*8]デザインを考える．その手順は次のとおりである．

(i) 2つの治療群における二値結果変数 X_{ia} と X_{ib} を Bernoulli 確率変数とする．

$$X_{ia} \sim B(1, p_a) \tag{3.15}$$
$$X_{ib} \sim B(1, p_b), \quad i = 1, 2, ..., n$$

(ii) 二項確率の事前分布にはベータ分布を仮定する．

$$p_a \sim Beta(a_0, b_0) \tag{3.16}$$
$$p_b \sim Beta(c_0, d_0)$$

(iii) $m(\leq n)$ 例時点での p_a と p_b の事後分布は

$$(p_a | k, i, j) \sim Beta(a, b) \tag{3.17}$$
$$(p_b | k, i, j) \sim Beta(c, d)$$

となる．ここで，

$$k = \sum_{i=1}^{m} \delta_i, \quad i = \sum_{i=1}^{k} X_{ia}, \quad j = \sum_{i=1}^{m-k} X_{ib}$$

および，

$$\begin{cases} a = i + a_0 \\ b = k - i + b_0 \\ c = j + c_0 \\ d = m - k - j + d_0 \end{cases} \tag{3.18}$$

である．したがって，m 例時点での p_a と p_b の事後平均は，

$$E_m[p_a] = a/(a+b)$$
$$E_m[p_b] = c/(c+d)$$

となる．ここで，$E_m[\cdot]$ は期待値である．

(iv) 頻用される割引列 $\{1, \beta_1, \beta_2, ..., \beta_n\}$ は，$\beta_i = 1$ の n 回一様割引列（uniform sequence）と，$\beta_i = \beta^i$ $(0 < \beta < 1)$ の幾何割引列（geometric sequence）である．

(v) 割付規則 $\boldsymbol{\delta}$ を列 $\{\delta_1, \delta_2, ..., \delta_n\}$ で定義し，i 番目の患者が治療 A を受けるなら $\delta_i = 0$，治療 B なら $\delta_i = 1$ となる．i 例目の割付 δ_i は，その時点で利用可能な情報に基づいて決まる．頻用される割付規則は，一様バンディット（uniform bandit）と切断 Gittins 下界（truncated Gittins lower bound）である．ここでの切断とは，ある時点

[*7] 訳注：バンディットモデルとは，スロットマシンから得られる報酬を最大化するモデルであり，機械学習分野のモデルである．

[*8] 訳注：バンディット問題では，2腕と呼ぶのが一般的だが，2群と読み替えても差し支えない．

での最終決定がそれ以降の結果の影響を受けなければ，その後の全患者には最良の成功確率を示した治療を行うという規則を意味する．

一様バンディット　n 回一様 2 腕バンディット[*9] は，失敗数を最小化するために事前分布と蓄積データを用いる．m 例の患者がすでに治療されており，治療 A において成功 i 例および失敗 j 例，治療 B において成功 k 例および失敗 l 例である場合に（なお，$m = i + j + k + l$ なので母数を 1 つ消去できる），残りの患者における最小失敗数の期待値を $F_m(i, j, k, l)$ とする．次の患者に治療 A を行うと仮定した場合，$(m + 1)$ 例目から n 例目における期待失敗数は

$$F_m^A(i, j, k, l) = E_m[p_a] F_{m+1}(i + 1, j, k, l) + E_m[1 - p_a](1 + F_{m+1}(i, j + 1, k, l)) \quad (3.19)$$

となる．治療 B の場合は，

$$F_m^B(i, j, k, l) = E_m[p_b] F_{m+1}(i, j, k + 1, l) + E_m[1 - p_b](1 + F_{m+1}(i, j, k, l + 1)) \quad (3.20)$$

となる．したがって，F は漸化式

$$F_m(i, j, k, l) = \min \{F_m^A(i, j, k, l), F_m^B(i, j, k, l)\} \quad (3.21)$$

を満たす．この漸化式は，動的計画法を用い，n から 1 に関して再帰的に解くことができ，その計算量は $O(n^4)$ である．

Gittins 下界　Gittins & John の定理より（Berry & Fristedt, 1985），幾何割引列と独立な群を与えたバンディット問題において，特定の時点で，各群に対してGittins 指数（Gittins index）を計算し，次の時点で，Gittins 指数が高い群を選択することで最適解が得られる．Gittins 指数は，事後分布と割引係数 $\boldsymbol{\beta}$ の関数である．Gittins 指数が存在するとき，バンディット問題に関連する多くの計算上の問題を回避できる．

注　釈　サンプルサイズが小さい場合は，動的計画法を用いて割付規則を求めることができる（Hardwick & Stout, 1991）．逐次治療割付を別の最適化規準に基づいて実施することもできる．例えば，Hardwick & Stout (2002) は，最小サンプルサイズの下で打ち切り均等割付規則（curtailed equal allocation rule）を利用し，正しい判断を下すための尤度を最大化する割付規則を開発した．具体的には，打ち切り均等割付規則の下で，$|p_a - p_b| = \Delta$（固定値）が満たされるように最適化する．ここでいう打ち切りとは，2 群間の成功確率の最終的な差が，それ以降の結果に影響を受けなくなったら，割付を中止するという規則である．打ち切り規則を適用すると，サンプルサイズや検出力が不足する場合がある．

Rosenberger et al. (2001) は，シミュレーション実験により，最適ランダム化勝者選択規則，Neyman 割付，ランダム化勝者選択規則，均等割付の性能を比較した．ランダム化勝者選択規則は，p_a と p_b が大きいとき，ばらつきが大きくなる傾向が認められた．ランダム化勝者選択規則は，二項分布の過分散問題を招き，検出力を低下させた．最適ランダム化勝者選択規則は均等割付よりも期待失敗数を減少させ，p_a と

[*9]　訳注：n は総サンプルサイズ．

p_b が中程度以下のときに期待失敗数を 3 または 4 程度減らすことができた. p_a と p_b が高い場合は, その減少の程度はわずかであり, 割合の差を評価するときに, 最適ランダム化勝者選択規則が均等割付より勝るかは疑問である. ランダム化勝者選択規則に関しては, 例えば, $p_a = 0.7$, $p_b = 0.9$, サンプルサイズが 192 のとき, 期待失敗数は 31.5 であり, 検出力は 0.88 である. 一方, 均等割付デザインでは, 期待失敗数は 32.4 であり, 検出力は 0.90 である.

先にも述べたとおり, ランダム化勝者選択規則は, 前の患者の反応に基づいて, 次の患者の治療を割り付けることを前提としている. しかし, 必ずしも反応が即座に得られる必要はなく, 次の患者のランダム化の前に, 反応結果が利用可能でなくても実行できる. 医師は, 患者の反応が確定したときに, 壺を更新すればよい. これは, 緩徐なアダプテーションであり, 特に早期に登録された患者においては利益は小さい. 反応遅延が極めて深刻なとき, ランダム化勝者選択規則を実施することは実務的に不可能となる.

有限母集団に対するバンディットモデル

前節で議論したバンディット割付規則は, 治療の失敗数を最小化するという意味での最適化であった. ここでは, 患者集団全体[10] に焦点を当てた最適化規準を議論し, この規準を用いた 5 つの異なるランダム化の手法 (Berry & Eick, 1995) を比較する.

サンプルサイズを N とし, 患者は, 治療 A と治療 B のいずれかの治療を受ける. 最初の n 例[11] の患者に対して割付を実施し, 反応は二値であり, 即座に得られるものとする. 患者 j $(j = 1, ..., N)$ の反応を Z_j とし, $Z_j = 1$ なら治療成功, $Z_j = 0$ なら失敗とする. 治療 A および B の成功確率をそれぞれ p_a および p_b とすると,

$$E[Z_j | p_a, p_b] = \begin{cases} P[Z_j = 1 | p_a, p_b] = p_a & : \text{患者 } j \text{ が治療 A を受ける場合} \\ P[Z_j = 1 | p_a, p_b] = p_b & : \text{患者 } j \text{ が治療 B を受ける場合} \end{cases}$$

が成り立つ. n 例目までの割付は, それ以前に割り付けられた患者の反応によって変化する. しかしながら, $(n+1)$ 例目から N 例目までの患者の治療の割付は, 1 番目から n 番目までの患者の反応のみに依存する. ここで議論するすべての手法において, これらの $(N-n)$ 例の患者は, 最初の n 例で示された成功確率が高い方の治療を受けることとする (各治療の真の成功確率が等しい場合, $(n+1)$ 例目から N 例目の患者は観測された成功数の大きい治療を受ける). これらの条件を満たすすべての割付方法を D と記載する.

p_a と p_b を与えた下での方法 $\tau \in D$ の条件付き価値 W (conditional worth) は

$$W_\tau(p_a, p_b) = E_\tau \left[\sum_{j=1}^{N} Z_j | p_a, p_b \right] \tag{3.22}$$

---

[10] 訳注:ここでの患者集団全体とは, 臨床試験の症例だけでなく将来の患者も含めた集団を意味する. 詳しくは, Berry & Eick (1995) を参照.

[11] 訳注:現時点で臨床試験に組み入れられた数.

であり，Z_j の分布は τ によって決まる．条件付き価値の最大値は，$N \max\{p_a, p_b\}$ で与えられる．τ を用いたときの条件付き期待成功損失は

$$L_\tau(p_a, p_b) = N \max\{p_a, p_b\} - W_\tau(p_a, p_b) \tag{3.23}$$

となり，この関数は任意の τ に関して非負である．

割付法　Berry & Eick (1995) は，クラス **D** に属する 4 つの方法を，同じくクラス **D** に属する均等割付法と比較した．最初の n 例に対する割付方法を中心に各方法を説明する．なお，便宜上，n を偶数とする．

均等割付法：　治療 A と B の例数が等しくなるように，最初の n 例の患者のうち半数をランダムに治療 A に割り付け，残りの半数を治療 B に割り付ける．なお，ブロック・ランダム化であるか，ペアでのランダム化であるかは問わない．

JB（J. Bather）法[*12]：　最初の 2 例に対して両治療が行われるように，患者 1 と患者 2 を治療 A もしくは B にランダムに割り付ける．m（$2 \le m < n$）例の患者が治療を受けると仮定して，s_a, f_a, s_b, f_b をそれぞれ治療 A と B の成功数と失敗数とし（$s_a + f_a + s_b + f_b = m$），

$$\lambda(k) = (4 + \sqrt{k})/15k \tag{3.24}$$

を定義する．

ここで，$\lambda_a = \lambda(s_a + f_a)$，$\lambda_b = \lambda(s_b + f_b)$ とする．JB 法の割付確率は，それまでに観測された反応に依存する．つまり，

$$q = \frac{s_a}{s_a + f_a} - \frac{s_b}{s_b + f_b} + 2(\lambda_a - \lambda_b) \tag{3.25}$$

とすると，次の患者（$m+1$）を確率

$$\frac{\lambda_a}{\lambda_a + \lambda_b} \exp(q/\lambda_a) \quad (q \le 0)$$

または

$$1 - \frac{\lambda_b}{\lambda_a + \lambda_b} \exp(-q/\lambda_b) \quad (q > 0)$$

で，治療 A に割り付ける．

2 腕バンディット法：　成功確率（p_a, p_b）に (3.26) 式の一様事前分布を仮定し，最初の n 例に対して，各時点での（p_a, p_b）の確率分布に基づいてランダム化する．すなわち，事前密度は

$$\pi(p_a, p_b) = 1 \tag{3.26}$$

となる．ただし，$0 < p_a < 1, 0 < p_b < 1$ である．次の患者はその時点での確率 $p_a(> p_b)$ で治療 A を受ける．この確率は，

$$\int_0^1 \int_v^1 u^{s_a}(1-u)^{f_a} v^{s_b}(1-v)^{f_b} du dv \{B(s_a+1, f_a+1) B(s_b+1, f_b+1)\}^{-1} \tag{3.27}$$

[*12]　訳注：以下の論文の Rule 3 の方法である．Bather, J. A. (1985). On the allocation of treatments in sequential medical trials. *International Statistical Review*, 53(1), 1-13.

で与えられる．ここで，$B(\cdot,\cdot)$ は，完全ベータ関数

$$B(a,b) = \int_0^1 u^{a-1}(1-u)^{b-1}du \tag{3.28}$$

である．

勝者選択法： 最初の患者は確率 0.5 で治療 A か治療 B を受ける．2 例目から n 例目の患者は，前の患者が成功ならその治療を受け，失敗ならもう一方の治療を受ける．

ロバスト Bayes 法： この方法は，以下の 2 腕バンディット問題の下では最適な手法となる．(p_a, p_b) の一様事前分布を与え，さらに割引列 $\boldsymbol{\beta} = \{1, \beta_1, \beta_2, ..., \beta_n\}$ を

$$\beta_i = \begin{cases} 1 & : 1 \le i \le n \\ N-n & : i = n+1 \\ 0 & : i > n+1 \end{cases} \tag{3.29}$$

と定義する．最初の n 例の患者は重み 1 をもち，残りの患者は $n+1$ 時点で重み $N-n$ をもつグループを形成する．ロバスト Bayes 法は，すべての $\tau \in \boldsymbol{D}$ において，

$$\int_0^1 \int_0^1 W_\tau(p_a, p_b; \beta) \, dp_a dp_b \tag{3.30}$$

を最大化する．ここで，

$$W_\tau(p_a, p_b; \beta) = E_\tau\left[\sum_{j=1}^N \beta_j Z_j | p_a, p_b\right]$$

である．最初の n 例の反応が得られた後に，動的計画法を用いて，条件付き価値を最大化する．その後の期待成功数は，その時点での p_a と p_b の期待値の大きい方の $(N-n)$ 倍となる．ある時点で両治療の有効性が等しければ次の治療割付はランダムに行う．

ロバスト Bayes 法には，動的計画法の適用が必要である．一様事前分布の対称性は，最初は治療の成功確率が等しいことを意味しており，最初の患者の治療はランダムに選択する．最初の患者が成功したなら，次の患者はこの患者と同じ治療を受ける．最初の患者が失敗したら，次の患者はもう一方の治療を受ける．したがって，ロバスト Bayes 法における最初の 2 例に対する治療割付は，勝者選択法と同じである．治療が成功している限り，勝者選択法と同様に同じ治療を行う．しかしながら，治療が失敗した際は，もう一方の治療に変更することが最良かもしれないし，そうでないかもしれない．データが失敗した方の治療を強く支持しているのであれば，その治療を再度行う．

ロバスト Bayes 法は，その時点での優れた治療を割り付ける傾向にあるが，N が大きい場合は小さい場合と比べて，その傾向は弱い．N が大きくなるにつれて，いち早く治療割付のデータを収集することが重要になってくる．したがって，2 治療の割付は，N が小さいときより大きいときの方がより均衡化される．

詳細な計算をしなくても方法間の一部は比較可能である．均等割付法は，最初の n 例の患者データを得て，それを試験に組み入れられていない患者の割付に活用する．

つまり，$p_a - p_b$ に関する最大の情報を得ることができるので，N の増加に伴い他の手法に比べて性能が向上していく．

任意の n, N, p_a, p_b に関して，ロバスト Bayes 法の性能が平均的に最もよい．5つの手法の中で唯一 N を考慮しており，それが他の手法にはない利点となっている．

勝者選択法は，蓄積されたデータのほとんどを無視する．その治療割付は十分統計量を考慮しておらず，前の患者の結果だけで決まる．一方で，この方法は，いずれかまたは両方の治療の成功確率 p が 1 に近いとき以外は，両方の治療を割り付ける傾向にあるので，N が大きいときに性能がよくなる．

JB 法と 2 腕バンディット法は，各時点で優れている方の治療を割り付ける方法であり，互いによく似ている．

上述のとおり，ロバスト Bayes 法は，クラス **D** の中で，条件付き期待成功損失を最も小さくすることができる．p_a と p_b について平均化すると，勝者選択，JB 法，2腕バンディット法の性能は，ロバスト Bayes 法と比べて劣る．特定の N や大きめの (p_a, p_b) においては，これらの方法がロバスト Bayes 法よりも優れている可能性があるものの，シミュレーション実験の結果はそれを裏付けていない．

注　釈　　Berry & Eick (1995) は，コンピュータ・シミュレーション実験により，$N = 100, 1000, 10000, 100000$ の下で[*13]，5つの方法を比較した．N が大きい一般的な疾患（例えば，$N \geq 10000$）であれば，均等割付法がほとんどの場合で最適である．しかしながら，希少がんなど母集団に対して相対的に多くの患者が試験に組み入れられるとき[*14]，アダプティブな手法は，均等割付法よりも性能がよくなる．また，これらのアダプティブな方法を利用する前に検討しておくべき課題として，(i) 対象疾患の有病率，(ii) 治療 A と治療 B の有効性の程度，(iii) 他の有効な治療法の有無，(iv) 治療 A と治療 B よりも明らかに優れる新治療を発見するまでの時間，(v) 試験結果が開業医に与える影響がある．また Bayes 流の手法を用いる場合，対照治療には既承認薬を用いるため，p_a と p_b に異なる事前分布を設定すべきであるかという課題もある．

順序および連続結果変数に対するアダプティブモデル

順序結果変数　　Ivanova & Flournoy (2001) は，三項壺モデルと呼ばれる順序変数のための壺モデルを開発した．このモデルは Rosenberger (1993) の治療効果マッピングモデルに分類され，割付規則は，

$$P(\delta_j | \Delta_{j-1}) = g(E_{j-1})$$

で与えられる．ここで，E_{j-1} は $(j-1)$ 例目までの治療効果，g は治療効果をマッピングするためのある関数である．

[*13]　訳注：シミュレーション実験では，n は 100 例に固定されている．

[*14]　訳注：N と n が近いとき．

ここで，多群試験における順序変数のための反応アダプティブモデルを紹介する．K 個の治療群があるとし，主要評価項目は M 水準の順序カテゴリカル変数であるとする．C_j $(j = 1, ..., M)$ は順序反応を表す整数であり，値が大きいほど好ましい結果であるとする．反応アダプティブ壺モデルでは，壺の中に K タイプのボールがあり，最初はタイプ i のボールが a_i 個入っているとする．壺からランダムに復元抽出したボールによって割付を決定する．タイプ k のボールを引いた場合，患者は治療 k を受ける．治療を受けたすべての患者の反応を観測し，n 例の患者が治療を受けた時点で，治療 i の患者の反応が C_j なら，壺にタイプ i のボールを nC_j 個加える．これをすべての患者について割付ごとに繰り返す．

正規分布に従う結果変数　Y_i を治療 A または治療 B を受けた患者 i の反応を表す連続量の変数とする．反応はすぐに得られ，正規分布に従うと仮定する．μ_a と μ_b をそれぞれ治療 A と B の効果を表す母集団特性とする（μ が大きい方がよい結果であると仮定する）．患者 i に関して，治療 A ならば 1，治療 B ならば 0 となる指示変数 δ_i を定義する．このとき，アダプティブ割付規則は次のとおりである．

最初の 2 例の患者に対して，治療 A または治療 B をそれぞれランダムに割り当てる．$(i+1)$ 番目の患者（$2 < i \leq n$）に対する治療 A の割付確率は，

$$P_a(\delta_{i+1} | \delta_1, ..., \delta_i, Y_1, ..., Y_i) = \left[\Phi\left(\frac{\hat{\mu}_a - \hat{\mu}_b}{\hat{\sigma}_p \sqrt{1/i_a + 1/i_b}} \right) \right]^{\alpha} \tag{3.31}$$

となる．α は最適化規準によって決定される定数，$\Phi(\cdot)$ は標準正規分布の累積分布関数，i_a と i_b は，それぞれ i 例時点での治療 A と治療 B のサンプルサイズである．併合分散は

$$\hat{\sigma}_p^2 = \frac{(i_a - 1)\hat{\sigma}_a^2 - (i_b - 1)\hat{\sigma}_b^2}{i_a - i_b - 2}$$

である．また，$\hat{\mu}_a = \bar{Y}_a$, $\hat{\mu}_b = \bar{Y}_b$ である．Bandyopadhyay & Biswas (1997) は，割付確率として $\Phi[(\hat{\mu}_a - \hat{\mu}_b)/T]$ を用いることを提案している．ただし，T は定数である．

生存時間の結果変数　Rosenberger & Seshaiyer (1997) は，治療効果マッピングとして $g(S) = 0.5(1 + S)$ を提案している．S は中心スケール化ログランク検定である．ログランク検定の統計量は正規分布するので，先ほど提案した最適化モデルを用いることができる．

3.5　アダプティブランダム化の論点

Rosenberger & Lachin (2002) は，アダプティブランダム化に関する論点を整理した．ここでは，バイアスを組み入れバイアス，偶然バイアス，選択バイアスに分類してそれぞれの論点を述べる．

表3.5.1 各ランダム化モデルの偶然バイアス

モデル名	最大固有値 $\lambda_{\max}$
完全ランダム化	1
Lachin の割付規則	$1 + \dfrac{1}{n-1}$
層別 Lachin の割付規則	$1 + \dfrac{1}{m-1}$
切断二項モデル	$\sqrt{\pi n/3} \leq \lambda_{\max} \leq \sqrt{n/2}$
Friedman-Wei の壺モデル	$1 + \dfrac{2}{3}\dfrac{\ln n}{n} + O(n^{-1})$

注：$n =$ サンプルサイズ，$m =$ 各層におけるサンプルサイズ.

組み入れバイアス

ランダム化勝者選択デザインやその他のアダプティブデザインは，過去の治療反応によってそれ以降の患者の割付を決める方法であることから，試験早期の患者の方が，劣った治療を受ける確率がより高くなる．したがって，患者は，試験後期に参加することを希望するために，組み入れバイアス（accrual bias）が生じる．

偶然バイアス

Efron（1971）は，未観測の共変量が原因で生じる治療効果の推定値の偏りを表現するために，偶然バイアス（accidental bias）という用語を導入した．推定値の偏り $E(\hat{\alpha}) - \alpha$ は，割付が均衡な場合に最小となる．ここで α は真の治療効果，$\hat{\alpha}$ は線形回帰から得られた治療効果の推定値である．不均衡な治療割付によって生じる偏りの範囲は，割付列の共分散行列の固有値に依存する．各ランダム化モデルの固有値を表3.5.1 に示す．

偶然バイアスは，切断二項デザインを除いて，これまで議論してきたランダム化モデルにおいては深刻な問題とはならない．偶然バイアスに関する詳細は，Rosenberger & Lachin（2002）を参照のこと．

選択バイアス

選択バイアス（selection bias）とは，非盲検試験において，医師が過去の患者の割付治療を知ることにより，将来の患者の割付を推測することに伴い生じる偏りである．通常，患者は連続的に組み入れられるため，組み入れに時差が生じる．そのため，医師が次の患者の治療割付を推測できると，群間で患者背景の構成が変わる可能性がある．次の割付治療がどちらであっても，医師はその治療がより適していると考えられる患者を登録できる．非盲検試験における重要な懸念の1つは，医師が割付を先んじようとしたり，その患者に最適だと思われる治療を割り付けようとすることである．

3.5 アダプティブランダム化の論点

表 3.5.2 収束戦略の下での期待選択バイアス係数

モデル名	最大固有値 $\lambda_{\max}$
完全ランダム化	0
Lachin の割付規則	$\dfrac{2^{n-1}}{\binom{n}{n/2}} - \dfrac{1}{2}$
層別 Lachin の割付規則	$M\left(\dfrac{2^{m-1}}{\binom{m}{m/2}} - \dfrac{1}{2}\right)$
切断二項モデル	$\dfrac{n}{2^{n+1}}\binom{n}{n/2}$
Friedman-Wei の壺モデル	$\displaystyle\sum_{i=1}^{n}\left[\dfrac{1}{2} + \dfrac{\beta E(|D_{i-1}|)}{2(2\alpha + \beta(i-1))}\right] - \dfrac{n}{2}$

注:n=サンプルサイズ,m=サンプルサイズ/ブロック数,M=ブロック数.

Blackwell & Hodges(1957)は,選択バイアスをモデル化した.このモデルでは,選択バイアスは,期待バイアス係数(expected bias factor)と呼ばれる指標で定量化する.

$$E(F) = E(G - n/2) \tag{3.32}$$

ここで,G は医師が割付を正しく予想できた数(治療 A は治療 B よりも優れる)の総数であり,$n/2$ は 2 群試験における各群のサンプルサイズである[15].

Blackwell & Hodges(1957)によれば,患者 j に対する最適なランダム化は,$N_A(j-1) < N_B(j-1)$ のとき治療 A,$N_A(j-1) > N_B(j-1)$ のとき治療 B と予想することである.タイがあるときは,等確率であると予想する.これを収束戦略(convergence strategy)と呼ぶ.各ランダム化モデルの収束戦略の下での期待バイアス係数を表3.5.2 に示す.

統計的推測

ランダム化モデルに基づく解析は,Neyman-Pearson 流の母数に対する仮説検定を用いる解析とは全く異なる.統計学的仮説検定の大半は,母集団モデルの考え方に基づくものであり,標本である患者が対象母集団の代表であり,患者の治療反応は互いに独立に同一の未知母数の分布に従うことを前提としている.通常,母集団モデル下の帰無仮説は,既知の分布の母数の等式からなる.並べ替え検定またはランダム化検定はノンパラメトリックな検定である.並べ替え検定の帰無仮説は,割り付けられた治療が,ランダム化された n 例の患者の反応に影響を与えないというものである.並べ替え検定の特徴は,ランダム化帰無仮説であり,観測された反応の組み合わせは治療の影響を受けない決定論的な場合の数であると仮定する.帰無仮説の下で,観測

---

[15] 訳注:期待バイアス係数の定義は,Blackwell & Hodges(1957)を参照のこと.

された治療の群間差は，n 例の患者がランダム化された方法のみに依存することになる．並べ替え検定は仮定をおかない方法であるが，用いたランダム化手法に依存することは明らかである．

並替え検定については，以下に示す疑問がある．

(1) どのような差に関する指標や統計量を用いるべきか？ 最も一般的な並べ替え検定は，線形順位検定属である．線形順位検定は臨床試験で用いられることが多く，Wilcoxon の順位和検定やログランク検定などがある．

(2) 比較の際に，ランダム化としてどの並べ替え順序を用いるべきか？

(3) ランダム化モデルに基づいて臨床試験の解析を行う場合，将来の患者に対する最適治療を決定するために，どのように試験結果を一般化するか？ ただし，この課題は母集団モデルでも生じる．

検出力とサンプルサイズ

壺デザイン $UD(\alpha, \beta)$ に関して，総サンプルサイズ $n = 2m$ とする．$n_a = n_b = m$ を満たす完全に均衡のとれたデザインは，

$$\eta = [1/n_a + 1/n_b]$$

を最小化する．ここで，$\eta = 2/m$ である．$UD(0, \beta)$ について[*16)]，n が事前に決められていない場合，η を $2/m$ 以下にするためには，n_a と n_b が，

$$\frac{1}{n_a} + \frac{1}{n_b} \leq \frac{2}{m} \tag{3.33}$$

を満たすまで観測値を取り続ける必要がある．$n_a + n_b = 2m + \nu$ とおけば，ν がこの条件を満たすために $UD(0, \beta)$ に必要な追加観測数である．m が大きいとき，任意の ν について，

$$P(\nu \leq z) \approx \Phi[(3z)^{1/2}] - \Phi[-(3z)^{1/2}] \tag{3.34}$$

が成り立つ（Wei, 1978）．m が大きい場合，$P[\nu \leq 4]$ はおおよそ 0.9995 であり，上の不等式を満たす，つまり完全に均衡のとれたランダム化と同じ効率を得るためには，$UD(0, \beta)$ には最大で 4 つの追加の観測値が必要となる．

3.6 お わ り に

本章では，様々な種類のアダプティブランダム化を紹介した．理論的には，反応ランダム化を行ったときの結果変数は独立ではない．したがって，母集団モデルに基づく統計的推測の方法論は，アダプティブランダム化のタイプによって使い分ける必要がある．一方，並べ替え検定などのランダム化モデルに基づく解析は，いずれのアダプティブランダム化にも利用できる．アダプティブランダム化試験において，非アダ

[*16)] 訳注：ここでは，$\alpha = 0$ としている．

プティブランダム化試験の検定統計量を用いる場合，非アダプティブランダム化試験の前提で計算された検出力やサンプルサイズを利用できる．サンプルサイズが小さい試験では，並べ替え検定を統計的推測，区間推定，検出力（またはサンプルサイズ）計算に応用できる．アダプティブランダム化は，最適で直感的な方法であり，その結果変数は二値，順序，連続量のいずれでもよい．また，Bayes 流の方法であってもよい．本章では，2 群比較に焦点を当てて各方法を解説したが，これらの方法は多群比較にも容易に拡張できる．

4

アダプティブ仮説

　蓄積されたデータに基づく試験中の仮説の変更は，事前に設定したサンプルサイズの下での治療効果に対する検定の検出力に影響を与える．試験中の仮説変更は，(i) 試験開始時に試験治療に関する情報が不足していた場合，(ii) 次の試験を計画するために，他の情報が必要になった場合，(iii) 新しい用量を追加する場合，(iv) 事前に設置したデータ安全性モニタリング委員会からの勧告があった場合に行われることが多い．さらに，試験の成功確率を高めるために，スポンサーは当初に計画していた優越性仮説を非劣性仮説に変更するかもしれない．本章では，蓄積されたデータに基づいて進行中の試験の仮説を変更するアダプティブ仮説について解説する．試験中にアダプティブ仮説を適用する場合，臨床的に意味のある差（エフェクトサイズ，非劣性マージンや同等マージン）の検出に必要な検出力を確保するために，サンプルサイズの調整が必要になる．

　本章では仮説の変更が，第1種の過誤確率，検出力，サンプルサイズ設定に与える影響を考察する．4.1節では，医師による仮説変更が適切とみなされる状況や，中間データの評価後に独立データモニタリング委員会やデータ安全性モニタリング委員会が仮説の変更を勧告するような状況を説明する．また，仮説の独立性，主要仮説・副次仮説といった複数の仮説についても簡単に触れる．4.2節では，非劣性マージンの選択，統計的推測法の変更，優越性仮説から非劣性仮説に変更したときのサンプルサイズ設定への影響を議論する．4.3節では，簡単な結論を与える．

4.1　仮 説 の 変 更

　安全性のデータモニタリングや有効性の中間解析を実施する試験では，中間解析後に仮説変更が勧告されることが多い．勧告の目的は，患者に最良の臨床的ベネフィットをもたらすために実施されている臨床試験を確実に成功させることにある．仮説変更は，次のような状況で行われることが多い．

　実薬対照試験でよく実施される仮説変更は，優越性仮説から非劣性仮説への変更である．被験薬が有望であれば，スポンサーは優越性試験を計画することを好み，優越性検証に必要な検出力を担保する．しかしながら，中間解析の結果より，優越性を検

4.1 仮説の変更

証できそうにないことがわかった場合，優越性試験の失敗を宣言する代わりに，独立データモニタリング委員会は非劣性仮説への変更を勧告する場合がある．優越性仮説から非劣性仮説に変更すると，試験目的が優越性検証から非劣性検証に変わるため，試験の成功確率は確実に大きくなる．優越性仮説から非劣性仮説に変更することは，統計学的問題（例えば，非劣性マージンの決定）や治療効果の推測（例えば，適切な統計手法）への影響を正当化できれば，米国 FDA などの規制当局も容認している．次節では，優越性仮説から非劣性仮説への変更について詳しく解説する．

もう 1 つの状況は，単独仮説から複合仮説や多重仮説への変更である．2 つ以上の評価項目を含む仮説を複合仮説と定義する．これらの評価項目は互いに独立な場合もあれば，そうでない場合もある．また，主要評価項目に加えて，有効性や安全性の副次的評価項目の中間評価結果からも臨床的ベネフィットが認められる可能性がある．そのとき，スポンサーは，主要評価項目に関する単独仮説を検定するのではなく，主要評価項目と複数の副次的評価項目を併合した複合仮説や主要評価項目と副次的評価項目に関する多重仮説を検定することに関心をもつ．

仮説を変更するその他の状況としては，(i) 評価項目の変更に伴う仮説の変更，(ii) 有効でない治療群の脱落に伴う変更，(iii) 帰無仮説と対立仮説の交換が挙げられる．これらについては，以下で簡単に説明する．

がん臨床試験では，主要評価項目に関するコンセンサスはない．奏効率，増悪までの期間，生存時間などの評価項目が，がん臨床試験の評価項目として頻用されている (Williams, Pazdur & Temple, 2004)．有効性の主要評価項目は 1 つとするのが一般的であり，サンプルサイズ設定における検出力計算は，その主要評価項目に基づき行われ，その他の評価項目は臨床的ベネフィットを評価する副次的評価項目となる．しかしながら，中間データを評価した結果，計画時に設定した主要評価項目（例えば，奏効率）には有効性が認められなかったものの，副次的評価項目（例えば，増悪までの期間や生存時間の中央値）の 1 つに有意な改善が認められた場合，医師は主要評価項目と副次的評価項目の交換を検討するかもしれない．

複数の治療や同一薬剤の複数用量をプラセボや実対照薬と比較する臨床試験のデザインとしては，並行群間デザインが一般的である．中間データを評価して，有効性を示さない，または安全性に深刻な問題がある治療群や用量群を脱落させることは倫理的に望ましい．また，試験に参加している患者にとって，最良の効果を得るために，用量や治療レジメンを修正することは望ましいことでもある．その際，試験治療の効果を妥当かつ公平に評価するためには，仮説や治療効果を評価する統計手法も修正する必要がある．なお，敗者脱落デザインに関する詳細は，第 7 章で議論する．

場合によっては，帰無仮説と対立仮説の交換を検討することもある．例えば，製薬企業は新しく開発した処方と既承認の処方との生物学的利用率を比較する試験を実施することがある．この場合，帰無仮説を生物学的非同等性，対立仮説を生物学的同等性として，帰無仮説を棄却し，対立仮説を採択することになる．中間データの評価か

ら，2つの処方間の生物学的利用率が同等でないことが示唆される場合もある．結果として，スポンサーは，生物学的同等性を証明するのではなく，新しい処方の生物学的利用率の優越性を主張することもある．

4.2 優越性から非劣性への変更

前節で指摘したとおり，試験の成功確率を高めるために，試験中に優越性仮説から非劣性仮説へ変更することは珍しいことではない．優越性の検定では，非優越性の帰無仮説を棄却できなければ失敗とみなされる．一方で，非劣性の帰無仮説を棄却すれば，閉検定手順により，統計学的問題を生じさせることなく優越性の検定を行う機会が得られる．

Chow, Shao & Wang（2003）で示されているとおり，試験治療と標準治療または実対照薬を比較するとき，非劣性と優越性の検定問題は，仮説

$$H_0 : \epsilon \leq \delta, \quad H_a : \epsilon > \delta$$

によって1つにまとめることができる．ここで，$\epsilon = \mu_2 - \mu_1$ は試験治療（μ_2）と実対照薬（μ_1）の平均反応の差であり，δ は優越性または非劣性マージンである．$\delta > 0$ のとき，帰無仮説を棄却することは，対照薬に比べて臨床的に優れていることを意味する．$\delta < 0$ のとき，対照薬に比べて臨床的に劣っていないことを意味する．$\delta = 0$ のとき，上の仮説は，統計学的な優越性検定のための仮説となることに注意したい．これは，臨床的優越性とよく誤解される．

非劣性マージン

非劣性試験における主たる検討事項の1つは，非劣性マージンの選択である．非劣性マージンの選択方法によって，臨床データの解析方法が異なる可能性があり，結果的に試験の結論を変えることになるかもしれない．ICH ガイドラインで指摘されているように，非劣性マージンの決定は，統計学的根拠と臨床的判断の両方に基づかなければならない．いくつかの研究はあるものの，実薬対照試験における非劣性マージンの決定に関する定着した規則や標準は存在しない．

ICH E10 ガイドラインによれば，計画中の試験と類似している，過去に妥当なデザインで実施されたプラセボ対照試験の成績に基づいて非劣性マージンを決めることが望ましい．非劣性マージンは，その試験成績の不確実性を反映させるだけでなく，適度に保守的でなければならない．さらに，著者らは，頻度論の原理に則り，非劣性仮説は母数で定式化すべきであり，過去の試験の推定値を用いて定式化すべきではないと考える．この考え方に基づき，Chow & Shao（2006）は，統計学的に妥当な非劣性マージンの選択方法を提案した．提案する非劣性マージンは，プラセボおよび実薬対照における母数の関数であるが，プラセボにおける母数情報が得られない場合は，実薬対照もしくは試験薬に関する母数で置き換えることもできる．非劣性マージンが

臨床的判断に基づいて選択されるとき以外は，固定非劣性マージンが適切であること
はほとんどない．直感的に，プラセボに対する実薬対照の効果が小さいときやばら
つきが大きいとき，非劣性マージンを小さくすべきである．Chow & Shao の方法は，
非劣性が証明されたとき，試験治療の有効性がプラセボに優れていることも保証する．
この手法により，試験治療のプラセボに対する優越性を十分な確度で検証できる非劣
性マージンを得ることができる．

著者らが提案している非劣性マージンは母数であるため，非劣性マージンが母数で
かつ固定されている状況で，非劣性検定を構成できるように修正しなければならない．
以下では，Chow & Shao の非劣性マージンの決定法を紹介する．

Chow & Shao の手法　θ_T, θ_A, θ_P をそれぞれ試験治療，実薬対照，プラセボの
有効性に関する未知母数，$\delta \geq 0$ を非劣性マージンとする．母数の値が大きい方が優
れていると仮定する．非劣性仮説は，

$$H_0: \theta_T - \theta_A \leq -\delta, \quad H_a: \theta_T - \theta_A > -\delta \tag{4.1}$$

で定式化される．非劣性マージン δ が事前に設定した固定値ならば，(4.1)式の仮説
検定に通常の統計手法を適用できる．しかしながら，実際には，δ は未知であること
が多い．

過去のプラセボ対照試験に基づいて，δ を設定する手法は存在する．例えば，複数
の試験データに基づく $\theta_A - \theta_P$ の 95% 信頼区間の下限を δ とする．この手法は直感的
に保守的であるものの，統計学的に妥当ではない．なぜなら，(i) 信頼区間の下限を
固定値として扱えば，過去のデータのばらつきを無視していることになり，(ii) 信頼
区間の下限を統計量として扱えば，この方法は頻度論の統計的原則にそぐわない．つ
まり検定対象の仮説は過去や現在の試験から得られた推定値によって変わるべきでは
ない．

ICH E10 ガイドラインは，統計学的視点から，非劣性マージン δ は少なくとも次
の2つの基準を満たすように選択すべきと提案している．

基準 1.　試験治療が実薬対照に対して非劣性であり，（仮に実対照薬の過去の試験
　　　　でプラセボが評価されていなくとも）プラセボに対して優越性を示せるこ
　　　　と．

基準 2.　非劣性マージンは適度に保守的にすべきである．つまり，ばらつきを考慮
　　　　すべきである．

基準1の下で，固定された非劣性マージン δ（つまり，いかなる母数にも依存しな
い）が適切であることはほとんどない．試験治療のプラセボに対する臨床的優越性を
示す臨床的優越性マージンを $\Delta > 0$ とする．実薬対照は確立した治療であるため，θ_A
$- \theta_P > \Delta$ を仮定できる．しかし，固定値 δ について，$\theta_T - \theta_A > -\delta$（つまり，試験治
療が実薬対照に対して非劣性）である場合，$\delta = 0$ でない限り，$\theta_T - \theta_P > \Delta$（つまり，
試験治療のプラセボに対する臨床的優越性）を保証できない．

したがって，未知母数に依存する非劣性マージンを検討することは合理的である．

Hung et al. (2003) は，非劣性マージンとして

$$\delta = \gamma(\theta_A - \theta_P) \tag{4.2}$$

を用いる手法をまとめている．γ は 0〜1 の固定値である．この手法は，実薬対照の効果（$\theta_A - \theta_P$）の一定割合を非劣性マージンにするという考え方である．$\theta_A - \theta_P$ が小さいと，δ は小さくなる．しかしながら，γ をどのように選択するかは議論されていない．

Chow & Shao (2006) の考え方に従って，基準 1 を満たす非劣性マージンを導出する．プラセボ群が設定されていると仮定し，$\Delta > 0$ を臨床的優越性マージンとする．非劣性マージンを $\delta = r\Delta$ とし，δ は Δ に比例すると考える．ここで，r は試験の開始前に選択される既知の値であり，保守的に $r \le 1$ とすべきである．試験治療が実薬対照に対して非劣性で，かつプラセボに対して優越性を示すなら，

$$\theta_T - \theta_A > -\delta, \quad \theta_T - \theta_P > \Delta \tag{4.3}$$

を満たすべきである．最も悪い状況，つまり $\theta_T - \theta_A$ が信頼下限 $-\delta$ に等しくなる場合，(4.3)式を満たす，とり得る最大の δ は

$$\delta = \theta_A - \theta_P - \Delta$$

となり，

$$\delta = \frac{r}{1+r}(\theta_A - \theta_P) \tag{4.4}$$

を得る．(4.2)式と (4.4)式より，$\gamma = r/(r+1)$ となり，$0 < r \le 1$ なら，$0 < \gamma \le 1/2$ である．

上記の δ の決定方法は，基準 1 を考慮しているが，ばらつきを考慮していないため，必ずしも保守的ではない．$\hat{\theta}_T$ と $\hat{\theta}_P$ をプラセボ対照試験から得られた試験治療群とプラセボ群の推定値とする．$\hat{\theta}_T - \hat{\theta}_P$ は平均 $\theta_T - \theta_P$，標準誤差 SE_{T-P} の正規分布に従うと仮定する（これは，ある状況では真であり，また大標本を仮定した中心極限定理の下では近似的に真となる）．このとき，$\theta_T = \theta_A - \delta$ について，

$$P(\hat{\theta}_T - \hat{\theta}_P < \Delta) = \Phi\left(\frac{\Delta + \delta - (\theta_A - \theta_P)}{SE_{T-P}}\right) \tag{4.5}$$

を得る．ここで，Φ は標準正規分布の分布関数を表す．(4.4)式の δ と $\theta_T = \theta_A - \delta$ より，$\hat{\theta}_T - \hat{\theta}_P$ が Δ より小さくなる確率は 1/2 となる．基準 2 の観点では，試験治療の効果がプラセボより優れていない確率となるので，この確率が 1/2 よりずっと小さいことが望ましい．

(4.5)式の確率は，δ の増加関数なので，δ が小さくなるほど（つまり，より保守的な非劣性マージンを選択するほど），$\hat{\theta}_T - \hat{\theta}_P$ が Δ より小さくなる確率は低くなる．(4.5)式の左辺における確率を ϵ（$0 < \epsilon \le 1/2$）と設定すると，

$$\delta = \theta_A - \theta_P - \Delta - z_{1-\epsilon} SE_{T-P}$$

を得る．ここで，$z_a = \Phi^{-1}(a)$ である．$\Delta = \delta/r$ であることから，

$$\delta = \frac{r}{1+r}(\theta_A - \theta_P - z_{1-\epsilon} SE_{T-P}) \qquad (4.6)$$

となる.

したがって，(4.2)式と (4.6)式から，

$$\gamma = \frac{r}{1+r}\Bigl(1 - \frac{z_{1-\epsilon} SE_{T-P}}{\theta_A - \theta_P}\Bigr)$$

となり，γ は，ノイズ/シグナル比型（または変動係数）の減少関数になっていることがわかる.

Chow & Shao (2006) で示されているとおり，(4.6)式の非劣性マージンは，別の視点からも導出できる. 試験治療のプラセボに対する優越性を検証するため，優越性マージン Δ を用いたプラセボ対照試験を行うことを考える. このとき，仮説 $\theta_T - \theta_P \le \Delta$，$\theta_T - \theta_P > \Delta$ に関する大標本下での t 検定の検出力は，近似的に

$$\Phi\Bigl(\frac{\theta_T - \theta_P - \Delta}{SE_{T-P}} - z_{1-\alpha}\Bigr)$$

となる. ここで α は有意水準である. 最も悪い状況として $\theta_T = \theta_A - \delta$ を考え，検出力を β とすると，

$$\frac{\theta_A - \theta_P - \Delta - \delta}{SE_{T-P}} - z_{1-\alpha} = z_\beta$$

を得る. つまり，

$$\delta = \frac{r}{1+r}[\theta_A - \theta_P - (z_{1-\alpha} + z_\beta) SE_{T-P}] \qquad (4.7)$$

となる. したがって，(4.6)式と (4.7)式から，

$$z_{1-\epsilon} = z_{1-\alpha} + z_\beta$$

となる. $\alpha = 0.05$ の下での β，ϵ，$z_{1-\epsilon}$ の数値例は表 4.2.1 のとおりである.

以上から，(4.6)式で与えられる非劣性マージンに関して，次の結論が得られる.

1. (4.6)式の非劣性マージンは，ばらつきを考慮しており，δ は $\hat{\theta}_T - \hat{\theta}_P$ の標準誤差の減少関数となる. SE_{T-P} はサンプルサイズが増えるにつれて減少するので，δ はサンプルサイズの増加関数でもある. サンプルサイズに依存する非劣性マージンを選択することは，頻度論の統計学的原則から逸脱することではない. 実際，

表 4.2.1 β, ϵ, $z_{1-\epsilon}$ の数値例

β	ϵ	$z_{1-\epsilon}$
0.36	0.1000	1.282
0.50	0.0500	1.645
0.60	0.0290	1.897
0.70	0.0150	2.170
0.75	0.0101	2.320
0.80	0.0064	2.486

推定値のばらつきを考慮するためには，避けられないことである．サンプルサイズ設定を含む統計解析は従来どおりに実施できる．極限（$SE_{T-P} \to 0$）をとると，(4.6)式の非劣性マージンは(4.4)式に一致する．

2. (4.6)式のϵは保守性の程度を表している．ϵの値によっては過度に保守的な検定となるかもしれない．サンプルサイズが大きいとき（つまり，SE_{T-P}が小さいとき），ϵを小さくすることができる．妥当なϵとサンプルサイズは試験の計画段階に決定すべきである．

3. (4.6)式の非劣性マージンは，$\theta_A - \theta_P \geq z_{1-\epsilon} SE_{T-P}$のときのみ，つまり，実薬対照の効果が十分にあるか，サンプルサイズが大きいときに非負となる．非劣性マージンを非負にするためには(4.6)式よりも大きめの値，もしくは0を採用する必要があるが，これは賢明ではない．(4.1)式において，$\delta = 0$のときでさえ，仮説H_aは試験治療がプラセボよりも優れていることを意味しないため，θ_Aがθ_Pより十分に大きくなければ，非劣性検定を正当化できない．(4.6)式のδが実際に負だった場合，(4.1)式の仮説検定は，試験治療の実薬対照に対する優越性検定に切り替わる．言い換えれば，$\theta_A - \theta_P$がある限界より小さい場合，検定は自動的に優越性検定となり，$P(\hat{\theta}_T - \hat{\theta}_P < \Delta = |\delta|/r) = \epsilon$を満たすことになる．

4. 実際には既存データがないことが多い．このような場合，プラセボ群の母数は推定できないため，この母数に依存しない非劣性マージンが望ましい．実薬対照は確立された治療であると考え，実薬対照がプラセボに対してΔだけ優れていることを示す有意水準αの検定における検出力をηとすると，近似的に，
$$\theta_A - \theta_P \geq \Delta + (z_{1-\alpha} + z_\eta) SE_{A-P}$$
が成り立つ．(4.6)式の$\theta_A - \theta_P - \Delta$をこの式で与えられる信頼限界で置き換えると，
$$\delta = (z_{1-\alpha} + z_\eta) SE_{A-P} - z_{1-\epsilon} SE_{T-P}$$
を得る．この非劣性マージンを用いるためには，プラセボ群の母分散のデータが必要である．例として，試験治療と実薬対照の2群比較試験を考える．プラセボ対照試験も同様の2群比較デザインを考えると，
$$SE_{A-P} = \sqrt{\sigma_A^2/n_A + \sigma_P^2/n_P}$$
と
$$SE_{T-P} = \sqrt{\sigma_T^2/n_T + \sigma_P^2/n_P}$$
を得る．ここで，σ_k^2は$\sqrt{n_k}(\hat{\theta}_k - \theta_k)$に関する近似分散で，$n_k$は治療$k$のサンプルサイズである．$\sigma_P/\sqrt{n_P} = c$とおくと，
$$\delta = (z_{1-\alpha} + z_\eta)\sqrt{\frac{\sigma_A^2}{n_A} + c^2} - z_{1-\epsilon}\sqrt{\frac{\sigma_T^2}{n_T} + c^2} \tag{4.8}$$
となる．(4.8)式の利用方法は2つある．1つはcをプラセボにおける推定値によって置き換える方法である．プラセボに関するデータがない場合は，cの推定値として，$\sigma_T/\sqrt{n_T}$と$\sigma_A/\sqrt{n_A}$の推定値のいずれか小さい方の値を利用する．もう1

つは，複数の c の値を用意して感度分析を実施することである．

統計学的推測

非劣性マージンが未知母数に依存するとき，固定非劣性マージンに基づく統計学的検定は適切でない可能性がある．(4.2)式の δ を用いた (4.1)式の仮説に対する妥当な統計学的検定は，Holmgren (1999) や Hung et al. (2003) によって導出されている．これらの検定は，(i) γ が既知であること，(ii) プラセボ対照試験の既存データが利用可能であり，かつ実薬対照の効果は現在の試験と過去の患者集団とで等しいこと（恒常条件）を前提としている．ここでは，(4.6)式と (4.8)式の非劣性マージンに対する妥当な統計学的検定を導く．

恒常条件下における既存データに基づく検定　実薬対照の効果を評価したプラセボ対照試験のデータが利用可能であり，さらに恒常条件が満たされている状況下での，(4.6)式の非劣性マージンを用いた検定を考える．既存データにおける治療効果 $\theta_{A0} - \theta_{P0}$ は，実薬対照試験にプラセボ群を追加して得られる $\theta_A - \theta_P$ と同じであると仮定する．恒常条件は結果の妥当性に関する重要な仮定であることを強調しておく．

過去と現在の試験のそれぞれが 2 群並行群間比較試験であると仮定し，n_{A0} と n_{P0} は過去試験における実薬対照とプラセボのサンプルサイズ，n_T と n_A は現在の試験における試験治療と実薬対照のサンプルサイズとする．データに正規性を仮定せずに，大標本理論の推定法を適用する．$k = T, A, A0, P0$ は，それぞれ現在の試験の試験治療，実薬対照，過去の試験の実薬対照とプラセボを表す記号とする．l_k を固定値として $n_k = l_k n$ を仮定する．適切な条件下で，θ_k の推定値 $\hat{\theta}_k$ は，$n \to \infty$ の場合，

$$\sqrt{n_k}(\hat{\theta}_k - \theta_k) \to_d N(0, \sigma_k^2) \tag{4.9}$$

を満たすこととする．ここで，$\to_d$ は分布収束を意味する．また，σ_k^2 の一致推定値 $\hat{\sigma}_k^2$ が存在すると仮定する．以上より次の定理が得られる．

定理 1

$$\frac{\hat{\theta}_T - \hat{\theta}_A + \dfrac{r}{1+r}(\hat{\theta}_{A0} - \hat{\theta}_{P0} - z_{1-\epsilon}\widehat{SE}_{T-P}) - (\theta_T - \theta_A + \delta)}{\widehat{SE}_{T-C}} \to_d N(0, 1) \tag{4.10}$$

ここで，

$$\widehat{SE}_{T-P} = \sqrt{\sigma_T^2/n_T + \sigma_{P0}^2/n_{P0}}$$

は $SE_{T-P} = \sqrt{\sigma_T^2/n_T + \sigma_{P0}^2/n_{P0}}$ の推定量，$\widehat{SE}_{T-C}$ は SE_{T-C} の推定量，$\hat{\theta}_T - \hat{\theta}_A + [r/(1+r)](\hat{\theta}_{A0} - \hat{\theta}_{P0})$ の標準誤差は，

$$\widehat{SE}_{T-C} = \sqrt{\frac{\hat{\sigma}_T^2}{n_T} + \frac{\hat{\sigma}_A^2}{n_A} + \left(\frac{r}{1+r}\right)^2\left(\frac{\hat{\sigma}_{A0}^2}{n_{A0}} + \frac{\hat{\sigma}_{P0}^2}{n_{P0}}\right)}$$

となる．

証明　(4.9)式，各群のデータの独立性および恒常条件より

$$\frac{\hat{\theta}_T - \hat{\theta}_A + \dfrac{r}{1+r}(\hat{\theta}_{A0} - \hat{\theta}_{P0}) - \left[\theta_T - \theta_A \dfrac{r}{1+r}(\theta_A - \theta_P)\right]}{SE_{T-C}} \to_d N(0, 1) \tag{4.11}$$

$\hat{\sigma}_k^2$ の一致性と $\sqrt{n}\,SE_{T-C}$ が定数であることから,

$$\frac{\widehat{SE}_{T-P} - SE_{T-P}}{SE_{T-C}} = \frac{\sqrt{n}\,(\widehat{SE}_{T-P} - SE_{T-P})}{\sqrt{n}\,SE_{T-C}} = o_p(1)$$

および

$$\frac{\widehat{SE}_{T-C}}{SE_{T-C}} - 1 = \frac{\sqrt{n}\,(\widehat{SE}_{T-C} - SE_{T-C})}{\sqrt{n}\,SE_{T-C}} = o_p(1)$$

となり,$o_p(1)$ は 0 への確率収束である.以上から,

$$\frac{\hat{\theta}_T - \hat{\theta}_A + \dfrac{r}{1+r}(\hat{\theta}_{A0} - \hat{\theta}_{P0} - z_{1-\epsilon}\widehat{SE}_{T-P}) - (\theta_T - \theta_A + \delta)}{\widehat{SE}_{T-C}}$$

$$= \left\{ \frac{\hat{\theta}_T - \hat{\theta}_A + \dfrac{r}{1+r}(\hat{\theta}_{A0} - \hat{\theta}_{P0}) - \left[\theta_T - \theta_A + \dfrac{r}{1+r}(\theta_A - \theta_P)\right]}{SE_{T-C}} \right.$$

$$\left. - \frac{r}{1+r}\frac{\widehat{SE}_{T-P} - SE_{T-P}}{SE_{T-C}} \right\} \frac{SE_{T-C}}{\widehat{SE}_{T-C}}$$

$$= \left\{ \frac{\hat{\theta}_T - \hat{\theta}_A + \dfrac{r}{1+r}(\hat{\theta}_{A0} - \hat{\theta}_{P0}) - \left[\theta_T - \theta_A + \dfrac{r}{1+r}(\theta_A - \theta_P)\right]}{SE_{T-C}} - o_p(1) \right\}[1 + o_p(1)]$$

となり,(4.10)式は (4.11)式と Slutsky の定理から得られる.[証明終了]

(4.6)式の非劣性マージンを適用する場合,(4.1)式の帰無仮説 H_0 は,

$$\hat{\theta}_T - \hat{\theta}_A + \frac{r}{1+r}(\hat{\theta}_{A0} - \hat{\theta}_{P0} - z_{1-\epsilon}\widehat{SE}_{T-P}) - z_{1-\alpha}\widehat{SE}_{T-C} > 0$$

であれば,おおむね有意水準 α で検定できる.

サンプルサイズへの影響

この検定の検出力は,(4.11)式を用いて,

$$\Phi\left(\frac{\theta_T - \theta_A + \delta}{SE_{T-C}} - z_{1-\alpha}\right)$$

で近似できる.この式を用いれば,過去の試験の n_{A0} と n_{P0} が与えられた下で,検出力 β を満たすサンプルサイズ n_T と n_A を計算できる.$n_T/n_A = \lambda$ とおくと,n_T は,

$$\theta_T - \theta_A + \frac{r}{1+r}\left(\theta_A - \theta_P - z_{1-\epsilon}\sqrt{\frac{\sigma_T^2}{n_T} + \frac{\sigma_{P0}^2}{n_{P0}}}\right)$$

$$= (z_{1-\alpha} + z_\beta)\sqrt{\frac{\sigma_T^2}{n_T} + \frac{\lambda\sigma_A^2}{n_T} + \left(\frac{r}{1+r}\right)^2\left(\frac{\sigma_{A0}^2}{n_{A0}} + \frac{\sigma_{P0}^2}{n_{P0}}\right)} \tag{4.12}$$

を解くことで計算できる. (4.12)式は n_T の陽解はないため, 母数に初期値を与えて数値的に解くこととなる.

注　釈

恒常条件　一般に, 既存データを利用することで, 過去の試験データから決定される非劣性マージンを用いた仮説検定の検出力を上げることができる. 一方で, 恒常条件を満たさない既存データを利用すると, 誤った結論を導く可能性がある. Hung et al. (2003) が指摘しているように, 恒常条件を確認することは難しい. ここでは, 恒常条件よりもずっと弱い仮定をおいた下での恒常条件の確認方法について議論する.

重要なことは, 現在の試験の実薬対照の効果 $\theta_A - \theta_P$ が過去の試験の効果 $\theta_{A0} - \theta_{P0}$ と等しいかどうかである. プラセボ効果である θ_P と θ_{P0} が同じと仮定すれば (これは恒常条件より弱い仮定である), 現在と過去の試験における実薬対照のデータを用いて $\theta_A = \theta_{A0}$ であるかどうかを確認することができる.

既存データを用いない検定　(4.8)式で与えた非劣性マージンを用い, (4.11)式の証明で与えた論拠に従えば,

$$\frac{\hat{\theta}_T - \hat{\theta}_A + (z_{1-\alpha} + z_\eta)\widehat{SE}_{A-P} - z_{1-\epsilon}\widehat{SE}_{T-P} - (\theta_T - \theta_A + \delta)}{\widehat{SE}_{T-A}} \to_d N(0, 1) \qquad (4.13)$$

が成立する. ここで,

$$\widehat{SE}_{k-l} = \sqrt{\hat{\sigma}_k^2/n_k + \hat{\sigma}_l^2/n_l}$$

である. したがって, (4.8)式で与えた非劣性マージンを適用すると, (4.1)式の帰無仮説 H_0 は,

$$\hat{\theta}_T - \hat{\theta}_A + (z_{1-\alpha} + z_\eta)\widehat{SE}_{A-P} - z_{1-\epsilon}\widehat{SE}_{T-A} - z_{1-\alpha}\sqrt{\frac{\hat{\sigma}_T^2}{n_T} + \frac{\hat{\sigma}_A^2}{n_A}} > 0$$

であれば, おおむね有意水準 α で検定できる. この検定の検出力は, 近似的に

$$\Phi\left(\frac{\theta_T - \theta_A + \delta}{SE_{T-A}} - z_{1-\alpha}\right)$$

となる. $n_T/n_A = \lambda$ とおくと, 検出力 β を満たすサンプルサイズ n_T と n_A は,

$$\theta_T - \theta_A + (z_{1-\alpha} + z_\eta)\sqrt{\frac{\lambda\sigma_A^2}{n_T} + \frac{\sigma_P^2}{n_P}} - z_{1-\epsilon}\sqrt{\frac{\sigma_T^2}{n_T} + \frac{\sigma_P^2}{n_P}} = (z_{1-\alpha} + z_\beta)\sqrt{\frac{\lambda\sigma_A^2}{n_T} + \frac{\sigma_T^2}{n_T}}$$

を解くことによって求めることができる.

FDA のドラフトガイダンス

FDA の非劣性試験に関するドラフトガイダンスは, 2つの非劣性マージンの利用を推奨している. 非劣性マージン1は非劣性試験で確認できる実薬対照の効果であり, 非劣性マージン2は試験薬と実薬対照の臨床的に許容できる最大差である. FDA が指摘しているとおり, 非劣性マージン2は臨床的観点から決められ, たとえ実薬対照

の効果が小さい場合でも，非劣性マージン1より大きくなってはいけない．非劣性マージン2が非劣性マージン1より大きければ，試験治療と実薬対照の間に大きな差が認められたとしても[1]，その差は臨床的に許容できると判断してしまうことになる．非劣性マージン2を非劣性マージン1より大きくしないことは，有効性に関する結論を出す上で重要である．

4.3　お　わ　り　に

　データモニタリング委員会（data monitoring committee；DMC）は，安全性の監視や，事前に規定した時期またはイベントが一定数に達成したときに，蓄積データに基づき有効性の中間解析を実施するために設置されることが多い．中間結果に基づいて，DMC は試験目的や仮説の変更修正を勧告するかもしれない．例えば，試験治療の標準治療（または実薬対照）に対する優越性検証を目的とした臨床試験が計画され，中間データを評価した結果，中間解析時に観測された治療効果では優越性を検証することが困難であることがわかったとする．このとき，DMC は無益性の解析結果に基づいて，試験中止の勧告ではなく，非劣性仮説への変更を提案するかもしれない．この変更により，非劣性マージンの決定に関する統計学的かつ臨床的に重大な問題が生じる．Chow & Shao（2006）は，ICH ガイドラインに準じ，中間データを用いて非劣性マージンを決定することを正当化した．

---

[1]　訳注：試験治療の効果が実薬対照に比べて小さい．

5

アダプティブ用量漸増試験

　用量反応試験における反応は，安全性または有効性に関する生物学的な反応である．例えば，用量と毒性の関係を評価する用量反応試験では，最大耐量（maximum tolerable dose；MTD）を調べることが目的となる．それに対して，有効性を評価する用量反応試験では，通常，（1）薬剤効果の証拠は存在するのか，（2）どのような用量反応関係があるのか，（3）どの用量が最適なのか，のいずれか1つ以上の問題に取り組むことが主目的となる．実際には，比較的短い期間に，限られた予算や人的資源で，どのように用量反応関係を評価するかが一般的な課題となる．この課題を解決するために，毒性にさらされる患者を少なくし，かつより多くの患者を有効性が期待できる用量水準で治療できるデザインが提案されている．このようなデザインを利用することで，製薬企業は新しい薬剤の開発に予算や人的資源をまわすことができるようになる（Arbuck, 1996；Babb, Rogatko & Zacks, 1998；Babb & Rogatko, 2001；Berry et al., 2002；Bretz & Hothorn, 2002；Ivanova, 2006；Ivanova et al., 2009）．

　本章の構成は，次のとおりである．5.1節では，用量漸増試験の背景を簡潔に示す．5.2節では，がん第I相試験における連続再評価法（continual reassessment method；CRM）を解説する．5.3節では，頻度流・Bayes流ハイブリッドアダプティブデザインを解説し，5.4節で当該方法の性能を評価するシミュレーション結果を示す．5.5節で本章の結語を与える．

5.1　は　じ　め　に

　がん領域の早期相試験では，毒性を評価する用量反応試験において，3+3デザインとして知られている伝統的な漸増ルールを使用する．3+3デザインでは，新しい用量水準に3例を登録し，その中で用量制限毒性（dose limiting toxicity；DLT）が観測された場合に，新たに3例を登録する．6例の評価では，その用量水準で試験を中止するか，または増量するかを決定する．基本的に，3+3デザインには，伝統的漸増ルールと漸増漸減ルールの2つのタイプがある．前者は用量漸減を許容しないのに対して，後者は3例中2例にDLTが発現した場合に用量漸減を許容する．いずれのルールでも，3+3デザインは，m+nデザインに一般化できる．Chang & Chow

(2006a) は，用量漸減の有無別に，一般的な m + n デザインについて詳述しており，Lin & Shih（2001）は，それに対応するサンプルサイズの計算法を示している.

　近年，多段階デザインに基づく用量反応デザイン（Crowley, 2001）や CRM（O'Quigley, Pepe & Fisher, 1990；O'Quigley & Shen, 1996；Babb & Rogatko, 2004）のような多くの新しい方法が開発されている．CRM は，試験の蓄積データに基づいて用量反応関係を逐次的に再評価する．次に登録される患者は，その時点で MTD と推定された用量に割り付けられる．この方法は，通常の伝統的漸増ルールよりも効率的に MTD に割り付けることができるが，実務上は，反応の遅延への対処や急激な増量に伴うリスクが課題となっている（Babb & Rogatko, 2004）．ここ数年，用量反応曲線を推定するアダプティブデザインの利用が増えている（Bauer & Röhmel, 1995）．アダプティブデザインは，蓄積データに基づき試験のデザイン，モニタリング，実施，解析について最適化を図る動的な方法である．複数の研究者は，用量反応試験のための Bayes 流アダプティブデザインに対して，損失関数または効用関数の利用を提案している（Gasparini & Eisele, 2000；Whitehead, 1997）．具体的には，損失関数を最小化する，もしくは効用関数を最大化するように用量割付を実施する方法である.

　本章では，複数の評価項目を評価する試験において，CRM と効用アダプティブランダム化を組み合わせたアダプティブデザインを扱う（Chang & Chow, 2005）．効用アダプティブランダム化は，反応アダプティブランダム化を複数の評価項目がある場合に拡張したものである．効用アダプティブランダム化では，患者を特定の用量水準に割り付ける確率は，0〜1 の範囲に基準化した効用値によって決まる．CRM には，Bayes 流の方法，頻度流の方法，頻度流と Bayes 流をあわせた方法がある．CRM は，試験の蓄積データに基づくアダプテーションにより最適なデザインを得ることができ，漸増ルールに基づく方法に比べ，適切なモデルを選択することにより用量反応関係をよりよく予測することができる．本来，高用量群の反応率が高い場合であっても，実際に観測された高用量群の反応率が低用量群よりも低くなることは珍しいことではない．CRM は，ロジスティック関数のような単調関数をモデルとして用いることにより，この問題を回避する．効用アダプティブランダム化では，複数の評価項目を 2 通りの方法で取り扱う．第 1 の方法は，各評価項目の用量反応関係をモデル化する方法である．この際，モデル間にある制約を課す場合とそうでない場合がある．一般には，ロジスティック関数やベキ関数のような単調関数でモデル化する．第 2 の方法は，複数の評価項目を併合し，単一の効用指標をモデル化する方法である．この場合，本章で紹介するハイパーロジスティック関数のような，より柔軟な関数族を使用して効用をモデル化する.

5.2　がん第 I 相試験における CRM

CRM は，がん第 I 相試験で利用される用量探索デザインである（O'Quigley, Pepe

& Fisher 1990). がん第I相試験の目的は，用量毒性関係の評価と MTD の決定である．被験薬には高い毒性が想定されるため，通常，各用量水準に割り付けられる患者は少数（例えば，3〜6例）である．最も一般的な方法は，事前に用量漸増の順序を定める 3+3 デザインである．しかしながら，この方法は効率が悪く，特に開始用量が過度に低い場合には MTD を過小推定する傾向がある．CRM は，この問題を解決するために開発された．CRM による推定や予測は，データ数によって重み付けされる．したがって，データが，ある推定値の周辺に多く分布している場合は，その推定値はより正確になる．CRM は，MTD の近傍により多くの患者を割り付けることができるため，推定された MTD はより正確で信頼できるものとなる．実務的には，これが Bayes 流 CRM の最も価値のある特徴である．以降では，CRM について簡単に説明する．

用量と毒性のモデル化

多くの第I相用量反応試験では，用量と毒性に単調な関係を想定している．この仮想的関係は，生物学的活性は高用量ほど強く，また毒性も高用量ほど強いことを意味する．この関係を捉えるためには，適切な用量毒性モデルを選択することが重要である．実際には，ロジスティックモデル

$$p(x) = [1 + b \exp(-ax)]^{-1} \tag{5.1}$$

を利用することが多い．ここで，$p(x)$ は用量 x に対する毒性確率であり，a および b は正の母数である．$p(x)$ は，米国がん研究所の共通毒性基準（Common Toxicity Criteria；CTC）により定義される毒性の発現率または DLT 発現率である．θ は MTD における DLT 発現確率であり，MTD は

$$MTD = \frac{1}{a} \ln\left(\frac{b\theta}{1-\theta}\right) \tag{5.2}$$

で求めることができる．母数 a および b，またはこれらの事後分布（一般的なロジスティックモデルでは，切片に対応する b は事前に固定される）が推定できれば，(5.2) 式から MTD または MTD の予測確率を求めることができる．目標毒性発現率 θ は，DLT の性質や対象がん種に依存する．進行がんで，生命を脅かすことのない一過性の DLT であれば，θ は 0.5 という高い値を設定する．非進行がんで，持続性のある DLT であれば 0.1〜0.25 という低い値を設定する．一般的には 0.33 を選択する．

用量水準の選択

第I相試験で最初の患者に割り付ける初期用量は，重篤な毒性を避けるために十分に低くすべきであるが，ヒトでの活性や有効性の見込みを観測できる程度には高くすべきである．一般的に用いられる開始用量は，マウスにおける 10% 死亡率（LD10）に相当する用量を設定する．それ以降の用量水準は，通常，

$$x_i = f_{i-1} x_{i-1}, \quad i = 1, 2, ..., k$$

に基づき決定する．ここで，f_i は用量漸増係数である．最高用量は，生物学的な活性がある用量で，かつ過毒性用量よりも低い用量が選択されるべきである．一般に，CRM は用量幅を事前に規定する必要がないが，実際には事前規定した用量を使用する方が便利である．

モデルの母数の再評価

(5.1)式の反応モデルの母数 a の推定が重要である．用量毒性関係に基づく割付を実施するためには，母数に関する初期条件または事前分布が必要となる．a の推定値は，蓄積データに基づき逐次的に更新される．推定には，Bayes 流または頻度流アプローチを利用できる．Bayes 流アプローチでは a の事後分布を導出し，頻度流アプローチでは最尤推定値や最小二乗推定値を用いる．したがって，Bayes 流アプローチの場合，母数 a の事前分布が必要になる．事前分布を指定することで，a の事後分布と MTD の予測確率を計算できる．本章では，反応アダプティブランダム化における頻度流アプローチ，Bayes 流アプローチ，頻度流・Bayes 流ハイブリッドアプローチを説明する．

次の患者の割付

更新された用量毒性モデルは，次の患者に割り付ける用量水準を選択するために使用される．言い換えれば，次の患者には用量毒性モデルから推定された MTD を割り付ける．実務上，この割付は，用量移動制限や反応遅延のような安全性に関する制約の影響を受ける．患者を MTD と推定された用量に割り付けることは直感的に受け入れやすい．これにより，最小限の患者数で MTD をより正確に推定し，大部分の患者を MTD の近傍の用量水準に割り付けることができる．

5.3 頻度流・Bayes 流ハイブリッドアダプティブデザイン

母数が複数ある反応モデルに対して Bayes 流アプローチを用いた場合，数値最適化の問題により解が得られないことがある．さらに，母数が複数ある反応モデルを用いるときは大量の数値計算を要する．これらの問題を解決するために，頻度流・Bayes 流ハイブリッドアプローチが有用である．効用アダプティブランダム化は，好ましい用量へ割り付ける患者数を増やし，劣った用量への割付を減らすことができる．この手法は倫理的であること加え，安全性対効果や費用対効果などのリスク・ベネフィットの点で優れている．

アダプティブモデル

本節では，用量反応試験や第 II/III 相試験に対するアダプティブデザイン（図 5.3.1）を説明する．プラセボ群を含む（または含まない）複数の用量群で開始し，蓄積デー

5.3 頻度流・Bayes流ハイブリッドアダプティブデザイン　　　　　　73

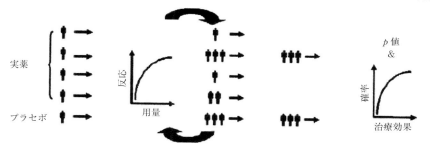

図 5.3.1　Bayes 流アダプティブ試験

タに基づき Bayes 流または他の方法を用いて用量反応関係を予測する．効用アダプティブまたは反応アダプティブランダム化のアルゴリズムに基づき，次の患者をランダムに割り付ける．群の数が非常に多い場合，Bayes 流または頻度流アプローチを用いて集積されたデータを解析し，その結果に基づき劣っている治療群を脱落させることも可能である．効用アダプティブランダム化をとおして予測された用量反応モデルは，より多くの患者を優れた群に割り付ける効率的なデザインとなる．これについては，コンピュータシミュレーションの結果を踏まえてさらに説明する．次節では，効用アダプティブランダム化と CRM を用いて，用量反応関係をモデル化する方法を示す．

効用に基づく統合 CRM

効用に基づく統合 CRM の手順は以下のとおりである．
　手順 1：試験目的に基づき効用関数を構成する．
　手順 2：用量反応関係に対する確率モデルを準備する．
　手順 3：反応モデルの母数の事前分布を与える．
　手順 4：試験中の治療反応に関するデータに基づいて尤度関数を形成する．
　手順 5：母数を再評価する，または母数の事後確率を計算する．
　手順 6：用量反応モデルに基づき効用関数を更新する．
　手順 7：次の行動を決定する．ランダム化に関する変更などのアダプテーションを実施する，または劣っている治療群を脱落させる．
　手順 8：試験データをさらに収集し，中止基準を満たすまで手順 5〜7 を繰り返す．

効用関数の用意

$X = \{x_1, x_2, ..., x_k\}$ は行動空間を示し，x_i は，治療，治療群の中止，試験実施計画

書の改訂，試験の中止，見込みのある薬剤に対する投資，またはこれらの組み合わせなどの結果や意思決定に影響を及ぼす何らかの行動をコード化した値である．x_i は，固定用量（または可変用量）でもよい．もし行動 x_i が実施されない場合，$x_i = 0$ となる．$y = \{y_1, y_2, ..., y_m\}$ は，被験薬の有効性，毒性，試験の費用など，関心のある結果変数を示す．それぞれの結果 y_j は行動 $x \in X$ の関数であり，$y_j(x)$ と書ける．

$$U = \sum_{j=1}^{m} w_j = \sum_{j=1}^{m} w(y_j) \tag{5.3}$$

で定義される．ここで，U は $0 \le U \le 1$ で標準化され，w_j は事前に定義した重みである．

用量反応関係に対する確率モデル

各結果変数 y_j は，確率モデル

$$\Gamma_j(\mathbf{p}) = \sum_{i=1}^{k} a_{ji} x_i, \; j = 1, ..., m \tag{5.4}$$

によりモデル化できる．ここで，

$$\mathbf{p} = \{p_1, ..., p_m\}, \; p_j = P(y_j \ge \tau_j)$$

であり，τ_j は結果変数 y_j に対する閾値である．リンク関数 $\Gamma_j(\cdot)$ は，すべての結果変数の確率を一般化した関数である．単純化すると

$$\Gamma_j(p_j) = \sum_{i=1}^{k} a_{ji} x_i, \; j = 1, ..., m \tag{5.5}$$

$$p_j(\mathbf{x}, \mathbf{a}) = \Gamma_j^{-1}\left(\sum_{i=1}^{k} a_{ji} x_i\right), \; j = 1, ..., m \tag{5.6}$$

となる．(5.4)式と (5.5)式の本質的な違いは，前者は複数の結果変数を同時にモデル化しているのに対し，後者は各結果変数を独立にモデル化していることである．Γ_j は，例えば2つの血圧の間の関係など，結果変数間の制約をモデル化する際に使用する．評価項目が複数あるときでも，リンク関数を用いることによってモデル化が容易になる．

x が単変量の場合，反応に対して単調性を仮定し，ロジスティックモデルを当てはめることが多いが，効用に対しては単調性を仮定できるか不明である．したがって，Chang & Chow（2005）は，

$$p_j(\mathbf{x}, \mathbf{a}) = (a_{j1} \exp(a_{j2} x) + a_{j3} \exp(-a_{j4} x))^{-m}, \; j = 1, ..., m \tag{5.7}$$

を提案した．ここで，通常，a_{ji} と m は正の値であり，$m = 1$ とする．$a_{j1} = 1$, $a_{j2} = 0$, $m = 1$ の場合，(5.7)式は通常のロジスティックモデルとなる．$a_{j1} = a_{j3} = 1$, $a_{j2} = 0$, $a_{j4} = 2$ の場合，双曲線正接モデルとなる．a_{ji} は，用量範囲 x に対して，$0 \le p_j(\mathbf{x}, \mathbf{a}) \le 1$ となるように決定しなければならない．便宜上，(5.7)式をハイパーロジスティック関数と呼ぶ．

ハイパーロジスティック関数は必ずしも単調性があるわけではないため，効用指標をモデル化する際に特に有用である．しかしながら，母数の範囲は，モデル化の前に

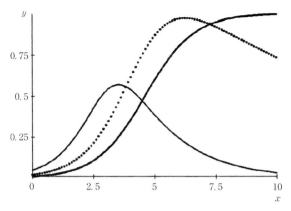

図 5.3.2 ハイパーロジスティック関数族の曲線

注意深く決定すべきであり,様々な形状を検討することを推奨する.ハイパーロジスティック関数から生成したいくつかの曲線を図 5.3.2 に示す.

ここで,特別な場合として,各結果変数の確率をモデル化するのではなく,単一の効用指標(または結果変数を併合した指標)に対するモデル

$$p = P(U \geq \tau) \tag{5.8}$$

を考える.有効性や安全性の結果変数に対する確率モデルとは異なり,効用に基づく確率モデルは結果変数が 1 つである.

母数 a の事前分布

Bayes 流アプローチでは,未知母数 a_{ji} の事前確率分布を指定する必要がある.

$$\mathbf{a} \sim g_{j0}(\mathbf{a}), \quad j = 1, ..., m \tag{5.9}$$

ここで,$g_{j0}(\mathbf{a})$ は j 番目の評価項目の事前確率である.

尤度関数

次に,尤度関数を構築する.j 番目の評価項目と用量 x_{m_i} に対応する y_{ji} が n 個与えられたとき,尤度関数は,

$$f_{jn}(\mathbf{r}|\mathbf{a}) = \prod_{i=1}^{n} [\Gamma_j^{-1}(a_{jm_i}x_{m_i})]^{r_{ji}} [1 - \Gamma_j^{-1}(a_{jm_i}x_{m_i})]^{1-r_{ji}}, \quad j = 1, ..., m \tag{5.10}$$

となる.ここで,

$$r_{ji} = \begin{cases} 1 & : y_{ji} \geq \tau_j \\ 0 & : \text{上記以外} \end{cases} \quad (j = 1, ..., m) \tag{5.11}$$

である.

母数 a の評価

モデルの母数は，Bayes 流アプローチ，頻度流アプローチ，ハイブリットアプローチで評価できる．Bayes 流アプローチとハイブリッドアプローチでは，母数の確率分布を評価するのに対して，頻度流アプローチでは母数の点推定値を求める．

Bayes 流アプローチ　Bayes 流アプローチにおける事後確率は

$$g_j(\mathbf{a}\,|\,\mathbf{r}) = \frac{f_{jn}(\mathbf{r}\,|\,\mathbf{a})\,g_{j0}(\mathbf{a})}{\int f_{jn}(\mathbf{r}\,|\,\mathbf{a})\,g_{j0}(\mathbf{a})\,d\mathbf{a}}, \quad j = 1, \dots, m \tag{5.12}$$

となる．次に，結果変数の確率または予測確率を更新する．

$$p_j = \int \Gamma_j^{-1}\left(\sum_{i=1}^{k} a_{ji}x_i\right)g_j(\mathbf{a}\,|\,\mathbf{r})\,d\mathbf{a}, \quad j = 1, \dots, m \tag{5.13}$$

Bayes 流アプローチは，計算負荷が大きい点に留意する必要がある．特に事前分布に関する情報が限られており，無情報事前分布が使用される場合は，計算を簡単にするために頻度流アプローチを利用するとよい．

最尤法　母数の最尤推定値は，

$$a_{ji\,MLE} = \arg\max_{\mathbf{a}} \{f_{jn}(\mathbf{r}\,|\,\mathbf{a})\}, \quad j = 1, \dots, m \tag{5.14}$$

で与えられる．ここで，$a_{ji\,MLE}$ は j 番目の評価項目に対する母数集合である．$a_{ji\,MLE}$ が得られた後，

$$p_j(\mathbf{x},\,\mathbf{a}) = \Gamma_j^{-1}\left(\sum_{i=1}^{k} a_{ji\,MLE}x_i\right), \quad j = 1, \dots, m \tag{5.15}$$

を用いて確率を更新することができる．

最小二乗法　最小二乗法は，予測確率と観測確率との差を最小化する方法であり

$$\mathbf{a}_{jLSE} = \arg\min_{\mathbf{a}} \{L_j(\mathbf{a})\}, \quad j = 1, \dots, m \tag{5.16}$$

で与えられる．ここで，

$$L_j(\mathbf{a}) = \sum_{i=1}^{k} (p_j(x_i,\,\mathbf{a}) - \hat{p}_j(x_i,\,\mathbf{a}))^2$$

である．推定値が得られた後，確率

$$p_j(\mathbf{x},\,\mathbf{a}) = \Gamma_j^{-1}\left(\sum_{i=1}^{k} a_{ji\,LSE}x_i\right) \tag{5.17}$$

を更新する．ここで，$\mathbf{a}$ の成分である $a_{ji\,LSE}$ は，評価項目 j に対する母数集合である．

頻度流・Bayes 流ハイブリッドアプローチ　Bayes 流 CRM は，母数に対して事前分布を与えるため，複数の母数を含むモデルを当てはめる場合，(i) 計算上の負荷，(ii) 事後確率推定の不安定性の問題が生じる．この問題は，頻度流アプローチで全母数を推定し，Bayes 流アプローチで，その一部の母数の事後分布を再推定することで解決できる．この頻度流・Bayes 流ハイブリッドアプローチは，母数の分布に事前情報を考慮でき，かつ，計算負荷や事後確率推定の不安定性の問題を避けることができる．ハイブリッドアプローチは後ほど詳しく述べる．

次の行動の決定

これまでに述べたように，行動またはアダプテーションは，試験目的または効用関数に基づくべきである．典型的な行動の例は，ランダム化のスケジュールの変更である．各用量とその反応確率の関係性から期待効用関数は $\bar{U} = \sum_{j=1}^{m} p_j(\mathbf{x}, \mathbf{a}) w_j$ で与えられる．期待効用を最大化するために行動を最適化する決定論的方法と，次の患者への治療割付を決定論的に決めるのではなく，アダプティブランダム化に基づく確率的方法を利用できる．

最適化法　最適化法では，次の患者への用量割付が，期待効用の最適化

$$x_{n+1} = \arg \max_{x_i} \bar{U} = \sum_{j=1}^{m} p_j w_j$$

に基づいて決定される．しかしながら，この方法は，実務上の問題により実施可能性が乏しい．

効用アダプティブランダム化法　多くの反応アダプティブランダム化は，期待反応を増やすために使用される．しかしながら，これらのアダプティブランダム化は，複数の評価項目に対して直接適用することが困難である．別の方法として，効用アダプティブランダム化に基づくアルゴリズムがある．効用アダプティブランダム化は，ランダム化勝者選択モデル（Rosenberger & Lachin, 2002）と Lachin の壺モデルをあわせた方法であり，以下の手順に基づく．x_i 群への割付確率は，最新の効用推定値または該当する群の反応割合 $U(x_i) / \sum_{i=1}^{k} U(x_i)$ に比例する．ここで，K は群の数である．ある患者を x_i 群に割り付けたら，次の患者をこの群に割り付ける確率を小さくすべきである．以下にそのランダム化モデルを示す．

x_i 群への割付確率は，効用または反応率の事後確率に比例する．すなわち，

$$\Re(x_i) = \begin{cases} \dfrac{1}{K} & : \text{レスポンダー観察前} \\[2mm] \dfrac{1}{c} \max \left\{ 0, \left(\dfrac{U(x_i)}{\sum_{i=1}^{k} U(x_i)} - \dfrac{n_i}{N} \right) \right\} & : \text{レスポンダー観察後} \end{cases} \tag{5.18}$$

である．ここで標準化因子は，

$$c = \sum_i \left(\frac{U(x_i)}{\sum_{i=1}^{k} U(x_i)} - \frac{n_i}{N} \right)$$

であり，n_i は x_i 群に割り付けられた患者数，N は試験の総予定患者数を示す．このモデルは，効用オフセットモデル（utility-offset model）と呼ばれる．

敗者脱落ルール　倫理的または経済的な理由から，劣っている治療群を脱落させることを検討する場合がある．このとき，ある一定の統計的精度で，劣っている群をどのように同定するかが問題となる．無効な用量群を脱落させるためのいくつかの規則がある．例えば，(i) サンプルサイズが N_R を超えており，かつ群間のサンプルサイズの比の最大値がある閾値 R_n を超える，(ii) 効用の最大差が $U_{\max} - U_{\min} > \delta_u$ であり，かつその信頼区間幅が閾値 δ_{uw} よりも小さい，という規則である．信頼区間は，

$U_{\max}$ と $U_{\min}$ を反応値とみなし，各用量群のサンプルサイズの情報を用いて計算する．標準化効用指標 U は $0 \sim 1$ の範囲であることに留意する．群間比較の目的に応じて，適宜，対照群や全群を残すこともある．

中止規則　試験を途中中止するために，いくつかの中止規則がある．例えば，以下の規則を満たすときに試験を中止する場合がある．

（ⅰ）一般的な規則：総サンプルサイズが閾値 N を超える．

（ⅱ）効用規則：効用の最大差が $U_{\max} - U_{\min} > \delta_u$ であり，かつその信頼区間幅が δ_{uw} よりも小さい．

（ⅲ）無益性規則：$U_{\max} - U_{\min} < \delta_f$ であり，かつその信頼区間幅が δ_{fw} よりも小さい．

5.3.1　シミュレーション

設　定

シミュレーション実験では5用量を設定する．ただし，用量数を変えても結果の一般性は失われない．各用量水準に対応する反応率 $p(U > u)$ は表5.3.1のとおりである．これらの反応率はハイパーロジスティックモデルから算出したものではなく，一般的な状況を反映させるために任意に選択した．

反応モデル

検討する確率モデルを $p(\mathbf{x}, \mathbf{a}) = P(U \geq u)$ とし，そのモデルは3つの母数（a_1, a_3, a_4）を含むハイパーロジスティックモデル

$$p(\mathbf{x}, \mathbf{a}) = C(a_1 e^{0.03x} + a_3 e^{-a_4 x})^{-1} \tag{5.19}$$

とする．ここで，$a_1 \in [0.06, 0.1]$，$a_3 \in [150, 200]$ である．係数 C は，シミュレーションで $0 \leq p_j(\mathbf{x}, \mathbf{a}) \leq 1$ を保つために用いられる．

事 前 分 布

シミュレーションでは，母数 a_4 に対して2つの無情報事前分布 $[0.05, 0.1]$ および $[0.01, 0.1]$ を利用した．ここで，

$$a_4 \sim g_0(a_4) = \begin{cases} \dfrac{1}{b-a} & : \ a \leq a_4 \leq b \\ 0 & : \ 上記以外 \end{cases} \tag{5.20}$$

である．

表5.3.1　シミュレーションで想定した用量反応関係

用量水準	1	2	3	4	5
用量	20	40	70	95	120
目標反応率	0.02	0.07	0.37	0.73	0.52

再評価法

シミュレーションでは，頻度流・Bayes流ハイブリッドアプローチを用いた．まず，a_i ($i=1, 3, 4$) の3つの母数を推定するために最小二乗法を用いる．次に a_1, a_3 の推定値，a_4 の事前分布を用いて Bayes 流アプローチにより母数 a_4 の事後確率分布および予測確率を求める．

効用アダプティブランダム化

前節で示した効用オフセットモデルにおける用量水準 x_i への割付確率は

$$\Re(x_i) = \begin{cases} \dfrac{1}{K} & : \text{レスポンダー観察前} \\ \dfrac{1}{c} \max\left\{0, \left(\dfrac{p(x_i)}{\sum_{i=1}^{k} p(x_i)} - \dfrac{n_i}{N}\right)\right\} & : \text{レスポンダー観察後} \end{cases} \quad (5.21)$$

となる．ここで，$p(\mathbf{x})$ は Bayes 流の反応率または予測確率，n_i は x_i 群に割り付けられたサンプルサイズ，N は試験の総予定サンプルサイズ，K は用量群の数である．

敗者脱落規則と中止規則

シミュレーションでは，敗者を脱落させず，ランダム化された患者が事前に規定した最大数に達した場合に試験を中止することとした．

シミュレーション結果

シミュレーションにより，4つの異なるサンプルサイズ ($N = 20, 30, 50, 100$) と2つの異なる無情報事前分布を用いた場合の動作特性を評価した．代表的なシミュレー

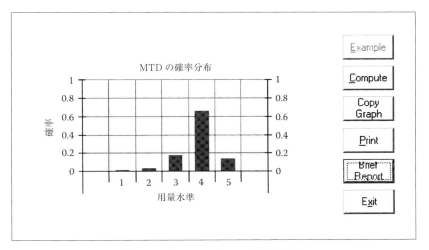

図 5.3.3　シミュレーション結果の代表例

表 5.3.2 シミュレーション結果の比較[#]

シナリオ	用量水準	1	2	3	4	5
	目標反応率	0.02	0.07	0.37	0.73	0.52
$n^* = 100$	シミュレーションデータの反応率	0.02	0.07	0.36	0.73	0.52
	予測反応率	0.02	0.07	0.41	0.68	0.43
	標準偏差	0.00	0.01	0.08	0.07	0.03
	患者数	1.71	4.78	25.2	41.8	26.6
$n^* = 50$	シミュレーションデータの反応率	0.02	0.07	0.36	0.73	0.52
	予測反応率	0.02	0.07	0.40	0.65	0.41
	標準偏差	0.00	0.02	0.11	0.09	0.04
	患者数	1.02	2.48	12.6	20.5	13.4
$n^* = 30$	シミュレーションデータの反応率	0.02	0.05	0.36	0.73	0.51
	予測反応率	0.02	0.07	0.40	0.63	0.40
	標準偏差	0.00	0.02	0.13	0.11	0.05
	患者数	1.00	1.62	7.50	11.9	8.00
$n^* = 20$	シミュレーションデータの反応率	0.02	0.06	0.34	0.72	0.51
	予測反応率	0.02	0.07	0.37	0.58	0.38
	標準偏差	0.00	0.02	0.15	0.14	0.06
	患者数	1.00	1.03	4.68	7.60	5.68
$n^{**} = 50$	シミュレーションデータの反応率	0.02	0.07	0.36	0.73	0.51
	予測反応率	0.02	0.07	0.41	0.65	0.41
	標準偏差	0.00	0.02	0.11	0.09	0.04
	患者数	1.02	2.53	12.7	20.5	13.3

[#] 使用したソフトウェア：ExpDesign Studio®（www.CTriSoft.net）.
[*] $[0.05, 0.1]$ の一様事前分布. [**] $[0.01, 0.1]$ の一様事前分布.

ション結果を図5.3.3に示した. 表5.3.2は, 各シナリオにおける1000回のシミュレーション結果の平均値である.

各群にランダム化されたサンプルサイズは, 近似的に各用量群に対応する効用または反応率に比例しており, 効用アダプティブランダム化は効率的な割付法であるといえる. 伝統的な均等割付デザインと比較して, アダプティブデザインは望ましい用量水準に多くの患者を割り付ける. すべての状況で予測反応率は設定した値に類似している. 無情報事前分布が使用されていることから, これは妥当な結果である. 各用量群における予測反応率の精度は, その標準偏差

$$\delta_p = \sqrt{\frac{1}{N_s}\sum_{i=1}^{N_s}[\hat{p}_i(x) - \bar{p}(x)]^2} \tag{5.22}$$

により評価される. ここで, N_sはシミュレーション回数, $\hat{p}_i(x)$はシミュレーションデータの反応率または予測反応率, $\bar{p}(x)$ は用量水準 x での平均反応率である. 50例（1群あたり平均10例）以上の場合, ハイブリッド法は妥当な推定精度を与えているが, サンプルサイズが小さくなると精度は低下する. サンプルサイズと最も関心のある用

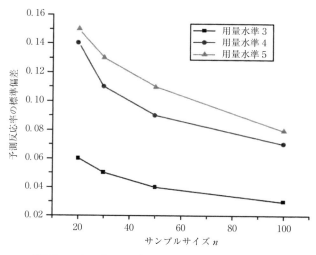

図 5.3.4 サンプルサイズと予測反応率の標準偏差との関係

量水準（水準 3, 4, 5）における精度との関係を図 5.3.4 に示す．2 つの無情事前分布に対するシミュレーション結果はかなり類似していることから，予測反応率の無情報事前分布に対する感度は低いようである．精度は，反応モデルで使用される母数の数に強く依存することに留意すべきである．母数が多くなれば精度は低下する．シミュレーションでは，3 つの母数を含むハイパーロジスティックモデルを用いた．もし単一母数モデルが使用された場合，予測反応率の精度は大きく改善されるかもしれない．

5.4 デザイン選択とサンプルサイズ

ほとんどの用量漸増試験において，試験実施計画書に試験デザインの選択やサンプルサイズ設定の詳細が記載されることはない．伝統的漸増ルールや CRM とその種々の改良版を比較するシミュレーション実験が数多く実施されているものの，伝統的漸増ルールと CRM の性能の違いを示した実証的証拠は全くといってよいほど存在しない．本節では，試験デザインの選択のための判定基準やサンプルサイズ設定のための性質を議論する．

5.4.1 デザイン選択の判定基準

適切な試験デザインの選択には，一般に，サンプルサイズを固定する方法と正しく MTD を同定する確率を固定する方法の 2 つが考えられる．サンプルサイズを固定する方法では，

（ⅰ）DLT 数の期待値

（ii）MTD 推定値の偏りとばらつき

（iii）MTD より低い用量で DLT を観察する確率

（iv）MTD を正しく同定する確率

といった指標を用いて最適なデザインを選択することになるが，MTD を正しく同定する確率が最も高いデザインを採用することが多いと考えられる．一方で，DLT の発現を避けたい場合は，DLT 数の期待値が最も小さいデザインを選択する場合もある．実際には，上記の基準について目的に応じた最適なデザインを選択する．

　MTD を正しく同定する確率を固定する方法では，

（i）患者数の期待値

（ii）DLT 数の期待値

（iii）推定された MTD のバイアスおよび変動

（iv）MTD より前に DLT を観察する確率

といった指標を用いて最適なデザインを選択することになる．この中では，優先的に，サンプルサイズの期待値が最も小さいデザインを採用することが多いと考えられる．一方で，MTD より低い用量への曝露を最小化することが望ましい場合，MTD より低い用量で DLT を観察する確率が最も小さいデザインを選択するかもしれない．上記と同様に，実際には，上記の基準について目的に応じた最適なデザインを選択する．

　研究者が過毒性用量の投与を制限することに関心をもつことがある．この場合，MTD を超える用量に曝露されるサンプルサイズの期待値を最小にするデザインを選択する場合がある．

5.4.2　サンプルサイズの正当化

　上述のとおり，多くの用量漸増試験において，試験実施計画書にサンプルサイズの妥当性を詳述しない．サンプルサイズを統計的に正しく設定することで，試験の統計的事項の妥当性を保証することになる．多くの臨床試験と異なり，用量漸増試験では検出力を計算することができない．用量漸増試験のサンプルサイズを正当化するには，(i) MTD より低い用量における DLT 数の期待値，(ii) MTD 推定値の偏りとばらつき，(iii) MTD より低い用量で DLT を観察する確率，(iv) MTD を正しく同定する確率，を評価することが望ましい．例として，ある抗がん剤の MTD を同定する用量漸増試験を考える．これら 4 つの指標を評価するために，以下のシナリオの下で 5000 回のシミュレーションを実施する．

（i）開始用量は 0.3 mg/kg とする（例えば，マウスの LD_{10} の 1/10）.

（ii）用量範囲は 0.3 mg/kg から 2.8 mg/kg とする（2.5 mg/kg を MTD と仮定する）.

（iii）修正フィボナッチ数列を利用し，6 つの用量水準（0.3, 0.6, 1, 1.5, 2.1, 2.8 mg/kg）を設定する.

（iv）目標 DLT 発現率は 1/3 = 33% と仮定する.

アルゴリズムに基づく試験デザインとして，3 + 3 漸増デザインと 3 + 3 漸増漸減デ

5.5 おわりに　　83

表5.4.1　シミュレーション結果の要約

デザイン	期待サンプルサイズ（N）	期待 DLT 数	MTD の平均値（標準偏差）	MTD を正しく選択する確率
3+3 漸増	15.96	2.8	1.26 (0.33)	0.526
3+3 漸増漸減*	17.56	3.2	1.02 (0.30)	0.204
CRM(1)	10.60	3.4	1.51 (0.08)	0.984
CRM(2)	13.57	2.8	1.57 (0.20)	0.884
CRM(3)	16.37	2.7	1.63 (0.26)	0.784

* 用量漸減を許容.
CRM(n)：1用量あたり n 例の CRM：一様事前分布を使用.

ザインを評価した．CRM においては，用量水準あたり n 例とする CRM(n)（$n=1,2,3$）を用いた．毒性モデルとしてロジスティックモデルを仮定し，母数の推定には，一様事前分布を用いた Bayes 流アプローチを利用した．CRM(n) に対する用量漸増と試験中止に関する規則は以下のとおりである．

（ i ）スキップできる用量の数は 0，すなわち用量の飛び越しは許容しない．

（ ii ）漸増する前の用量水準の最小患者数を n 例とする．

（iii）1つの用量水準における最大患者数を 6 例とする．

シミュレーション結果は表5.4.1のとおりである．

表5.4.1からわかるように，3+3漸増デザインと CRM(2) では，MTD に到達する前の DLT 数の期待値が最小となる．3+3漸増デザインと3+3漸増漸減デザインの標準偏差は，CRM(n) よりも大きく，MTD が過小推定されている．CRM(1) と CRM(2) の MTD を正しく同定する確率は高かった．必要サンプルサイズは11～18例であった．これらの指標より全体を比較すると CRM(2) が推奨される．

5.5　お　わ　り　に

本章で提案した効用アダプティブランダム化は，各群に割り付けられる患者の割合が，その反応率や予測確率に比例するという望ましい性質をもっている．より多くの患者を優れた群に割り付けることで，比較的小さいサンプルサイズで，その群をより正確に評価することができる．ハイパーロジスティックモデルを用いたハイブリッド CRM は，最小の患者数で用量反応に関する信頼できる予測結果を与える．母数がハイパーロジスティック関数の曲線に与える影響を十分に評価した上で，その母数の適切な範囲を選択することが重要である．ハイブリッド CRM は，反応率が低い場合，サンプルサイズが増大すると考えられる．ハイブリッドアプローチは，事前分布の柔軟性と Bayes 流の予測を取り入れており，かつ頻度流アプローチにより数値計算が安定している方法である．提案法は，医薬品開発を加速させる第 II/III 相試験で使用することができる．しかしながら，試験進行中に，どのように厳密な評価を行う

のかといった，いくつかの実務的問題が存在する．提案した Bayes 流アダプティブ
デザインは，複数の評価項目にも適用でき，様々な状況で利用可能である．例えば，
CTC grade のような順序応答に対して，各反応水準を異なる評価項目とみなし，そ
れらを別々にモデル化し，そのモデルに基づき期待される効用を計算することもでき
る．あるいは，各反応水準に異なる重みを割り当てて効用を定式化し，その効用をモ
デル化することも可能である．

6

アダプティブ群逐次デザイン

臨床試験において，ある時点までの蓄積データに基づき，試験中に安全性データのモニタリングや中間解析を実施することは珍しいことではない．これらの目的は，試験の進捗や完全性をモニタリングする，患者が不当なリスクにさらされる，または治療が無効である場合に早期中止する，データの品質確保のために ICH GCP に従った試験デザインに修正することなどである．ほとんどの臨床試験において，中間解析を実施する主な理由は，(i) 倫理的配慮，(ii) 試験実施上の問題，(iii) 経済的制約である（Jennison & Turnbull, 2000）．実際，臨床試験は人を対象とするため，倫理上，有害または無効な治療を受けることがないように試験をモニタリングする必要がある．例えば，治療の無益性など，試験結果が否定的であることが判明した場合には，試験を早期中止することになる．倫理的配慮として，蓄積データに加えて，文献や他試験の情報を用いて被験治療の安全性と有効性を評価すべきである．

臨床試験が計画通りに実施されているかを確かめるためには，中間解析を実施する必要がある．例えば，適格基準に合致した患者が，正しい患者母集団から抽出されているか（すなわち対象患者母集団を代表するか）は，つねに懸念されるところである．また，試験実施計画書に記載された試験手順，用法・用量，治療期間が遵守されているかを確認することも重要である．中間解析を実施することで，試験実施計画書の逸脱や違反などの問題点を早期に明らかにでき，迅速に対応することができる．早期の中間解析により，試験計画時の重要な仮定を検証することもできる．重要な仮定からの深刻な乖離が発見された場合は，試験の質や完全性を担保するための修正が必要となる．

本章の構成は，次のとおりである．6.1 節では，逐次法の基本概念を紹介する．6.2 節では，正規，二値，生存データに対する群逐次デザインを紹介する．6.3 節では，等情報間隔に基づく中止境界を構成する方法として，Wang & Tsiatis (1987) が提案した境界関数について説明する．また，2 段階デザインにおける不等情報間隔に基づく方法も議論する．6.4 節では，より柔軟なデザインである消費関数に基づくアプローチを紹介する．この方法では，情報間隔や解析回数は事前規定せず，代わりに消費関数[1]を事前規定する．また，消費関数と Wang & Tsiatis の境界関数の関係性も議論する．6.5 節では，各ステージのデータから推定した独立な p 値に基づく群逐次デ

ザインを説明する．6.7節と6.8節では，無益性評価を行う試験におけるモニタリングと条件付き検出力を紹介する．最終節では，実務上の問題について述べる．

6.1 逐　次　法

Jennison & Turnbull（2000）で説明されているとおり，逐次法の概念は，ある経済的な制約下で臨床的利益を得ることに端を発している．試験結果が肯定的な場合，早期中止することで被験薬がより早く利用可能になる．試験結果が否定的な場合，早期中止することでリソースの無駄を防ぐことができる．一般に，逐次法は，サンプルサイズを固定する標準的な方法よりも，サンプルサイズ，時間，費用を節約できる．つまり，中間解析により，リソースを有望な治療の開発にまわすかどうかを判断できる．

臨床試験で正式な中間解析を行う場合，群逐次法を用いる．中間解析は，試験の任意の時点で，治療の有効性や安全性を評価することを目的とした解析である．中間解析の結果が，その後に試験に組み入れられる患者の臨床評価に偏りをもたらす恐れがあるため，すべての中間解析は注意深く計画し，試験実施計画書に記述すべきである．特別な状況下では，計画していなかった中間解析が必要となるかもしれない．このような場合，データの盲検性を解除する前に，中間解析を実施する根拠を試験実施計画書に明記すべきである．多くの臨床試験，特に臨床的意義が高く世間の注目を集めるような試験では，安全性や有効性の中間データをモニタリングするために，外部の独立なグループやデータモニタリング委員会（Data Monitoring Committee；DMC）を設置すべきである．米国FDAは，臨床試験の完全性を維持するために，DMCの責務と役割を試験実施計画書に明記することを求めている（FDA，2000，2005c；Offen，2003）．

基 本 概 念

（完全な）逐次検定は，新たな観測値が得られるたびに蓄積データを用いて検定を行う方法である．群逐次検定は，完全な逐次検定とは異なり，事前に指定した区間の蓄積データを用いた検定である（Jennison & Turnbull, 2000）．

過誤の増大　　片側有意水準（α）0.025を用いた単一ステージの試験では，検定統計量が$z \geq 1.96$となるときに，帰無仮説（H_0）を棄却する．K回の解析を行う逐次試験では，第k回目の解析（$k = 1, 2, ..., K$）において，Z_kの絶対値が十分に大きいときに，H_0を棄却して試験を中止する．多重検定が第1種の過誤確率の増大を引き起こすため，各解析において有意水準αの片側検定を適用することは適切でない．実際，このときの第1種の過誤確率は$1 - (1-\alpha)^k$となる[*2]．$K = 5$の場合には，第

[*1]　訳注：原著は error spending function となっており，アルファ消費関数やベータ消費関数をさす．

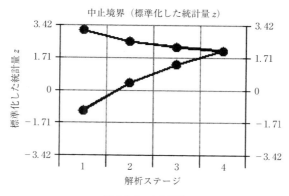

図 6.1.1 中止境界

1種の過誤確率は $0.119^{*3)}$ であり，これは個々の解析に適用される有意水準 0.025 よりもかなり大きい．

中止境界　中止境界は，試験を中止するかどうかを決定するための棄却限界値の集合であり，蓄積データに基づく検定統計量と比較する．例として，図 6.1.1 に，中止境界である棄却限界値の集合を示す．あるステージにおいて，観測された検定統計量が境界の外側にあれば試験を中止し，そうでなければ試験を継続する．

境界尺度　中止境界は多くの指標を用いて構成できる．一般に用いられる指標は，標準化した z 統計量，標本平均，エラー消費，和平均 (sum-mean scale) である．原理的には，これらの指標は，適切な変換をすれば互いに等価となる．例として，独立な2標本の平均値の差に対する検定の仮説を考える．各指標は以下のとおりである．

- 標本平均：$\theta_k = \bar{x}_{Ak} - \bar{x}_{Bk}$
- 標準化した z 統計量：$Z_k = \theta_k \sqrt{I_k}$ （$I_k = n_k/(2\sigma^2)$ は情報水準）
- 和平均：$D_k = \sum_{i=1}^{k} x_{Ai} - \sum_{i=1}^{k} x_{Bi}$
- エラー消費（確率尺度）：$\alpha(s_k)$ （s_k はステージ k における情報時間）

中間解析の数が増えると，α と検出力が目標値となるデザインは無数に存在する．このため実際には，目的に適した最適なデザインを選択することは難しい．したがって，好ましい中止境界を定義するためには，O'Brien-Fleming, Pocock, Lan-Demets-Kim, Wang-Tsiatis の境界関数のような，少数の母数で記述される単純な関数を用いることで十分である．

最適（または柔軟）な多段階デザイン　がん領域の早期の相の試験では，試験治療が有効であっても試験を早期中止することは望ましくない．一方で，試験治療が有

---

*2)　訳注：各検定が独立でないので，実際には全体の過誤確率はもう少し小さくなる．
*3)　訳注：ただし，各検定に独立性を仮定した場合．

効でない場合には，倫理的観点から，可能な限り早期中止することが望ましい．このように，試験治療の開発を継続するかどうかを判断するために，最適または柔軟な多段階デザインが用いられる．このデザインは，がんの単群第II相試験で用いられることが多く，ミニマックスデザインやSimonの最適2段階デザイン（Simon, 1989；Ensign et al., 1994）などの最適多段階デザインと，フレキシブル多段階デザイン（Chen, 1997；Chen & Ng, 1998；Sargent & Goldberg, 2001などを参照）がある．

最適2段階デザインは，試験初期に失敗例がある程度生じた場合に早期中止を許容する．具体的には，第1ステージで n_1 人の患者を治療する．そこでの反応数が r_1 未満であれば，試験を中止する．そうでなければ，さらに n_2 人の患者を組み入れ，第2ステージを実施する．$N = n_1 + n_2$ 人の患者の反応率に基づき，試験治療が有望か否かを決定する．p_0 を望ましくない反応率，p_1 を望ましい反応率とする（$p_1 > p_0$）．試験治療の反応率がある水準よりも低ければ，高い確率でその治療を無効として棄却し，反応率がある水準よりも高ければ，高い確率でその治療を有効と判断し，棄却しない．したがって，2段階デザインの仮説は

$$H_0 : p \leq p_0, \quad H_a : p \geq p_1$$

となる．H_0（または H_a）の棄却は，試験治療についてさらなる試験を実施すべき（またはすべきでない）ことを意味する．上記の仮説における第1種の過誤は有望でない治療を受容する偽陽性であり，第2種の過誤は有望な治療を棄却する偽陰性であることに留意してほしい．この最適2段階デザインに代わる方法として，フレキシブル2段階デザインがある（Chen & Ng, 1998）．フレキシブル2段階デザインは，サンプルサイズに幅をもたせたデザインである．

Sargent & Goldberg（2001）は，多群比較試験において，群間の反応率の差が事前に指定した区間 $[-\delta, \delta]$ に入る場合，他の要因に基づいてさらなる検討に進む群を選択することができるフレキシブル最適デザインを提案した．Sargent & Goldberg（2001）は，反応率の差が δ よりも大きい場合は，最高反応率を示す治療を選択するデザインを提案した．一方で，差が δ 以下であれば，選択の際に他の要因を考慮することができる．このデザインで重要なことは，最良の治療が確実に選択されることではなく，優れた治療が存在するときに極端に劣った治療が選択されないようにすることである．

6.2　群逐次デザインの一般法

Lan et al.（1994）は，群逐次デザインの統一的な方法を導入した．最大で K 回の解析を行う群逐次試験を考える．各解析の検定統計量は $\{Z_1, ..., Z_K\}$ である．これらの統計量が，情報水準 $\{I_1, ..., I_k\}$ をパラメータとしてもつ同時正準分布に従うと仮定する．つまり，

$$Z_k \sim N(\theta\sqrt{I_k}, 1), 1, ..., K$$

6.2　群逐次デザインの一般法　　　　89

表 6.2.1　評価項目のタイプ別のサンプルサイズ

エンドポイント	サンプルサイズ	分散
1 標本・平均値	$n = \dfrac{(z_{1-\alpha} + z_{1-\beta})^2 \sigma^2}{\varepsilon^2}$	
2 標本・平均値	$n_1 = \dfrac{(z_{1-\alpha} + z_{1-\beta})^2 \sigma^2}{(1 + 1/r)^{-1} \varepsilon^2}$	
1 標本・割合	$n = \dfrac{(z_{1-\alpha} + z_{1-\beta})^2 \sigma^2}{\varepsilon^2}$	$\sigma^2 = p(1-p)$
2 標本・割合	$n_1 = \dfrac{(z_{1-\alpha} + z_{1-\beta})^2 \sigma^2}{(1 + 1/r)^{-1} \varepsilon^2}$	$\sigma^2 = \bar{p}(1-\bar{p})$ $\bar{p} = \dfrac{n_1 p_1 + n_2 p_2}{n_1 + n_2}$
1 標本・生存時間	$n = \dfrac{(z_{1-\alpha} + z_{1-\beta})^2 \sigma^2}{\varepsilon^2}$	$\sigma^2 = \lambda_0^2 \left(1 - \dfrac{e^{\lambda_0 T_0} - 1}{T_0 \lambda_0 e^{\lambda_0 T_s}} \right)^{-1}$
2 標本・生存時間	$n_1 = \dfrac{(z_{1-\alpha} + z_{1-\beta})^2 \sigma^2}{(1 + 1/r)^{-1} \varepsilon^2}$	$\sigma^2 = \dfrac{r \sigma_1^2 + r \sigma_2^2}{1 + r}$ $\sigma_i^2 = \lambda_i^2 \left(1 - \dfrac{e^{\lambda_i T_0} - 1}{T_0 \lambda_i e^{\lambda_i T_s}} \right)^{-1}$

注：$r = n_2/n_1$，λ_0 は期待ハザード，T_0 は一様分布に伴う組み入れ期間，T_s は試験期間，ε は群間差．2 標本の生存時間曲線の比較では，ログランク検定を用いる．

表 6.2.2　逐次デザインの統一表現

単一平均	$Z_k = (\bar{x}_k - \mu_0)\sqrt{I_k}$	$I_k = \dfrac{n_k}{\sigma^2}$
ペアの平均	$Z_k = \bar{d}_k \sqrt{I_k}$	$I_k = \dfrac{n_k}{\tilde{\sigma}^2}$
2 標本・平均値	$Z_k = (\bar{x}_{Ak} - \bar{x}_{Bk})\sqrt{I_k}$	$I_k = \left(\dfrac{\sigma_A^2}{n_{Ak}} + \dfrac{\sigma_B^2}{n_{Bk}} \right)^{-1}$
1 標本・割合	$Z_k = (p_k - p_0)\sqrt{I_k}$	$I_k = \dfrac{n_k}{\sigma^2}, \quad \sigma^2 = \bar{p}(1-\bar{p})$
2 標本・割合	$Z_k = (p_{Ak} - p_{Bk})\sqrt{I_k}$	$I_k = \dfrac{1}{\sigma^2}\left(\dfrac{1}{n_{Ak}} + \dfrac{1}{n_{Bk}} \right)^{-1}$ $\sigma^2 = \bar{p}(1-\bar{p})$
1 標本・生存時間	$Z_k = S_k / \sqrt{I_k}$	$I_k = d_k = \dfrac{N_k}{\sigma^2}$ σ^2 は表 6.2.1 を参照
2 標本・生存時間	$Z_k = S_k / \sqrt{I_k}$	$I_k = \dfrac{r d_k}{(1+r)^2} = \dfrac{r N_k}{(1+r)^2 \sigma^2}$ σ^2 は表 6.2.1 を参照

である．ここで，$Cov(Z_{k_1}, Z_{k_2}) = \sqrt{I_{k_1}/I_{k_2}}$，$1 \leq k_1 \leq k_2 \leq K$ である．

　表 6.2.1 は，評価項目別のサンプルサイズの計算式，表 6.2.2 は評価項目別の検定統計量と情報量の統一表現である．例として，生存時間解析におけるログランク検定では，情報量は

$$I_k = \frac{r}{(1+r)^2} d_k = \frac{r}{(1+r)^2} \frac{N_k}{\sigma^2}$$

となる.ここで,d_k は期待死亡数,N_k は期待患者数,r はサンプルサイズの比である.

T_0,$T_{\max}$ をそれぞれ,組み入れ期間,総追跡期間とする.このとき,指数分布の下では,

$$d_{ik} = \frac{N_{ik}}{T_0}\left(T_0 - \frac{1}{\lambda_i e^{\lambda_i T}}(e^{\lambda_i T_0} - 1)\right), \quad T > T_0 ; i=1,2 ; k=1,...,K$$

となる.ここで,d_{ik} は群 i の k 回目の解析における死亡数,N_{ik} は群 i の k 回目の解析における患者数である.また,

$$\sigma^2 = \frac{N_{1k} + N_{2k}}{d_{1k} + d_{2k}} = \frac{1+r}{\xi_1 + r\xi_2}$$

であり,

$$\xi_i = 1 - \frac{e^{\lambda_i T_0} - 1}{T_0 \lambda_i e^{-\lambda_i T}}$$

である.実際には,まず条件付き確率を用いて中止境界を選択する.また,目標検出力を達成するために,採用した境界とその対応する条件付き確率に基づいてサンプルサイズを計算する.

6.3 早期中止境界

試験治療が有効でない場合には早期中止することが望ましい.一方で,高度に有意な有効性が認められた場合にも,試験を早期中止する可能性がある.以下では,最大 K 回の解析を仮定し,(i) 有効,(ii) 無効,(iii) 有効または無効のための早期中止境界について説明する.

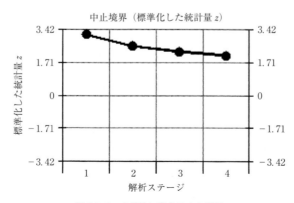

図 6.3.1 有効性に関する中止境界

早期有効中止

早期有効中止における片側帰無仮説 $H_0 : \mu_A \leq \mu_B$ を考える．ここで，μ_A と μ_B は，それぞれ治療群 A と B の平均，もしくは割合やハザードである．早期有効中止の決定規則は

$$\begin{cases} Z_k < \alpha_k \text{ の場合，次ステージへ継続} \\ Z_k \geq \alpha_k \text{ の場合，中止し } H_0 \text{ を棄却，} \quad k = 1, \ldots, K-1 \end{cases}$$

と

$$\begin{cases} Z_K < \alpha_K \text{ の場合，中止し } H_0 \text{ を受容} \\ Z_K \geq \alpha_K \text{ の場合，中止し } H_0 \text{ を棄却} \end{cases}$$

表 6.3.1A　最終有効中止境界 α_K

Δ	1	2	3	4	5
			K		
0	1.9599	1.9768	2.0043	2.0242	2.0396
0.1		1.9936	2.0258	2.0503	2.0687
0.2		2.0212	2.0595	2.0870	2.1085
0.3		2.0595	2.1115	2.1452	2.1697
0.4		2.1115	2.1850	2.2325	2.2662
0.5		2.1774	2.2891	2.3611	2.4132
0.6		2.2631	2.4270	2.5403	2.6245
0.7		2.3642	2.6061	2.7807	2.9185
0.8		2.4867	2.8297	3.0900	3.3074
0.9		2.6306	3.1022	3.4820	3.8066
1.0		2.7960	3.4268	3.9566	4.4252

注：等情報区間，片側 $\alpha = 0.025$．

表 6.3.1B　H_a の下での 2 群合計の最大サンプルサイズと期待サンプルサイズ

Δ	1	2	3	4	5
			K		
0	3592	3616/3161	3652/2986	3674/2884	3689/2828
0.1		3644/3080	3685/2920	3713/2829	3732/2774
0.2		3691/3014	3739/2855	3771/2768	3794/2717
0.3		3758/2966	3829/2804	3870/2720	3898/2669
0.4		3850/2941	3962/2773	4031/2695	4078/2649
0.5		3968/2937	4161/2780	4285/2715	4374/2682
0.6		4128/2965	4436/2828	4662/2792	4834/2785
0.7		4316/3012	4809/2923	5195/2933	5520/2975
0.8		4548/3088	5288/3063	5914/3135	6487/3249
0.9		4821/3188	5881/3242	6860/3400	7788/3593
1.0		5130/3307	6586/3454	8011/3696	9427/3974

注：等情報区間，片側 $\alpha = 0.025$，検出力 = 85%，エフェクトサイズ = 0.1．

で与えられる.

Wang & Tsiatis (1987) は標準化した統計量 Z_k を用いた 2 標本検定族を提案した. Wang-Tsiatis 検定は, Pocock と O'Brien-Fleming の境界を, その特別な場合として含んでいる. したがって, ここでは, Wang & Tsiatis (1987) の方法に焦点を当てる. Wang-Tsiatis の境界は

$$\alpha_k = \alpha_K \left(\frac{k}{K}\right)^{\Delta - 1/2} \tag{6.1}$$

で与えられる. ここで, α_K は K, α, Δ の関数である[*4].

表 6.3.1B のサンプルサイズは, エフェクトサイズ $\delta_0 = 0.1$ としたときの値であり, ExpDesign Studio® を用いて計算した (表 6.3.2B および 6.3.3B も同様). $\delta_0 = 0.1$ のときのサンプルサイズを N_0 とすると, 任意のエフェクトサイズ δ に対するサンプルサイズは $N = N_0 (0.1/\delta)^2$ となる.

● **例 6.3.1 (正規応答)** 被験薬 (T) とプラセボ (P) の比較について, 5 回の解析を行う試験を考える. 予備試験の結果から, 被験薬とプラセボの共通分散は $\sigma^2 = \sigma_T^2 = \sigma_P^2 = 4$, 群間差は $\mu_T - \mu_P = 1$ であると仮定する. この仮定の下で, 被験薬とプラセボの差を有意水準 2.5% (片側 $\alpha = 0.025$) および検出力 85% ($1 - \beta = 0.85$) で検出できる最大サンプルサイズを選択したい. ここでは, $\Delta = 0.3$ の Wang-Tsiatis の中止境界を用いる.

中止境界は表 6.3.1A のとおりである. 表 6.3.1A より, $\alpha_5 = 2.1697$ である. エフェクトサイズが $\delta = (\mu_T - \mu_P)/\sigma = 0.5$ であることから, 中間解析を伴わない標準的デザインにおける必要サンプルサイズ (2 群合計) は

$$N_{\text{fixed}} = 3592 \left(\frac{0.1}{0.5}\right)^2 = 144$$

である. 最大サンプルサイズは

$$N_{\text{max}} = 3898 \left(\frac{0.1}{0.5}\right)^2 = 156$$

で与えられ, 対立仮説下での期待サンプルサイズは

$$N = 2669 \left(\frac{0.1}{0.5}\right)^2 = 107$$

である. したがって, 各中間解析時点での必要サンプルサイズは 156/5 = 31 である.

早期無効中止

早期無効中止の場合についても同様に, 片側帰無仮説 $H_0 : \mu_A \leq \mu_B$ を考える. ここで, μ_A と μ_B はそれぞれ治療群 A と B の平均, もしくは割合やハザードである. 早期無効中止の決定規則は

[*4] 訳注 : $\Delta = 0.5$ のときは Pocock 検定に, $\Delta = 0$ のときは O'Brien-Fleming 検定に相当する.

6.3 早期中止境界

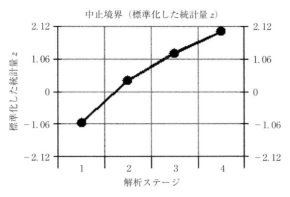

図 6.3.2 無効中止境界

$$\begin{cases} Z_k < \beta_k \text{ の場合，中止し } H_0 \text{ を受容} \\ Z_k \geq \beta_k \text{ の場合，次ステージへ継続，} k = 1, ..., K-1 \end{cases}$$

と

$$\begin{cases} Z_K < \beta_K \text{ の場合，中止し } H_0 \text{ を受容} \\ Z_K \geq \beta_K \text{ の場合，中止し } H_0 \text{ を棄却} \end{cases}$$

で与えられる．

内側無効中止境界（対称境界）を

$$\beta_k = 2\beta_K \sqrt{\frac{k}{K}} - \beta_K \left(\frac{k}{K}\right)^{\Delta - 1/2} \tag{6.2}$$

と定義する．これは有効中止境界と対称関係にある．一方，三角境界は

$$\beta_k = \beta_K \frac{k - k_0}{K - k_0} \tag{6.3}$$

となる[*5]．ここで，$k_0 = [K/2] + 1$ であり，$[x]$ は x の整数部分である．

● 例 6.3.2（二値応答） 被験薬とプラセボの比較について，2 回の解析を行う試験を考える．有効性の主要評価項目は二値応答とする．予備的試験の結果から，被験薬とプラセボの反応率をそれぞれ 20%（$p_1 = 0.2$）と 30%（$p_2 = 0.3$）と仮定する．この仮定の下で，有意水準 2.5%（片側 $\alpha = 0.025$）および検出力 85%（$1 - \beta = 0.85$）を満たす最大サンプルサイズを選択したい．エフェクトサイズは

$$\delta = \frac{p_2 - p_1}{\sqrt{\bar{p}(1-\bar{p})}} = \frac{0.3 - 0.2}{\sqrt{0.25(1-0.25)}} = 0.23094$$

である．$\Delta = 0.6$ の対称境界を用いれば，帰無仮説の下で期待サンプルサイズが最小となる最適デザインが得られる．表 6.3.2A より，$\beta_2 = 1.8765$ であり，(6.2) 式より

[*5] 訳注：ただし，$K \geq 3$．

94   6. アダプティブ群逐次デザイン

表 6.3.2A 無効中止の対称境界 β_K

			K		
Δ	1	2	3	4	5
0	1.9599	1.9546	1.9431	1.9316	1.9224
0.1		1.9500	1.9339	1.9201	1.9098
0.2		1.9419	1.9224	1.9063	1.8926
0.3		1.9316	1.9063	1.8857	1.8696
0.4		1.9155	1.8834	1.8581	1.8374
0.5		1.8972	1.8535	1.8202	1.7938
0.6		1.8765	1.8191	1.7754	1.7398
0.7		1.8512	1.7777	1.7238	1.6790
0.8		1.8237	1.7364	1.6698	1.6169
0.9		1.7950	1.6916	1.6169	1.5572
1.0		1.7651	1.6480	1.5641	1.4998

注：等情報区間，片側 $\alpha = 0.025$.

表 6.3.2B H_0 の下での 2 群合計の最大サンプルサイズと期待サンプルサイズ

			K		
Δ	1	2	3	4	5
0	3592	3608/2616	3636/2433	3656/2287	3672/2202
0.1		3626/2496	3658/2305	3683/2178	3705/2096
0.2		3655/2396	3700/2174	3734/2053	3759/1974
0.3		3701/2321	3770/2054	3817/1924	3855/1845
0.4		3761/2267	3874/1960	3956/1815	4020/1728
0.5		3845/2241	4024/1901	4165/1742	4285/1648
0.6		3950/2238	4223/1880	4454/1713	4662/1618
0.7		4073/2254	4459/1889	4805/1723	5131/1632
0.8		4207/2285	4726/1923	5196/1761	5651/1675
0.9		4352/2327	4999/1971	5594/1813	6167/1732
1.0		4500/2376	5266/2026	5963/1868	6632/1788

注：等情報区間，片側 $\alpha = 0.025$, $\delta = 0.1$, 検出力 $= 85\%$.

$$\beta_1 = 2\beta_K \sqrt{\frac{k}{K}} - \beta_K \left(\frac{k}{K}\right)^{\Delta - 1/2}$$
$$= 2(1.8765)\sqrt{1/2} - 1.8765(1/2)^{0.6 - 0.5}$$
$$= 0.90294$$

である．サンプルサイズを固定する場合，必要サンプルサイズ（2 群合計）は

$$N_{\text{fixed}} = 3592 \left(\frac{0.1}{0.23094}\right)^2 = 674$$

である．帰無仮説の下での最大サンプルサイズと期待サンプルサイズはそれぞれ

$$N_{\max} = 3950 \left(\frac{0.1}{0.23094}\right)^2 = 742$$

と
$$N_{\exp} = 2238\left(\frac{0.1}{0.23094}\right)^2 = 420$$
である.

早期有効・無効中止

早期有効中止と早期無効中止の両方を実施する場合も同様に,片側帰無仮説 H_0: $\mu_A \leq \mu_B$ を考える.ここで μ_A と μ_B はそれぞれ治療群 A と B の平均,もしくは割合やハザードである.早期有効中止または早期無効中止の決定規則は

$$\begin{cases} Z_k < \beta_k \ (k=1,...,K) \text{ の場合,中止し } H_0 \text{ を受容} \\ Z_k \geq \alpha_k \ (k=1,...,K) \text{ の場合,中止し } H_0 \text{ を棄却} \end{cases}$$

となる.中止境界は,前述した有効・無効の中止境界の組み合わせとなり,対称境界は

$$\begin{cases} \alpha_k = \alpha_K (k/K)^{\Delta - 1/2} \\ \beta_k = 2\beta_K \sqrt{\frac{k}{K}} - \beta_K \left(\frac{k}{K}\right)^{\Delta - 1/2} \end{cases} \tag{6.4}$$

三角境界は

$$\begin{cases} \alpha_k = \alpha_K (k/K)^{\Delta - 1/2} \\ \beta_k = \beta_K \dfrac{k - k_0}{K - k_0} \end{cases} \tag{6.5}$$

となる.ここで,$k_0 = [K/2] + 1$ である[*6].

● **例 6.3.3(生存時間応答)** 生存時間を評価項目として,有意水準 2.5%(片側 $\alpha = 0.025$)および検出力 85%($1 - \beta = 0.85$)の下で,3 回($K = 3$)の解析を行う試験を

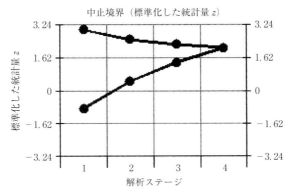

図 6.3.3 有効・無効の中止境界

[*6] 訳注:ただし,$K \geq 3$.

96   6. アダプティブ群逐次デザイン

表 6.3.3A 最終中止境界 $\alpha_K = \beta_K$

| Δ | K | | | | |
	1	2	3	4	5
0	1.9599	1.9730	1.9902	2.0028	2.0143
0.1		1.9856	2.0074	2.0235	2.0373
0.2		2.0074	2.0361	2.0568	2.0717
0.3		2.0396	2.0821	2.1096	2.1303
0.4		2.0866	2.1521	2.1946	2.2256
0.5		2.1487	2.2532	2.3301	2.3737
0.6		2.2290	2.3898	2.5035	2.5896
0.7		2.3301	2.5678	2.7458	2.8871
0.8		2.4530	2.7929	3.0593	3.2798
0.9		2.6000	3.0685	3.4475	3.7759
1.0		2.7722	3.3947	3.9183	4.3823

注：等情報区間，片側 $\alpha = 0.025$.

表 6.3.3B H_0 と H_a の下での2群合計の最大サンプルサイズと期待サンプルサイズ

| Δ | K | | | | |
	1	2	3	4	5
0	3592	3636/2722/3142	3698/2558/2942	3744/2420/2826	3785/2346/2764
0.1		3680/2615/3050	3758/2449/2868	3818/2333/2760	3868/2260/2698
0.2		3755/2534/2974	3860/2342/2793	3937/2236/2692	3995/2167/2628
0.3		3868/2484/2918	4024/2251/2728	4128/2140/2628	4207/2073/2567
0.4		4037/2472/2893	4280/2193/2689	4442/2067/2587	4562/1994/2527
0.5		4265/2497/2897	4662/2181/2687	4931/2034/2584	5136/1950/2527
0.6		4573/2568/2937	5209/2226/2726	5675/2059/2630	6038/1959/2578
0.7		4984/2695/3017	5985/2348/2816	6775/2164/2724	7427/2047/2677
0.8		5525/2891/3143	7078/2580/2967	8402/2397/2879	9574/2272/2830
0.9		6238/3180/3327	8619/2972/3207	10805/2835/3131	12885/2736/3083
1.0		6238/3180/3327	10784/3591/3591	14358/3590/3590	17953/3591/3591

注：等情報区間，片側 $\alpha = 0.025$, $\delta = 0.1$, 検出力 = 85% ［訳注：「/」で区切られた数字は左側から最大サンプルサイズ/H_0 の下での期待サンプルサイズ/H_a の下での期待サンプルサイズ］.

考える．生存時間中央値は，群1で 0.990 年 ($\lambda_1 = 0.7/$年)，群2で 0.693 年 ($\lambda_2 = 1/$年) とする．組み入れ期間は $T_0 = 1$ 年，試験期間は $T_s = 2$ 年とする．ここで，

$$\sigma_i^2 = \lambda_i^2 \left(1 - \frac{e^{\lambda_i T_0} - 1}{T_0 \lambda_i e^{\lambda_i T_s}}\right)^{-1}$$

より，$\sigma_1^2 = 0.7622$, $\sigma_2^2 = 1.303$ を得る．これらより，

$$\delta = \frac{\lambda_2 - \lambda_1}{\sigma} = \frac{1 - 0.7}{\sqrt{0.7622 + 1.303}} = 0.20876$$

である．$\Delta = 0.1$ のときの中止境界は，$\alpha_3 = \beta_3 = 2.0074$ となる（表 6.3.3A）．これらを用いて

$$\alpha_1 = 3.1152, \quad \alpha_2 = 2.3609$$
$$\beta_1 = -0.79723, \quad \beta_2 = 0.91721$$

を得る．サンプルサイズを固定する場合，必要サンプルサイズ（2 群合計）は

$$N_{\text{fixed}} = 3592 \left(\frac{0.1}{0.20876} \right)^2 = 826$$

となる．最大サンプルサイズは

$$N_{\max} = 3758 \left(\frac{0.1}{0.20876} \right)^2 = 862$$

となる．帰無仮説の下での期待サンプルサイズは

$$\bar{N}_0 = 2449 \left(\frac{0.1}{0.20876} \right)^2 = 562$$

であり，対立仮説の下での期待サンプルサイズは

$$\bar{N}_a = 2868 \left(\frac{0.1}{0.20876} \right)^2 = 658$$

となる．

6.4 アルファ消費関数

Lan & DeMets（1983）は，第 1 種の過誤確率を，情報時間の連続関数として消費する方法を提案した．最大期間 T における総情報量が既知であれば，境界は情報時間に対する連続関数として計算できる．この連続関数はアルファ消費関数 $\alpha(s)$ と呼ばれる．アルファ消費関数は情報時間に対する増加関数である．情報時間が 0 のときには 0 となり，情報時間が 1 のときには総有意水準と等しくなる．s_1 と s_2 を 2 つの情報時間，$0 < s_1 < s_2 \le 1$ とする．また，$\alpha(s_1)$ と $\alpha(s_2)$ を s_1 と s_2 におけるアルファ消費関数の値とする．このとき，

$$0 < \alpha(s_1) < \alpha(s_2) \le \alpha$$

が成立する．$\alpha(s_1)$ は情報時間 s_1 において消費する第 1 種の過誤確率である．アルファ消費関数 $\alpha(s)$ と標準化した検定統計量 Z_k, $k = 1, ..., K$ において，その対応する境界 c_k は帰無仮説の下で

$$P(Z_1 < c_1, ..., Z_{k-1} < c_{k-1}, Z_k \ge c_k)$$
$$= \alpha \left(\frac{k}{K} \right) - \alpha \left(\frac{k-1}{K} \right)$$

表 6.4.1 アルファ消費関数

O'Brien-Fleming	$\alpha_1(s) = 2\{1 - \Phi(z_\alpha / \sqrt{2})\}$
Pocock	$\alpha_2(s) = \alpha \log[1 + (e-1)s]$
Lan-DeMets-Kim	$\alpha_3(s) = \alpha s^\theta$, $\theta > 0$
Hwang-Shin	$\alpha_4(s) = \alpha[(1 - e^{\zeta s}) / (1 - e^{-\zeta})]$, $\zeta \ne 0$

を満たすように決める.一般的なアルファ消費関数を表6.4.1に示す.

ここでは,Lan-DeMets-Kim型のアルファ消費関数

$$\alpha(s) = \alpha s^{\theta}, \quad \theta > 0$$

に基づく,サンプルサイズ計算の手順を説明する.アルファ消費関数は固定された最大解析数や等間隔の中間解析を必要としないが,対立仮説の下でサンプルサイズを計算するためにはこれらに対して何らかの仮定が必要である.サンプルサイズはコンピュータシミュレーションで計算する.例として,エフェクトサイズ$\delta = 0.5$,有意水準片側2.5%で検出力90%を達成するためには,古典的デザインでは各群$n_{\text{fixed}} = 84$例が必要である.$\delta = 0.5$でLan-Demets-Kim型のアルファ消費関数を用いて,5回の中間解析を行う場合に,目標検出力を達成するために必要な最大サンプルサイズは92例となる.

6.5 独立なp値に基づく群逐次デザイン

本節では,Chang (2005) によって提案された,各ステージの独立なp値に基づくnステージアダプティブデザインについて議論する.Kステージのアダプティブ群逐次デザインでは,各ステージで仮説検定を行い,その結果に応じて行動する.その行動は,早期有効または無効中止,サンプルサイズ再設定,ランダム化の修正,他のアダプテーションなどである.第kステージにおいて,治療効果の差に関する典型的な仮説集合は

$$H_{0k} : \eta_{k1} \geq \eta_{k2}, \quad H_{ak} : \eta_{k1} < \eta_{k2} \tag{6.6}$$

となる.ここで,η_{k1}とη_{k2}は第kステージにおける平均,もしくは割合や生存のような治療の応答である.H_{0k}の検定統計量と対応するp値をそれぞれT_kとp_kとする.

治療効果がないという帰無仮説に関する包括検定は,各ステージの仮説の積集合

$$H_0 : H_{01} \cap \cdots \cap H_{0K} \tag{6.7}$$

である.なお,本章では片側検定を想定している.第kステージにおける決定規則は

$$\begin{cases} T_k \leq \alpha_k \text{ の場合,有効中止} \\ T_k > \beta_k \text{ の場合,無効中止} \\ \alpha_k < T_k \leq \beta_k \text{ の場合,アダプテーションの上,継続} \end{cases} \tag{6.8}$$

で与えられる[*7].ここで,$\alpha_k < \beta_k$ ($k = 1, ..., K-1$) であり,$\alpha_K = \beta_K$ である.簡単のため,α_kとβ_kをそれぞれ有効境界,無効境界と呼ぶ.

第kステージに到達するためには,第$(k-1)$ステージまでの全ステージで中止にならない必要がある.すなわち,

$$0 \leq \alpha_i < T_i \leq \beta_i \leq 1 \quad (i = 1, ..., k-1)$$

[*7] 訳注:本節以前は標準化した統計量zに関して,中止・継続領域を定義していたが,ここではT_kに対して定義しているので注意すること.T_kは,(6.10)式を参照.

である．したがって，T_k の累積分布関数は

$$\varphi_k(t) = \Pr(T_k < t, \alpha_1 < t_1 \le \beta_1, ..., \alpha_{k-1} < t_{k-1} \le \beta_{k-1})$$
$$= \int_{\alpha_1}^{\beta_1} \cdots \int_{\alpha_{k-1}}^{\beta_{k-1}} \int_0^t f_{T_1 \cdots T_k} dt_k dt_{k-1} \cdots dt_1 \qquad (6.9)$$

となる．ここで，$f_{T_1 \cdots T_k}$ は $T_1, ..., T_k$ の同時確率密度関数であり，t_i は T_i の実現値である．

第 k ステージにおける検定統計量の最も単純な形は

$$T_k = p_k, \quad k = 1, ..., K \qquad (6.10)$$

で与えられる．p_k の独立性より，H_0 の下で $f_{T_1 \cdots T_k} = 1$ であることから，T_k の累積分布関数は

$$\varphi_k(t) = t \prod_{i=1}^{k-1} L_i \qquad (6.11)$$

となる．ここで，$L_i = (\beta_i - \alpha_i)$ である．簡単のため，$\prod_{i=1}^K (\cdot) = 1$ と定義する．第 k ステージにおける α の消費が

$$\pi_k = \varphi_k(\alpha_k) \qquad (6.12)$$

で与えられることは明らかである．あるステージで有効性を認めれば，試験を中止する．したがって，各ステージの第1種の過誤は互いに排反である．このことから，試験単位での第1種の過誤確率は

$$\alpha = \sum_{k=1}^K \pi_k \qquad (6.13)$$

となり，(6.11)式および (6.12)式より

$$\alpha = \sum_{k=1}^K \alpha_k \prod_{i=1}^{k-1} L_i \qquad (6.14)$$

を得る．(6.14)式は中止境界 (α_i, β_i) の決定に関する必要十分条件である．

6.6　中止境界の計算

2段階デザイン

2段階デザインでは，(6.14)式は

$$\alpha = \alpha_1 + \alpha_2(\beta_1 - \alpha_1) \qquad (6.15)$$

となる．中止境界の表 6.6.1 は，(6.15)式を用いて作成できる．調整 p 値は

$$p(t, k) = \begin{cases} t & : \quad k = 1 \\ \alpha_1 + (\beta_1 - \alpha_1)t & : \quad k = 2 \end{cases} \qquad (6.16)$$

で与えられる．

K 段階デザイン

K 段階デザインでは，L_i と α_i の関数

6. アダプティブ群逐次デザイン

表 6.6.1 2段階デザインにおける中止境界

β_1	α_1	0.000	0.005	0.010	0.015	0.020
0.15		0.1667	0.1379	0.1071	0.0741	0.0385
0.20		0.1250	0.1026	0.0789	0.0541	0.0278
0.25		0.1000	0.0816	0.0625	0.0426	0.0217
0.30		0.0833	0.0678	0.0517	0.0351	0.0179
0.35	α_2	0.0714	0.0580	0.0441	0.0299	0.0152
0.40		0.0625	0.0506	0.0385	0.026	0.0132
0.50		0.0500	0.0404	0.0306	0.0206	0.0104
0.80		0.0312	0.0252	0.0190	0.0127	0.0064
1.00		0.0250	0.0201	0.0152	0.0102	0.0051

注：片側 $\alpha = 0.025$.

表 6.6.2 (6.20)式における定数 c

b	θ	K 2	3	4	5	6
0.25	-0.5	0.9188	0.8914	0.8776	0.8693	0.8638
	0.0	0.8889	0.8521	0.8337	0.8227	0.8154
	0.5	0.8498	0.8015	0.7776	0.7635	0.7540
	1.0	0.8000	0.7385	0.7087	0.6911	0.6795
0.50	-0.5	0.8498	0.7989	0.7733	0.7578	0.7475
	0.0	0.8000	0.7347	0.7023	0.6830	0.6702
	0.5	0.7388	0.6581	0.6190	0.5960	0.5808
	1.0	0.6667	0.5714	0.5267	0.5009	0.4840
0.75	-0.5	0.7904	0.7196	0.6840	0.6626	0.6483
	0.0	0.7273	0.6400	0.5972	0.5718	0.5549
	0.5	0.6535	0.5509	0.5022	0.4738	0.4553
	1.0	0.5714	0.4571	0.4052	0.3757	0.3567
1.00	-0.5	0.7388	0.6512	0.6074	0.5811	0.5635
	0.0	0.6667	0.5625	0.5120	0.4823	0.4627
	0.5	0.5858	0.4683	0.4138	0.3825	0.3622
	1.0	0.5000	0.3750	0.3200	0.2894	0.2699

$$L_k = b\left(\frac{1}{k} - \frac{1}{K}\right) \tag{6.17}$$

と

$$\alpha_k = ck^\theta \alpha \tag{6.18}$$

を定義すると便利である．ここで，b, c, θ は定数である．$L_k = \beta_k - \alpha_k$ であることより，無効境界は

$$\beta_k = b\left(\frac{1}{k} - \frac{1}{K}\right) + ck^\theta \alpha \tag{6.19}$$

となる．係数 b は，あるステージから別のステージに進む際の継続域の縮小の速さを意味する．θ は中止境界 α_k, β_k の曲がり具合（curvity）を規定する．(6.17)式と(6.18)式を(6.15)式に代入して定数 c について解くと

$$c = \left[\sum_{k=1}^{K} \left\{ b^{k-1} k^{\theta} \prod_{i=1}^{k-1} \left(\frac{1}{i} - \frac{1}{K} \right) \right\} \right]^{-1} \tag{6.20}$$

を得る．K, b, θ を事前定義すれば，(6.20)式を用いて c を求めることができる．また，(6.18)式と(6.19)式を用いて，中止境界 α_k, β_k を得る．簡単のため，各 b, θ, K における定数 c を表6.6.2に与える．

$\theta < 0$ のとき，有効中止境界は k の単調減少関数となる．$\theta > 0$ のときは k の単調増加関数，$\theta = 0$ のときは定数である．定数 b が増加すると，無効および有効中止境界で囲まれる継続域が速く縮小する．b はすべての β_k が1未満となるように，十分小さい方が望ましい．また，$L_K = 0$ である．

試験の例

これまでの節で説明した群逐次デザインを例示するために，以降では，2つの群逐次デザインの臨床試験の例を与える．説明のため，これらの2つの例は実際の試験に若干の修正を加えている．

● **例 6.6.1** 試験治療と対照治療の2群を比較するがん領域の試験を考える．有効性の主要評価項目は，疾患進行までの時間（time to disease progression：TTP）とする．過去の試験からTTPの中央値は，対照群で8か月（ハザード $= 0.08664$），試験治療群で10.5か月（ハザード $= 0.06601$）と推定されたとする．9か月の組み入れ期間で患者は一様に組み入れられるとし，総試験期間は24か月とする．サンプルサイズは指数分布を仮定して計算する．

治療群のTPP中央値を10.5か月とすると，標準的デザインでは，有意水準 $\alpha = 0.025$（片側検定），検出力80%の下で，各群290例が必要となる．試験の効率を向上させ，ある程度の柔軟性を許容するために，アダプティブ群逐次デザインを考える．1回の中間解析を含むアダプティブ群逐次デザインの下で，全体の第1種の過誤確率を0.025とし，目標検出力80%を達成するためには，各群175例が必要となる．中間解析では，表6.6.1の中止境界 $\alpha_1 = 0.01$，$\beta_1 = 0.25$，$\alpha_2 = 0.0625$ を用いた有効性に関する早期中止を許容することになる．許容される2群合計の最大サンプルサイズは $n_{\max} = 350$ で

表 6.6.3 アダプティブ法の動作特性

中央値					
試験群	対照群	EESP	EFSP	期待される N	検出力（%）
10.5	10.5	0.010	0.750	216	2.5
10.5	8	0.440	0.067	254	79

注：シミュレーション回数100万回．

表 6.6.4 4ステージアダプティブデザインの特定

デザイン	シナリオ	ステージ k 1	2	3	4
GSD 1	α_i	0.01317	0.02634	0.03950	0.05267
	β_i	0.38817	0.15134	0.08117	0.05267
	N	60	120	170	220
GSD 2	α_i	0.00800	0.01600	0.02400	0.03200
	β_i	0.78200	0.28200	0.11533	0.03200
	N	50	95	135	180

注：GSD 1 では $b=0.5$, $\theta=1$, $c=0.5267$；GSD 2 では $b=1.0$, $\theta=1$, $c=0.3200$；サンプルサイズ修正は $N_{\max}=300$ まで許容.

表 6.6.5 各デザインの動作特性

デザイン	シナリオ	期待される N	N の範囲	検出力（%）
Classic	H_0	87	87-87	2.5
	H_a	87		85
GSD 1	H_0	85	60-220	2.5
	H_a	87		94
GSD 2	H_0	92	50-180	2.5
	H_a	87		89

注：H_0 と H_a それぞれのシミュレーション回数を 50 万回と 10 万回とした.

ある．シミュレーション結果を表 6.6.3 に要約する．ここで，EESP と EFSP はそれぞれ早期有効中止確率と早期無効中止確率である．

ここでの検出力は帰無仮説を棄却する確率である．したがって，帰無仮説が真であれば，検出力は第 1 種の過誤確率 α に相当する．表 6.6.3 より，片側 α は期待通り 0.025 に保たれている．両仮説の下での期待サンプルサイズは標準的デザインのサンプルサイズ（290/群）よりも小さい．対立仮説下での検出力は 79% である．

なお，ログランク検定（または他の検定）の未調整 p 値が $p_1=0.1$, $p_2=0.07$ であり，試験が第 2 ステージで中止すると仮定した場合，$t=p_2=0.07 > \alpha_2=0.0625$ であり，帰無仮説を棄却できない．

● **例 6.6.2** 成人喘息患者に対する試験治療の有用性を評価するための第 III 相ランダム化プラセボ対照並行群間試験を考える．有効性は努力性呼気 1 秒量（FEV1）に基づき評価する．主要評価項目は，FEV1 のベースラインからの変化量である．第 II 相試験のデータや他の情報に基づき，試験薬と対照の FEV1 のベースラインからの変化量の差は $\delta=8.18\%$, SD は $\sigma=18.26\%$ とする．標準的デザインの場合，有意水準 $\alpha=0.025$（片側検定）で検出力 85% を達成するためには，各群 87 例が必要である．一方で，各ステージでの比較を許容した 4 ステージアダプティブ群逐次デザインを検

討する．デザインの詳細と対応する動作特性をそれぞれ表6.6.4と表6.6.5に示した．
2つの群逐次デザインと標準的デザインにおける対立仮説下の期待サンプルサイズ
は同じになる．また，2つの群逐次デザインは標準的デザインよりも検出力が高い．

6.7 群逐次試験のモニタリング

データモニタリング委員会

Offen（2003）によれば，中止規則は試験の中止に関する提言に過ぎない．群逐
次デザインを用いる臨床試験では，データモニタリング委員会（Data Monitoring
Committee：DMC）が設置されることが多い．一般に，DMCは試験中止を勧告する
前に，完全性，質，利益，関連するリスクなどの臨床試験のあらゆる側面を評価する
（Ellenberg, Fleming & DeMets, 2002）．実際，計画段階で規定された試験実施に関
する条件は厳密に遵守されるものの，計画段階で定義した中止規則については，中止
決定には様々な要因を考慮する必要があるため，必ずしも厳密に守られないかもしれ
ない．以降では，群逐次デザインを厳密にモニタリングしなければならない理由を概
説する．

一般に，DMC会議は委員の予定に合わせて開催されることになるため，計画段階
で決めた予定とは異なることが多い．さらに，組み入れ速度も計画時の予想と異なる
かもしれない．予定した解析時期からの逸脱は中止境界に影響を及ぼすため，境界は
実際の解析時期に基づき再計算されるべきである．

結果変数のばらつきは未知であることが多い．中間解析時のばらつきの推定値は，
中間解析のために収集された実データから求めるが，その推定値は計画時で与えたも
のと異なる可能性がある．ばらつきの値が中間解析時と計画時で乖離していると，中
止境界に影響を及ぼす．このような場合，条件付き検出力，予測検出力，繰り返し信
頼区間などのその時点までで利用可能な情報に基づき，試験成功の見込みを評価する
ことに関心がある．同様に，応答の治療間差が計画時の見込みと異なる可能性もある．
このような背景から，アダプティブデザインやサンプルサイズ再設定の利用が検討さ
れる（Jennison & Turnbull, 2000）．

一般に，DMCの試験の中止または継続の勧告は有効性だけでなく，安全性の評価
結果も考慮して検討される．ベネフィット・リスク比という用語は，意思決定を下す
際に最も頻用される複合基準であろう．そのため，条件付き検出力や予測検出力を用
いて，試験成功の見込みを把握することが望ましい．

多くの臨床試験において，企業は財政上の制約から試験の実施費用に関する重要な
決定を下す必要がある．このような状況では，ベネフィット・リスク比の概念も有用
ではあるが，財政面から検討する必要があるかもしれない．群逐次試験において，試
験を継続するか中止するかの意思決定に用いられる最も単純な手段は，逐次的な中止
境界の利用である．群逐次境界を用いる当初の方法では，試験実施計画書において事

前に中間解析の回数と時期を規定する必要があった．Whitehead（1983, 1994）は別の中止境界法（Whitehead の三角境界）を導入した．この方法は試験中の解析回数を制限しない．この方法は連続モニタリング法（continuous monitoring procedure）と呼ばれる．一般に，群逐次法の境界は対称でも非対称でもかまわない．対称境界では，有効性欠如による早期中止と有害作用による早期中止の判定基準を等価とし，非対称境界は，有害作用による早期中止の勧告の判定基準を甘めにする．例えば，O'Brien-Fleming の逐次境界を有効性のモニタリングに用い，Pocock 型の逐次境界を安全性モニタリングの指針に用いることもあるだろう．

複雑だが実務的な方法は，偽陽性率，検出力曲線，サンプルサイズや情報量，早期中止時の治療効果の推定値，群逐次デザインであることを考慮していない未調整信頼区間，繰り返し信頼区間，条件付き検出力や予測検出力，無益性の指標を用いて，望ましい動作特性が得られるデザインを決定することである．条件付き検出力と予測検出力は，中間解析時点のデータで条件付けた際の帰無仮説を棄却する見込みを表す．無益性の指標は H_a が真の下で，k 回目の解析で H_0 を棄却できない可能性である．

信頼水準（$1-\alpha$）の θ の繰り返し信頼区間（repeated confidence interval；RCI）を

$$P\{\theta \in I_k \text{ for all } k=1, ..., K\}=1-\alpha$$

とする．ここで，I_k（$k=1, ..., K$）は第 k 解析時点で利用可能な情報から算出された区間である．第 k 解析における繰り返し信頼区間の計算方法は，未調整信頼区間と似ているが，$z_{1-\alpha}$ を α_k，すなわち標準化した統計量 z 上での中止境界に置き換えている．例えば，$CI=d \pm z_{1-\alpha}\sigma$；$RCI=d \pm \alpha_k\sigma$ である（Jennison & Turnbull, 2000）．

条件付き検出力は，試験早期で得られた否定的な傾向が，その後に逆転して有意に肯定的な傾向となる可能性が全くない，またはほとんどあり得ないかを評価するために用いる．無益性の指標も試験のモニタリングに利用できる．無益性の指標が非常に小さい値にもかかわらず早期中止すること，無益性の指標が非常に高いにもかかわらず試験を継続することは適切ではない．

逐次試験のモニタリングの原則

Ellenberg, Fleming & DeMets（2002）は，自身の DMC の経験を共有し，逐次試験のモニタリングに関する有用な原則を与えた．

短期的治療効果と長期的治療効果　　試験早期のデータが短期的な治療効果の強い証拠となっているが，長期的な有効性と安全性を評価するための追跡期間が不十分である場合，早期中止は正当化されない可能性があり，倫理的問題が生じることもある．短期的な治療効果と長期的な治療効果の相対的位置付けは，その臨床的背景に依存する．

早期中止の指針　　早期中止を検討する際には，対応すべき以下の3つの問題がある．

- 有効性を示唆する結果が早期中止を正当化するのに十分な説得力があると判断するには，どの程度の期間にどの程度の治療効果の差が必要であるのか．
- 早期中止を勧告する際に，安全性や無効性に関する否定的な結果に対しても，有効性と同程度の水準の証拠が必要かどうか．
- 明確な傾向がみられていない試験の場合，計画された終了時点まで試験を継続すべきかどうか．

早期の有益な傾向への対応　早期に有益な傾向があった臨床試験において，最適な追跡期間を決めることは難しい．理想的には，長期にわたって起こり得る副作用を評価しながら，治療の有益性を評価することで，臨床使用における情報量を最大化できる．しかしながら，心不全，がん，進行したHIV/AIDSなどの生命を脅かす疾患では，たとえその有益性が長期にわたって継続するかわからなくても，短期的治療効果の存在を示す強い根拠があれば，許容するとの見方もある．このような状況では，重篤な長期毒性を同定するためのさらなる追跡を計画した上で，この短期的有効性を重視し，早期中止を妥当とする考え方もあろう．

早期の好ましくない傾向への対応　早期に安全性・無効性上の懸念が生じた場合，試験の修正や中止を勧告すべきかどうかを判断するために，DMC は以下の3つを評価すべきである．(i) 早期にみられた否定的な傾向は，試験完了時に有益性を検証する可能性がほとんどないくらいものであるか，(ii) 無効性の傾向は，臨床的に意味のある最小の治療効果が得られる可能性を排除するものであるか，(iii) 安全性に関する結果は有害作用として結論付けるほどに十分強いものであるか．

条件付き検出力は，有益性の検証の成否のみを判断するものだが，対称または非対称の境界法を用いれば，治療の有効性を否定したり，有害作用を証明することが可能となる．ある程度の検出力を有する臨床試験において，早期に否定的な傾向がみられたときには，一般に確率打ち切り（stochastic curtailment）を用いた基準が，有益性の欠如を判断する対称下側境界と似た中止基準となる．一方，検出力の低い試験では，否定的な傾向は，有益性の欠如を判断する群逐次下側境界基準より確率打ち切り基準を満たしやすい．新規介入を標準治療や対照レジメンと比較する試験の大半は，新規介入が対照よりも劣っていることを証明しようとはしないだろうが，このような検討が行われる場合もある．

予期せぬ安全性の懸念への対応　予期しない憂慮すべき毒性が生じ始めたときには，統計手法はほとんど役に立たない．このような状況では，評価すべき項目自体が予期せぬものであることから，事前に解析計画を定めることは困難である．

明確な傾向が認められない場合の対応　一部の試験では，試験が進んでも想定した結論に至るような有効性や有害作用のいずれの傾向も認められないことがある．このような場合には，患者，医師，資金や患者に対する負担の観点から，継続可能性とその意義を判断する必要がある．

6.8 条件付き検出力

群逐次試験における任意の中間解析時点での条件付き検出力は，計画された中間解析の時点までに集積された観測データで条件付けた下で，試験終了時に帰無仮説を棄却する検出力である．Pocock 検定，O'Brien-Fleming 検定，Wang-Tsiatis 検定のような多くの繰り返し検定は，対立仮説の下で試験を早期中止することを前提としている．実際に，試験治療が顕著な有効性の証拠を示す場合には試験を終了する．他方で，中間解析が無益性（有効性の欠如）の強い証拠を示した場合には，試験継続が非倫理的であることに留意すべきである．したがって，帰無仮説の下でも試験の早期終了を考慮したいことがある．このような場合，試験の早期中止を定量的に判断する方法として，条件付き検出力の解析や無益性の解析を用いる．

平均値の比較

x_{ij} を治療 i $(i=1,2)$ における患者 j $(j=1,...,n_i)$ の観測値とする．$x_{ij}, j=1,...,n_i$ は，互いに独立に平均 μ_i，分散 σ_i^2 の正規分布に従うとする．中間解析時点で，治療 i の n_i 例の患者のうち，最初の m_i 例のデータを観測したと仮定する．この観測データと対立仮説に基づき，帰無仮説を棄却する検出力を評価することを考える．このとき，まず，

$$\bar{x}_{a,i} = \frac{1}{m_i}\sum_{j=1}^{m_i} x_{ij}, \quad \bar{x}_{b,i} = \frac{1}{n_i - m_i}\sum_{j=m_i+1}^{n_i} x_{ij}$$

を定義する．次に試験終了時点の検定統計量 Z

$$
\begin{aligned}
Z &= \frac{\bar{x}_1 - \bar{x}_2}{\sqrt{s_1^2/n_1 + s_2^2/n_2}} \\
&\approx \frac{\bar{x}_1 - \bar{x}_2}{\sqrt{\sigma_1^2/n_1 + \sigma_2^2/n_2}} \\
&= \frac{(m_1\bar{x}_{a,1} + (n_1-m_1)\bar{x}_{b,1})/n_1 - (m_2\bar{x}_{a,2} + (n_2-m_2)\bar{x}_{b,2})/n_2}{\sqrt{\sigma_1^2/n_1 + \sigma_2^2/n_2}}
\end{aligned}
$$

を計算する．対立仮説の下では $\mu_1 > \mu_2$ と仮定する．このとき，帰無仮説を棄却する検出力は

$$
\begin{aligned}
1-\beta &= P(Z > z_{\alpha/2}) \\
&= P\left(\frac{\dfrac{(n_1-m_1)(\bar{x}_{b,1}-\mu_1)}{n_1} - \dfrac{(n_2-m_2)(\bar{x}_{b,2}-\mu_2)}{n_2}}{\sqrt{\dfrac{(n_1-m_1)\sigma_1^2}{n_1^2} + \dfrac{(n_2-m_2)\sigma_2^2}{n_2^2}}} > \tau \right) \\
&= 1-\Phi(\tau)
\end{aligned}
$$

であり，ここで，

$$\tau = \left[z_{\alpha/2}\sqrt{\sigma_1^2/n_1 + \sigma_2^2/n_2} - (\mu_1 - \mu_2) - \left(\frac{m_1}{n_1}(\bar{x}_{a,1} - \mu_1) - \frac{m_2}{n_2}(\bar{x}_{a,2} - \mu_2) \right) \right]$$

$$\left[\frac{(n_1 - m_1)\sigma_1^2}{n_1^2} + \frac{(n_2 - m_2)\sigma_2^2}{n_2^2} \right]^{-1/2}$$

である．このように，条件付き検出力は仮定された対立仮説 (μ_1, μ_2) だけではなく，中間解析時点における観測値 $(\bar{x}_{a,1}, \bar{x}_{a,2})$ や集積された情報量 (m_i/n_i) にも依存する．

割合の比較

応答が二値の場合にも同様の計算式を得る．x_{ij} を治療 i $(i = 1, 2)$ における患者 j $(j = 1, ..., n_i)$ の二値応答とし，x_{ij}, $j = 1, ..., n_i$ は，互いに独立に平均 p_i の二項分布に従うと仮定する．中間解析時点において，治療 i の n_i 例の患者のうち，最初の m_i 例のデータが観測されたと仮定する．この場合，まず，

$$\bar{x}_{a,i} = \frac{1}{m_i}\sum_{j=1}^{m_i} x_{ij}, \quad \bar{x}_{b,i} = \frac{1}{n_i - m_i}\sum_{j=m_i+1}^{n_i} x_{ij}$$

と定義する．次に試験終了時点の検定統計量 Z

$$
\begin{aligned}
Z &= \frac{\bar{x}_1 - \bar{x}_2}{\sqrt{\bar{x}_1(1 - \bar{x}_1)/n_1 + \bar{x}_2(1 - \bar{x}_2)/n_2}} \\
&\approx \frac{\bar{x}_1 - \bar{x}_2}{\sqrt{p_1(1 - p_1)/n_1 + p_2(1 - p_2)/n_2}} \\
&= \frac{(m_1\bar{x}_{a,1} + (n_1 - m_1)\bar{x}_{b,1})/n_1 - (m_2\bar{x}_{a,2} + (n_2 - m_2)\bar{x}_{b,2})/n_2}{\sqrt{p_1(1 - p_1)/n_1 + p_2(1 - p_2)/n_2}}
\end{aligned}
$$

を求める．対立仮説の下で $p_1 > p_2$ と仮定する．このとき，帰無仮説を棄却する検出力は

$$
\begin{aligned}
1 - \beta &= P(Z > z_{\alpha/2}) \\
&= P\left(\frac{\dfrac{(n_1 - m_1)(\bar{x}_{b,1} - \mu_1)}{n_1} - \dfrac{(n_2 - m_2)(\bar{x}_{b,2} - \mu_2)}{n_2}}{\sqrt{\dfrac{(n_1 - m_1)p_1(1 - p_1)}{n_1^2} + \dfrac{(n_2 - m_2)p_2(1 - p_2)}{n_2^2}}} > \tau \right) \\
&= 1 - \Phi(\tau)
\end{aligned}
$$

と近似できる．ここで，

$$\tau = \left[z_{\alpha/2}\sqrt{p_1(1 - p_1)/n_1 + p_2(1 - p_2)/n_2} - (\mu_1 - \mu_2) - \left(\frac{m_1}{n_1}(\bar{x}_{a,1} - \mu_1) - \frac{m_2}{n_2}(\bar{x}_{a,2} - \mu_2) \right) \right]$$

$$\left[\frac{(n_1 - m_1)p_1(1 - p_1)}{n_1^2} + \frac{(n_2 - m_2)p_2(1 - p_2)}{n_2^2} \right]^{-1/2}$$

である．条件付き検出力は仮定された対立仮説 (p_1, p_2) のみでなく，中間解析時点における観測値 $(\bar{x}_{a,1}, \bar{x}_{a,2})$ や集積された情報量 (m_i/n_i) にも依存する．

6.9 実際的な問題

中間解析のための群逐次法は,基本的には仮説検定であり,どちらの治療が優れているかという試験目的に焦点を当てている.しかしながら,例えば,抗がん剤では新規治療の大半は非常に高価であったり非常に毒性が強かったりする.したがって,新規治療の有益性の大きさが,臨床的に意義があるとされる最低限の要件を満たしたときのみ,実臨床での使用が検討されるだろう.そのため,適切でよくコントロールされた臨床試験は,試験治療が有効かどうかの定性的な証拠だけでなく,試験治療のプラセボに対する有効性や安全性について偏りのない推定に基づく定量的な証拠を提供すべきである.中間解析を実施しないサンプルサイズを固定したデザインでは,治療効果を定性的および定量的に評価できる.しかしながら,群逐次法を用いると,選択した中止規則に起因して,治療効果の最尤推定値が一般に過大推定される.そのため,治療効果の推定問題が注目を集めており,これまでに,修正最尤推定量(modified maximum likelihood estimator;MMLE),中央値不偏推定量(median unbiased estimator;MUE),等裾90%信頼区間の中間値などの多くの推定法が提案されている.詳細は,Cox (1952),Tsiatis et al. (1984),Kim & DeMets (1987),Kim (1989),Chang & O'Brien (1986),Chang et al. (1989),Chang (1989),Hughes & Pocock (1988),Pocock & Hughes (1989) を参照してほしい.

上記の文献で提案された推定法は,多くの計算を必要とする.一方で,シミュレーション実験の結果(Kim, 1989;Hughes & Pocock, 1988)により,O'Brien-Flemingの群逐次法のアルファ消費関数は,中間解析の早期段階では全体の名義有意水準のうち,非常に少量しか割り当てないため,O'Brien-Fleming法に基づく点推定値の偏り,分散,平均二乗誤差は最小である.現在では,群逐次法を用いる際の主要評価項目に関する治療効果の推定が注目を集めているが,臨床試験では,有効性の副次的評価項目や安全性評価項目も数多く存在する.主要評価項目の結果に基づく試験の早期中止が,副次的評価項目の統計的推測に与える影響は未知である.さらに,群逐次法とその後の推定法は母集団の平均にのみ焦点を当てている.一方で,薬剤や疾患によっては,ばらつきの推測が極めて重要である場合もある.早期中止の後に実施されるばらつきの推定に関しては十分に研究されていない.また,2つ以上の治療法を含む試験や生物学的同等性評価のための試験に対する中間解析にも関心がある.複数の治療法を含む試験の群逐次法は,Hughes (1993) や Proschan et al. (1994) を,群逐次生物学的同等性の検定法については Gould (1995) が参考となる.

7

アダプティブシームレスデザインの統計的検定

シームレス第II/III相試験デザイン（seamless phase II/III trial design）は，通常，第IIb試験と第III相試験でそれぞれ達成すべき目的を，1つの試験で解決する試験デザインである（Gallo et al., 2006）．アダプティブシームレス第II/III相デザイン（seamless phase II/III adaptive design）は，第II相試験と第III相試験を組み合わせ，アダプテーション前後に登録された患者データを最終解析に用いるデザインである（Maca et al., 2006）．シームレスデザインには，一般的な第II相試験と同じ目的をもつ学習ステージと，第III相試験と同じ目的をもつ検証ステージがある．シームレスデザインは，一般的なデザインよりも，サンプルサイズを減らすことができ，さらに有効な薬剤をより早く上市させることができる可能性を有する．本章では，これらの試験デザインについて解説する．特に，代表的なシームレスデザインとその有用性について事例を交えて議論する．また，シームレスデザインの問題点や妥当性と完全性を担保するための推奨事項も議論する．

7.1　シームレスデザインの効率性

シームレスデザインの利用により，(i) 被験薬が有効でない場合には試験を早期無効中止することができ，(ii) 被験薬に高い治療効果がある場合には試験を早期有効中止することが可能となる．シームレスデザインは，学習ステージと検証ステージの間の準備期間がなく効率的である．また，学習ステージと検証ステージのデータを併合して最終解析を実施できる．

アダプティブシームレス第II/III相デザインと，第II相試験と第III相試験を別々に行うデザインとの最も大きな違いは，第1種の過誤確率（α）と検出力にある．第II相試験と第III相試験で制御される第1種の過誤確率をそれぞれ $\alpha_{\mathrm{II}}, \alpha_{\mathrm{III}}$ とすると，実際の α は $\alpha_{\mathrm{II}}\alpha_{\mathrm{III}}$ となる．また，2つの第III相試験が必要な場合は，

$$\alpha = \alpha_{\mathrm{II}}\alpha_{\mathrm{III}}\alpha_{\mathrm{III}}$$

となる．一方で，アダプティブシームレス第II/III相デザインでは，$\alpha = \alpha_{\mathrm{III}}$ となる．2つの第III相試験が必要な場合でも，$\alpha = \alpha_{\mathrm{III}}\alpha_{\mathrm{III}}$ となる．したがって，シームレスデザインにおける α は，第II相試験と第III相試験を別々に行う方法の $1/\alpha_{\mathrm{II}}$ 倍になる．

シームレスデザインにより，検出力を向上させることもできる．ただし，ここでの検出力とは，試験計画時に仮説として想定する治療効果の差ではなく，真の治療効果の差を検出する確率のことをいう．第 II 相試験と第 III 相試験を別々に行う場合の検出力は，

$$power = power_{\mathrm{II}} * power_{\mathrm{III}}$$

となる．一方，アダプティブシームレス第 II/III 相デザインでは，

$$power = power_{\mathrm{III}}$$

となり，第 II 相試験と第 III 相試験を別々に行う方法よりも，$1/power_{\mathrm{II}}$ 倍効率が高まる．

7.2　ステップワイズ検定とアダプティブな方法

K ステージの臨床試験を考える．各ステージの仮説検定は，(i) 早期無効中止，(ii) 早期有効中止，(iii) 敗者脱落を検討するために実施される．なお，ここでの敗者とは，事前規定された部分集団を含め劣った群のことであり，各ステージの解析結果に基づいてその脱落の必要性を検討する．このような試験の目的は，包括仮説検定の問題として定式化することができる．つまり，帰無仮説は，各ステージの帰無仮説の積集合となり，

$$H_0 : H_{01} \cap \cdots \cap H_{0K} \tag{7.1}$$

となる．ここで，$H_{0k} (k=1, ..., K)$ は，k 番目のステージにおける帰無仮説である．ここで，H_{0k} は互いに独立ではないことに留意すべきである．つまり，$H_{0k} (k=1, ..., K)$ の仮説のうち，いずれかが棄却されれば，被験薬の有効性を支持することになる．そうでなければ，包括仮説に解釈を与えることができなくなる．以下で示すステップワイズ検定は実務的によく利用される．T_k を H_{0k} に対する検定統計量とし，説明を容易にするため，以降では片側検定のみを考える．

中 止 基 準

(7.1)式の包括帰無仮説の検定にあたって，各ステージにおける中止基準を決める必要がある．ここでは，以下の中止基準を考える．

$$\begin{cases} T_k \leq \alpha_k \text{ の場合，有効中止} \\ T_k > \beta_k \text{ の場合，無効中止} \\ \alpha_k < T_k \leq \beta_k \text{ の場合，敗者脱落，継続} \end{cases} \tag{7.2}$$

ここで，$\alpha_k < \beta_k (k=1, ..., K-1)$ であり，$\alpha_K = \beta_K$ である．α_k および β_k をそれぞれ有効境界および無効境界とすると，検定統計量は，

$$T_k = \prod_{i=1}^{k} p_i, \quad k=1, ..., K \tag{7.3}$$

と定義される．ここで，p_k は，k 番目のステージのデータを用いた帰無仮説 H_{0k} に対

する検定の未調整 p 値であり，帰無仮説 H_{0k} の下で一様分布に従う.

7.3 対比検定と未調整 p 値

M 群の臨床試験において，以下の一般的な片側対比検定を考える.
$$H_0 : L(\boldsymbol{u}) \leq 0, \quad H_a : L(\boldsymbol{u}) = \varepsilon > 0 \tag{7.4}$$
ここで，
$$L(\boldsymbol{u}) = \sum_{i=1}^{M} c_i u_i$$
は，$u_i \ (i = 1, ..., M)$ の線形結合であり，c_i は以下の制約を満たす定数である.
$$\sum_{i=1}^{M} c_i = 0$$
また，ε は事前に設定された定数である．実務上は，u_i は群 i の平均，割合，ハザードなどである．(7.4)式の帰無仮説の下で対比を用いた検定統計量は，
$$Z = \frac{L(\hat{\boldsymbol{u}} ; H_0)}{\sqrt{Var(L(\hat{\boldsymbol{u}}))}} \tag{7.5}$$
となる．ここで，$\hat{\boldsymbol{u}}$ は $\boldsymbol{u}$ の不偏推定量である．$\boldsymbol{u} = (u_i)$ と書くと，
$$\hat{u}_i = \sum_{j=1}^{n_i} \frac{x_{ij}}{n_{ij}}$$
である．ここで，n_i は群 i のサンプルサイズ，x_{ij} は群 i の患者 j のデータである．また，
$$\varepsilon = E(L(\hat{\boldsymbol{u}})), \quad v^2 = Var(L(\hat{\boldsymbol{u}})) \tag{7.6}$$
とし，H_0 と H_a の下で群間での等分散性を仮定し，$u_i \ (i = 1, ..., M)$ は互いに独立であると仮定する．一般性を失うことなく，$c_i u_i > 0$ のとき有効性を示すものとする．優越性デザインでは，$\sum_{i=1}^{M} c_i = 0$ を満たす c_i に関して，(7.4)式の帰無仮説 H_0 が棄却された場合，$u_i \ (i = 1, ..., M)$ の間に差があることになる.

$\hat{\boldsymbol{u}}$ を連続型評価項目の平均であるとする（例えば，二値型評価項目では割合，時間イベント型評価項目ではハザードに関する最尤推定量になる）．中心極限定理により，帰無仮説および対立仮説の下での検定統計量の漸近分布は，
$$Z = \frac{L(\hat{\boldsymbol{u}} | H_0)}{v} \sim N(0, 1) \tag{7.7}$$
$$Z = \frac{L(\hat{\boldsymbol{u}} | H_a)}{v} \sim N\left(\frac{\varepsilon}{v}, 1\right) \tag{7.8}$$
となる．ここで，
$$v^2 = \sum_{i=1}^{M} c_i^2 \, Var(\hat{u}_i) = \sigma^2 \sum_{i=1}^{M} \frac{c_i^2}{n_i} = \frac{\theta^2}{n} \tag{7.9}$$
$$\theta^2 = \sigma^2 \sum_{i=1}^{M} \frac{c_i^2}{f_i} \tag{7.10}$$
である．$f_i = n_i / n, \, n = \sum_{i=1}^{M} n_i$ である．また，σ^2 は H_0 の下での結果変数の分散である.

このとき，検出力は，

$$power = \Phi_0\left(\frac{\varepsilon\sqrt{n} - \theta z_{1-\alpha}}{\theta}\right) \tag{7.11}$$

となる．ここで，Φ_0 は $N(0, 1)$ の累積分布関数である．以上より，目標検出力を達成するためのサンプルサイズは，

$$n = \frac{(z_{1-\alpha} + z_{1-\beta})^2\theta^2}{\varepsilon^2} \tag{7.12}$$

となる．(7.11)式および (7.12)式は，単群試験や2群比較の優越性および非劣性試験にも利用できる．例えば，単群試験では $c_1 = 1$，2群比較試験では $c_1 = -1$，$c_2 = 1$ とすればよい．サンプルサイズを群間で均等に割り振るデザインの場合，反応と対比の形状が同じであれば，必要サンプルサイズは最小となる．

u_i と c が同じ形状であれば，その検定統計量に基づく検定が最強力検定となる．しかしながら，u_i は一般に未知であるため，k 番目のステージにおいて，アダプティブな対比 $c_{ik} = \hat{u}_{ik-1}$ を考える．$\hat{u}_{ik-1}$ は $(k-1)$ 番目のステージにおける推定値である．これにより検定統計量

$$Z_k = \sum_{i=1}^{m}(\hat{u}_{ik-1} - \bar{u}_{k-1})\hat{u}_{ik} \tag{7.13}$$

を得る．$\bar{u}_{k-1}$ は $\hat{u}_{ik-1}$ の平均で，これは，$(k-1)$ 番目のステージのデータを与えた下で正規分布に従う．ここで，$p_k(=\alpha)$ は $c_i = u_i$ $(i = 1, ..., M)$，Z_{k-1}，p_{k-1} とそれぞれ独立であるため，Z_{k-1} と Z_k は無相関である．したがって，Z_1 と Z_2 は独立である．

7.4 シームレスデザインの比較

アダプティブシームレスデザインは，その特徴やアダプテーションの方法により4つのカテゴリに分類できる．(i) 群数を固定した下での早期無効中止，バイオマーカーに基づく早期無効中止，またはサンプルサイズ再設定を伴う早期無効・有効中止するデザイン，(ii) アダプティブ仮説，反応アダプティブランダム化を伴う群の数が可変なデザイン，(iii) 学習ステージから検証ステージへの移行に伴い対象患者集団が変更される集団アダプテーションを行うデザイン，(iv) (ii) と (iii) のデザインを組み合わせたデザインの4つである．(iii) のデザインでは，全集団とバイオマーカーを利用した特定の部分集団のように，患者集団間に相関が生じる．互いに独立であるとき，(iii) と (iv) のデザインは統計学的に等価なものとなる．Chang (2005a, b, 2007b) は，(i) における様々なデザインを考察し，第 II/III 相試験として Bayes 流バイオマーカー・アダプティブデザインを提案している．

本節では，群数が可変であるアダプティブシームレスデザインを説明する．ここでは，正規分布に従う評価項目を用いる4つのデザインを比較する．各デザインは，学習ステージで対照群を含む5つの治療群をもち，さらに治療効果の差を以下の帰無仮

説の下で対比検定により検出するとする.

$$H_0 : \sum_{i=1}^{5} c_i u_i \leq 0$$

c_i は群 i の対比であり,u_i は期待反応である.検定統計量は $T = \sum_{i=1}^{5} c_i \hat{u}_i$ となる.検討する4つのデザインは,(i) 5群の群逐次デザイン,(ii) 最大の検出力を得るために,対比 c_i を期待反応 u_i の反応関係に基づいて適応的に変化させるアダプティブ仮説デザイン,(iii) 対照群と2つの群が検証ステージへと進む敗者脱落デザイン,(iv) 最良の群と対照群のみが検証ステージへと進む最良・対照選択(keep-the-winner)デザインである.期待反応と対比の形状が一致するときに均等デザインの検出力が最大化されるため(Stewart & Ruberg, 2000;Chang & Chow, 2006;Chang, Chow & Pong, 2006),アダプティブ仮説デザインにおける検証ステージで用いる対比は,学習ステージでの結果に基づいて修正されることになる.表7.4.1に3種類の期待反応と対比の形状,表7.4.2に検出力を示した.なお,有効性および無益性の中止境界には,$\alpha_1 = 0.01$,$\beta_1 = 1$,$\alpha_2 = 0.0033$ とした一般化 Fisher 組み合わせ法(Chang, 2007b)

表 7.4.1 期待反応と対比の形状

形状	u_1	u_2	u_3	u_4	u_5	c_1	c_2	c_3	c_4	c_5
単調	1.0	2.0	3.5	4.0	4.5	-1.9	-0.9	0.1	1.1	1.6
波状	1.0	1.0	4.0	1.0	3.0	-1.0	-1.0	2.0	-1.0	1.0
ステップ型	1.0	3.4	3.4	3.4	3.4	-1.92	0.48	0.48	0.48	0.48

表 7.4.2 対比検定の検出力(%)

期待反応	デザイン	対比		
		単調	波状	ステップ型
単調	群逐次デザイン	96.5	27.1	71.0
	アダプティブ仮説デザイン	83.4	50.0	70.0
	敗者脱落デザイン	71.2	71.2	71.2
	最良・対照選択デザイン	84.8	84.8	84.8
波状	群逐次デザイン	26.5	95.8	23.3
	アダプティブ仮説デザイン	49.5	82.1	48.0
	敗者脱落デザイン	47.8	47.8	47.8
	最良・対照選択デザイン	60.7	60.7	60.7
ステップ型	群逐次デザイン	42.6	14.6	72.4
	アダプティブ仮説デザイン	41.0	26.4	54.6
	敗者脱落デザイン	72.7	72.7	72.7
	最良・対照選択デザイン	83.3	83.3	83.3

注:$\sigma = 10$,$\alpha = 0.025$(片側),中間解析時の患者数1群あたり $n = 64$.
すべてのデザインにおいて,対立仮説の下での期待患者数の総計は640例.簡単のため,敗者脱落デザイン,最良・対照選択デザインにおける中間解析では,最良の群が正しく決められるものと仮定している.

を用いている．これらの結果から，最良・対照選択デザインは期待反応や対比の形状に対して頑健であることがわかる．

また，表7.4.1と表7.4.2からは，期待反応と対比の形状が一致するとき，いずれのデザインでも，その検出力が最も高くなることがわかる．また，期待反応の形状が既知であれば，ステップ型の形状の場合を除いて，早期中止が可能な群逐次デザインの検出力が最も高い．反応の形状が未知である場合，最良・対照選択デザインの検出力が最も高くなる．なお，ここで取り上げたデザインは，いずれも包括帰無仮説の下での第1種の過誤確率を制御している．

7.5　敗者脱落アダプティブデザイン

医薬品開発において，製品を速やかに上市するためにも，試験の実施，データ解析，申請手続き，規制当局の承認審査の期間は短縮されることが望ましい．この目的を達成できるデザインは非常に魅力的であり，様々な方法が提案されている．例えば，Gould（1992）やZucker et al.（1999）は，予備的な相の盲検化データを用いて試験を計画し，さらにそのデータを最終解析にも用いるデザインを提案している．Proschan & Hunsberger（1995）は，検出力が向上するように，非盲検データに基づいてサンプルサイズを再調整する方法を提案している．他にも，一般には別々に実施される試験を1つに併合するデザインもある．例えば，Bauer & Kieser（1999）は，2段階デザインとして，第1ステージの終了時に有効性が認められない群を中止する，または試験そのものを中止するデザインを提案している．このデザインは非常に柔軟であり，分布に対する仮定も最小限である．また，Bauer & Kieserのデザインは，検証ステージの最終解析として仮説検定を実施できる．ただし，信頼区間を構成することは困難である．Brannath, Koening & Bauer（2003）は，結果変数が正規分布に従う群逐次デザインを対象に，調整繰り返し信頼区間について議論している．信頼区間は，試験結果の臨床的意義を解釈する上で重要である．

実務的には，敗者脱落アダプティブデザインは，第II相試験と第III相試験を1つの試験として実施したいときに有用である．ここでは，結果変数が正規分布に従う場合の敗者脱落アダプティブデザインを紹介するが，その概念は他の分布に対しても適用できる．敗者脱落アダプティブデザインは，2つのステージで構成され，早期相では，K種類の試験治療（ここでは，$\tau_1, ..., \tau_K$）と対照治療 τ_0 の比較を考える．いずれの群も1群あたりのサンプルサイズを n とする．また，第1ステージ終了時に盲検化された結果変数のデータが収集され，平均値に基づいて決定された最良の治療群と対照群のみが第2ステージに移行し，その他の治療群は脱落させることとする．

Cohen & Sackrowitz（1989）は，両ステージのデータを用い，最良の治療群の平均値に対する不偏推定量を導出した．Cohen & Sackrowitz（1989）は，各治療群の平均値の順位を与えた下での条件付き分布を用いて，条件付き不偏推定量を構成して

おり，同じ考え方に基づいて検定や信頼区間を導出している．最終解析で用いられる
条件付き分布は，第1ステージの結果に依存する．第1ステージの各群の治療効果の
順位を与えた下では，第1ステージと第2ステージの標本空間は分離できることから，
その条件付けにより不偏推定量が得られる．この場合，条件付き有意水準 α の検定
は，無条件に有意水準 α の検定となる．言い換えると，全治療において，その帰無
仮説が真である場合，選択される治療群に関係なく，帰無仮説が棄却される確率が α
を超えることはない．

　説明を簡単にするため，第1ステージ後に以下のような順位で各治療群の平均値が
得られたと仮定する[1]．

$$Q = \{X : \bar{X}_1 > \bar{X}_2 > \cdots > \bar{X}_k\}$$

この場合，治療 τ_1 が第2ステージに進むものとする．一般的には試験終了時に治療
τ_1 の平均 μ_1 を推定し，対照群と比較することになる（例えば，帰無仮説 $H_0 : \mu_1 -$
$\mu_0 \le \Delta_{10}$ を検定する，もしくは，$\mu_1 - \mu_0$ についての信頼区間を構成する）．この設定
の下では，(X^*, T) を与えた下で，W の条件付き分布に基づき，Δ_1（$\Delta_1 = \mu_1 - \mu_0$）
に関する一様最強力不偏検定を構成することができる．ここで，

$$\{X^* : \bar{X}_2 > \bar{X}_3 > \cdots > \bar{X}_k\}$$

$$T = \frac{n_0 \bar{Y}_0 + (n_A + n_B)\bar{Z}}{n_0 + n_A + n_B}, \quad W = \frac{n_0(n_A + n_B)}{(n_0 + n_A + n_B)\sigma^2}(\bar{Z} - \bar{Y}_0), \quad \bar{Z} = \frac{(n_A \bar{X}_M + n_B \bar{Y})}{n_A + n_B}$$

である．また，$\bar{X}_M = \max(\bar{X}_1, ..., \bar{X}_k)$ であり，ここでは $\bar{X}_M = \bar{X}_1$ である．$\bar{Y}$ は第2
ステージでの治療 τ_1 における平均，n_A は，第1ステージでの各群のサンプルサイズ（各
群で等しい），n_B は，第2ステージでの治療 τ_1 における追加サンプルサイズ，$\bar{Y}_0$ は，
第1ステージと第2ステージを通じての対照群における平均，n_0 は，対照群のサン
プルサイズ（第1ステージと第2ステージの合計）である．

　この検定は，ある事象，ここでは Q を条件として与えている．Lehmann (1983) は，
この枠組みで一般定理を与えており，局外母数についての十分統計量で条件付けるこ
とで，局外母数を分布から取り除けることを示した．また，この定理から，興味のあ
る母数の統計的推測に対して，この条件付き分布を用いることにより，無条件に，一
様最強力不偏検定を構成できる（例えば，局外母数の十分統計量で条件付けしなくて
も一様最強力不偏検定となる）．

　検定統計量 W の分布は，

$$W \sim f_Q(W | \Delta_1, X^*, T) = C_N \exp\left\{-\frac{1}{2G}(W - G\Delta_1)^2\right\} D$$

となる．ここで，

$$G = \frac{n_0(n_A + n_B)}{(n_0 + n_A + n_B)\sigma^2}$$

---

[1]　訳注：ここでは，平均値が大きい方が治療成績がよいとする．

$$D = \Phi\left[\frac{\sqrt{n_A(n_A - n_B)}\,(\sigma^2 W + (n_A + n_B)(T - \bar{X}_2))}{\sqrt{n_A(n_A + n_B)}\,\sigma}\right]$$

であり, C_N は W の積分における正規化定数である.

仮説

$$H_0 : \mu_1 - \mu_0 \leq \Delta_{10}, \quad H_a : \mu_1 - \mu_0 > \Delta_{10}$$

に対する検定を行うために, 関数

$$F_Q(W|\Delta_{10}, X^*, T) = \int_{-\infty}^{W} f_Q(t|\Delta_{10}, X^*, T)\,dt$$

を考える. この関数に基づくと, $F_Q(W_U|\Delta_{10}, X^*, T) = 1 - \alpha$ から棄却限界値 W_U を得る. $100 \times (1-\alpha)\%$ 信頼区間 $[\Delta_L, \Delta_U]$ は,

$$F_Q(W_{\mathrm{obs}}|\Delta_L, X^*, T) = 1 - \alpha/2$$
$$F_Q(W_{\mathrm{obs}}|\Delta_U, X^*, T) = \alpha/2$$

となる. $W|X^*, T$ は T に関して単調な尤度比である. Sampson & Sill (2005) は, $k = 7$, $\mu_1 = \cdots = \mu_7 = 0$, $n_A = n_B = 100$, $n_0 = 200$, $\sigma = 10$ の下でシミュレーション実験を実施した. 各群の平均値を降順に並べ替えて, 以下の検定を行うことを考える.

$$H_0 : \mu_1 - \mu_0 \leq 0, \quad H_1 : \mu_1 - \mu_0 > 0$$

シミュレーションデータは,

$$\bar{X}_1 = 1.8881$$
$$\bar{X}_2 = 0.9216$$
$$\bar{X}_3 = 0.0691$$
$$\bar{X}_4 = -0.3793$$
$$\bar{X}_5 = -0.3918$$
$$\bar{X}_6 = -0.8945$$
$$\bar{X}_7 = -0.9276$$
$$\bar{Y} = 0.7888$$
$$\bar{Y}_0 = -0.4956$$

に基づいて生成する. これらのデータからは, $W_{\mathrm{obs}} = 1.83$ となる. これによる棄却域は $(2.13, \infty)$ であり, 帰無仮説を棄却することはできない. 平均の差の 95% 信頼区間は, $(-0.742, 3.611)$ となる.

7.6 お わ り に

新治療の開発期間を短縮するために, アダプティブシームレスデザインが利用される. これまで述べてきたとおり, アダプティブシームレス第 II/III 相デザインは, 単に柔軟というだけではなく, 第 II 相試験と第 III 相試験を別々に実施するよりも効率的である. しかしながら, このデザインを利用する際は, その利点と欠点を理解する必要がある. 実務上は, すべての臨床開発で, このデザインが検討されるわけではな

7.6 おわりに

い．Maca et al.（2006）は，アダプティブシームレスデザインの実施可能性を評価するための基準を提案した．これらの基準は，評価項目，患者登録，臨床開発期間，ロジスティクスの問題を含む．

アダプティブシームレスデザインを実施する上で最も重要な検討事項の1つは，用量選択に用いる評価項目のデータを得るために必要な期間である．データが得られるまでの期間が長すぎれば，このデザインは非効率的である．このような場合，短期間で評価できる代替評価項目を用いることがある．Maca et al.（2006）は，確立している(代替)評価項目の利用を検討するよう提案している．しかしながら，第II相試験が，第III相試験で設定する主要評価項目の情報を得るために実施されるのであれば，このデザインは利用できない．アダプティブシームレスデザインを利用する場合，その短縮された期間内で試験目的を達成できるかがもう1つの重要な検討事項である．特に，アダプティブシームレスデザインが承認申請における主要な試験になる場合には，このことを検討すべきである．2つの主要な試験を実施する場合には，第2の試験をアダプティブシームレスデザインにすることで開発期間を短縮できるのか吟味すべきである．ロジスティクスとして薬剤供給についても検討すべきある．高額でなく，治療レジメンが複雑でなければ，アダプティブシームレスデザインが有用かと思われる．

アダプティブシームレス第II/III相デザインは，第II相試験と第III相試験を別々に実施するデザインよりも，効率的で柔軟である．しかしながら，アダプテーション後の統計的推測は慎重に検討する必要がある．多くのアダプテーションにより柔軟性は高まるが，試験終了時の統計解析はより複雑になることに注意すべきである．

8

アダプティブサンプルサイズ調整

　臨床試験では，臨床的に意味のある差が真に存在するときに，その差を正しく検出するための十分なサンプルサイズが確保されていることが望ましいため，主要評価項目のばらつきなどいくつかの仮定をおいて，サンプルサイズ設定のための検出力を評価する（Chow, Shao & Wang, 2003）．真のばらつきが仮定したばらつきよりもはるかに小さければ，試験の検出力は過剰になる．一方で，真のばらつきが仮定したばらつきよりもはるかに大きければ，目標検出力が得られなくなる．この場合，観測された試験結果は偶然生じた結果である可能性があり，再現性がない．したがって，中間データに基づきサンプルサイズを調整することに関心がもたれている．

　アダプティブサンプルサイズ調整には，事前に計画する調整と事前に計画していない予期しない調整がある．事前に計画する調整では，群逐次デザインやサンプルサイズ調整デザインにおいて中間解析時にサンプルサイズ再設定を行う．計画していない調整は，そのほとんどが中間データに基づく試験中の試験実施計画書の変更や予期せぬ行政上の理由で実施される．第2章では試験実施計画書の変更に伴うサンプルサイズの調整について解説したが，本章では群逐次デザインにおける事前計画されたサンプルサイズ調整に焦点を当てる．

　まず，盲検下でのサンプルサイズ再設定法を紹介する．次に，群逐次デザインの非盲検下でのサンプルサイズ再設定の方法として，Cui-Hung-Wang の方法，Proschan-Hunsberger の方法，Bauer-Köhne の方法を紹介する．また，Müller-Schäfer の方法や逆正規法も概説する．

8.1　盲検下のサンプルサイズ再設定

　臨床試験では，臨床的に意味のある差と主要評価項目のばらつきに基づき，サンプルサイズを決定する．通常はヒストリカルデータがない，または被験薬が新規クラスの薬剤であるために，サンプルサイズ設定時に仮定した主要評価項目のばらつきが適切でない可能性がある．観測された主要評価項目のばらつきが計画時の値と異なれば，試験実施中にサンプルサイズの調整が必要になるかもしれない．二重盲検試験であれば，試験の完全性を担保するために盲検性を解除することなくサンプルサイズ再設定

8.1 盲検下のサンプルサイズ再設定

を行うことが推奨される．盲検解除および有意水準を変更することなく，試験中にサンプルサイズを調整する方法が提案されている（Gould, 1992, 1995；Gould & Shih, 1992）．簡単のため，被験薬とプラセボを比較するランダム化並行群間比較試験を考える．主要評価項目は正規分布に従うこととする．このとき，両側検定の対立仮説が真であると仮定したときに，検出力 $1-\beta$ を達成するために必要なサンプルサイズ（2群合計）は，

$$N = \frac{4\sigma^2(z_{\alpha/2} + z_{\beta})}{\Delta^2}$$

で求めることができる（Chow, Shao & Wang, 2003）．Δ は臨床的に重要なある差である．σ^{*2} を試験計画時のサンプルサイズ設定で用いた群内分散とする．一般に，σ^2 は未知であり，過去の成績に基づき推定する必要がある．試験開始時は，臨床的に重要な差を検出するための十分な検出力をもたせるために，σ^{*2} と同程度のばらつきが観測されることを期待する．しかしながら，分散が σ^{*2} よりはるかに大きければ，盲検を解除することなくサンプルサイズを再設定する必要がある．真の群内分散を σ'^2 とすると，両側有意水準 α の下で検出力 $1-\beta$ を達成するために必要なサンプルサイズは，

$$N' = N\frac{\sigma'^2}{\sigma^{*2}}$$

となる．N は σ^{*2} に基づく試験計画時のサンプルサイズである．しかし，通常，σ'^2 は未知であり，N 例のうち利用可能な n 例の蓄積データから推定しなければならない．σ'^2 を推定するための一つの単純な方法として，以下に示す n 例の標本分散に基づく方法がある．

$$s^2 = \frac{1}{n-1}\sum\sum(y_{ij} - \bar{y})^2$$

y_{ij} は i 群の j 番目の観測値，$\bar{y}$ は全体の標本平均，$j=1, ..., n_i,$ $i=1$（被験薬），2（プラセボ），$n = n_1 + n_2$ である．n が十分大きく，平均の群間差が Δ に近い値であれば，σ'^2 は以下の式を用いて推定できる（Gould, 1995）．

$$\sigma'^2 = \frac{n-1}{n-2}\left(s^2 - \frac{\Delta^2}{4}\right)$$

この方法では割付情報が必要ではないため，盲検性は維持される．この方法の欠点は，未知であり算出不可能な平均の群間差に依存することである．

　他の方法として，Gould & Shih（1992）および Gould（1995）は，Δ を用いることなく σ'^2 を推定する EM アルゴリズムに準じた方法を提案した．n 例から得られた主要評価項目の観測値を $y_i,$ $i=1, ..., n$ とする．これらの患者の割付情報は未知である．Gould & Shih（1992）および Gould（1995）の方法では，以下に示す π_i を治療群の指標として定義し，治療割付が MAR（missing at random）であると仮定して，n 例をランダムに2群に割り当てる．

$$\pi_i = \begin{cases} 1 & : \text{治療群が被験薬である場合} \\ 0 & : \text{治療群がプラセボである場合} \end{cases}$$

E ステップは，暫定的な π_i の期待値，つまり患者 i の観測値が y_i であるときに被験薬群に割り付けられる条件付き確率

$$P(\pi_i = 1 \,|\, y_i) = (1 + \exp[(\mu_1 - \mu_2)(\mu_1 + \mu_2 - 2y_i)/2\sigma^2])^{-1}$$

を得るためのステップである．μ_1 と μ_2 はそれぞれ被験薬群とプラセボの母平均である．M ステップでは，E ステップにおいて中間データの対数尤度関数 l から得た暫定的な π_i を更新した後に，μ_1, μ_2, σ の最尤推定値を求める．

$$l = n \log \sigma + \frac{\sum[\pi_i(y_i - \mu_1)^2 + (1 - \pi_i)(y_i - \mu_2)^2]}{2\sigma^2}$$

π_i が収束するまで，E ステップと M ステップを繰り返す．なお，この方法は，群内分散を精度よく推定できるものの，信頼性のある $\mu_1 - \mu_2$ の推定値を得ることはできない．このように，割付情報を用いずにサンプルサイズを調整することは可能である．二値型評価項目における盲検下でのサンプルサイズ再設定については Gould（1992, 1995）を参照されたい．サンプルサイズ再設定の方法の総説としては Shih（2001）がある．

8.2　Cui-Hung-Wang の方法

ここでは，群逐次デザインを考え，第 k ステージでの予定サンプルサイズを N_k とし，検定統計量 T_k

$$T_k = \frac{\sqrt{N_k}}{\sqrt{2}\,\sigma} \left(\frac{1}{N_k} \sum_{i=1}^{N_k} x_i - \frac{1}{N_k} \sum_{i=1}^{N_k} y_i \right)$$

を考える．N_L を第 1 ステージから第 L ステージまでの総予定サンプルサイズ，T_L を第 1 ステージから第 L ステージまでの重み付き統計量とする．このとき，サンプルサイズを調整しない群逐次デザインでは，第 $k(=L+j)$ ステージの平均値の群間差に対する検定統計量は，以下に示すように，前ステージまでの部分標本を用いた重み付き検定統計量として表現できる（例えば，Cui, Hung & Wang, 1999）．

$$T_{L+j} = T_L \left(\frac{N_L}{N_{L+j}} \right)^{1/2} + w_{L+j} \left[\frac{N_{L+j} - N_L}{N_{L+j}} \right]^{1/2} \tag{8.1}$$

ここで，

$$w_{L+j} = \frac{\sum_{i=N_L+1}^{N_{L+j}} (x_i - y_i)}{\sqrt{2(N_{L+j} - N_L)}} \tag{8.2}$$

であり，x_i と y_i はそれぞれ群 1，群 2 の観測値である．

N を計画時のサンプルサイズ，M を調整後のサンプルサイズとすると，

$$M = \left(\frac{\delta}{\Delta_L} \right)^2 N \tag{8.3}$$

8.2 Cui-Hung-Wang の方法

表 8.2.1 T_{L+j} と群逐次デザインの境界を用いたサンプルサイズ調整の特性

サンプルサイズ再設定の時期 t_L	0.2	0.4	0.6	0.8	サンプルサイズ変更なし
第 1 種の過誤確率 α	0.038	0.035	0.037	0.033	0.025
検出力	0.84	0.91	0.94	0.96	0.61

注：$\delta = 0.30$, $\alpha = 0.025$, 検出力 $= 0.9$ とするため各群のサンプルサイズを $N = 250$ とした. 真の $\Delta = 0.21$ とした. サンプルサイズ調整は (8.3) 式に基づく.
出典：Cui, Hung & Wang (1999).

表 8.2.2 U_{L+j} と群逐次デザインの境界を用いたサンプルサイズ調整の特性

サンプルサイズ再設定の時期 t_L	0.2	0.4	0.6	0.8	サンプルサイズ変更なし
第 1 種の過誤確率 α	0.025	0.025	0.025	0.025	0.025
検出力	0.86	0.90	0.92	0.91	0.61

注：$\alpha = 0.025$ とし各群のサンプルサイズを $N = 250$ とした. 真の $\Delta = 0.21$ とした. サンプルサイズ調整は (8.3) 式に基づく.
出典：Cui, Hung & Wang (1999).

が得られる. δ は,

$$\frac{(\mu_2 - \mu_1)}{\sigma}$$

で与えられる期待群間差（エフェクトサイズ）であり，Δ_L は第 L ステージの平均値の差 Δ_{μ_L}/σ である. 調整後のサンプルサイズに基づくと，検定統計量 T_{L+j} は,

$$U_{L+j} = T_L \left(\frac{N_L}{N_{L+j}}\right)^{1/2} + w_{L+j}^* \left[\frac{N_{L+j} - N_L}{N_{L+j}}\right]^{1/2} \tag{8.4}$$

となる. ここで,

$$w_{L+j}^* = \frac{\sum_{i=N_L+1}^{M_{L+j}} (x_i - y_i)}{\sqrt{2(M_{L+j} - N_L)}} \tag{8.5}$$

である.

Cui, Hung & Wang (1999) は，U_{L+j} と群逐次デザインの境界を用いれば，理論的にもシミュレーション実験でも第 1 種の過誤確率が増大しないことを示した.

●**例 8.2.1** Cui, Hung & Wang (1999) は，次の例を紹介している. 冠動脈バイパス移植術を受けた患者を対象とした新薬の心筋梗塞予防効果を評価する第 III 相比較試験を考える. 95% の検出力で 50% の予防効果（22% 対 11% の発生率）を評価するために必要な各群のサンプルサイズは 300 例である. しかしながら，中間解析時の新薬群の心筋梗塞の発生率は 16.5% であった. この発生率が真であれば検出力は約 40% になる. Cui-Hung-Wang の方法を用いれば，（非現実的に大きな数字であるが）1 群 1400 例のサンプルサイズが必要とされ，20000 回のシミュレーション実験によると，その検出力は 93% であった.

注　釈

Cui-Hung-Wang の方法の利点は，サンプルサイズの調整が容易であり，さらに群

逐次デザインにおける中止境界をそのまま使用できることである。欠点としては、(i) サンプルサイズ調整が場当たり的で、目標とする検出力を達成するのが困難なサンプルサイズになること、(ii) ステージが異なると患者に対する重みが異なり、臨床的な解釈が困難であることが挙げられる。

8.3 Proschan-Hunsberger の方法

Proschan & Hunsberger (1995) および Proschan (2005) は、第1ステージのデータに基づく条件付き検出力を用いて、第2ステージでサンプルサイズを調整する2段階デザインを考案した。ここでは、Proschan-Hunsberger の方法を解説する。$P_c(n_2, z_\alpha|z_1, \delta)$ を Z が z_α を超える条件付き確率とする。n_1, n_2 をそれぞれ、第1ステージ、第2ステージの各群あたりのサンプルサイズとし、$n = n_1 + n_2$, $Z_1 = z_1$ と $\delta = (\mu_y - \mu_x)/\sigma$ を与えると、

$$P_c(n_2, z_\alpha|z_1, \delta)$$
$$= P(Z > z_\alpha|Z_1 = z_1, \delta)$$
$$= P\left[\frac{n_1(\bar{Y}_1 - \bar{X}_1) + n_2(\bar{Y}_2 - \bar{X}_2)}{\sqrt{2\hat{\sigma}^2 n}} > z_\alpha|Z_1 = z_1, \delta\right]$$
$$= P\left[\frac{n_2(\bar{Y}_2 - \bar{X}_2) - n_2\delta\sigma}{\sqrt{2n_2\hat{\sigma}^2}} > \frac{z_\alpha\sqrt{2\hat{\sigma}^2 n} - z_1\sqrt{2n_1\hat{\sigma}^2} - n_2\delta\sigma}{\sqrt{2n_2\hat{\sigma}^2}}\Big|\delta\right]$$

が得られる。$\hat{\sigma}$ を真の σ とみなせば、

$$P_c(n_2, z_\alpha|z_1, \delta) = 1 - \Phi\left[\frac{z_\alpha\sqrt{2n} - z_1\sqrt{2n_1} - n_2\delta}{\sqrt{2n_2}}\right] \tag{8.6}$$

となる。Z_1 は正規分布に従うので、早期中止なしの2段階デザインの第1種の過誤確率は

$$\int_{-\infty}^{\infty} P_c(n_2, z_\alpha|z_1, 0)\phi(z_1) dz_1 = \int_{-\infty}^{\infty}\left\{1 - \Phi\left[\frac{z_\alpha\sqrt{2n} - z_1\sqrt{2n_1}}{\sqrt{2n_2}}\right]\right\}\phi(z_1) dz_1$$

となる。$\phi(\cdot)$, $\Phi(\cdot)$ はそれぞれ標準正規分布の密度関数、分布関数である。Proschan & Hunsberger (1995) は、棄却域を調整しない場合、サンプルサイズ調整による第1種の過誤確率が

$$\alpha_{max} = \alpha + 0.25 e^{-z_\alpha^2/2}$$

で与えられることを示した。ここでは第1種の過誤確率を名目の有意水準に保つことに関心があるため、棄却限界値を z_α から z_1, n_1, n_2 の関数である z_c に置き換えることを考える。つまり、

$$\int_{-\infty}^{\infty} P_c(n_2, z_c|z_1, 0)\phi(z_1) dz_1 = \alpha \tag{8.7}$$

であり、積分結果が定数 α になることから、$P_c(n_2, z_c|z_1, 0)$ が z_1 のみの関数 $A(z_1)$ となるような z_c をみつけたい。すなわち、

郵 便 は が き

| 1 | 6 | 2 | - | 8 | 7 | 9 | 0 |

料金受取人払郵便

牛込局承認

4151

差出有効期間
2020 年
3 月 31 日まで

切手を貼らず
このままお出
し下さい

東京都新宿区新小川町6-29

株式会社 朝倉書店

愛読者カード係 行

●本書をご購入ありがとうございます。今後の出版企画・編集案内などに活用させ
ていただきますので, 本書のご感想また小社出版物へのご意見などご記入下さい。

フリガナ
お名前　　　　　　　　　　　　　　男・女　　年齢　　　歳

〒　　　　　　　　　電話
ご自宅

E-mailアドレス

ご勤務先
学校名　　　　　　　　　　　　　　　　　（所属部署・学部）

同上所在地

ご所属の学会・協会名

ご購読　・朝日　・毎日　・読売　　　ご購読 (　　　　　　　　)
新聞　　・日経　・その他(　　　　)　　雑誌

書名	統計ライブラリー
	臨床試験のためのアダプティブデザイン	12840

本書を何によりお知りになりましたか

1. 広告をみて（新聞・雑誌名
2. 弊社のご案内
   （●図書目録●内容見本●宣伝はがき●E-mail●インターネット●他）
3. 書評・紹介記事（
4. 知人の紹介
5. 書店でみて　　　6. その他（

お買い求めの書店名（　　　　　　市・区　　　　　　書店
　　　　　　　　　　　　　　　　町・村

本書についてのご意見・ご感想

今後希望される企画・出版テーマについて

・図書目録の送付を希望されますか？
　　　　・図書目録を希望する
　　　→ご送付先　・ご自宅　・勤務先

・E-mailでの新刊ご案内を希望されますか？
　　　　・希望する　・希望しない　・登録済み

ご協力ありがとうございます。ご記入いただきました個人情報については，目
以外の利用ならびに第三者への提供はいたしません。また，いただいたご意見
ご感想を，匿名にて弊社ホームページ等に掲載させていただく場合がございま
あらかじめご了承ください。

朝倉書店〈統計・情報関連書〉ご案内

時系列分析ハンドブック

北川源四郎・田中勝人・川﨑能典 監訳
T.S.Rao ほか 編
A5判 788頁 定価（本体18000円+税）（12211-4）

"Time Series Analysis : Methods and Application" (Elsevier) の全訳。時系列分析の様々な理論的側面を23の章によりレビューするハンドブック。〔内容〕ブートストラップ法／線形性検定／非線形時系列／マルコフスイッチング／頑健推定／関数時系列／共分散行列推定／分位点回帰／生物統計への応用／計数時系列／非定常時系列／時空間時系列／連続時間時系列／スペクトル法・ウェーブレット法／Rによる時系列分析／他"

社会調査ハンドブック（新装版）

林知己夫 編
A5判 776頁 定価（本体17000円+税）（12225-1）

マーケティング，選挙，世論，インターネット。社会調査のニーズはますます高まっている。本書は理論・方法から各種の具体例まで，社会調査のすべてを集大成。調査の「現場」に豊富な経験をもつ執筆者陣が，ユーザーに向けて実用的に解説。〔内容〕社会調査の目的／対象の決定／データ獲得法／各種の調査法／調査のデザイン／質問・質問票の作り方／調査の実施／データの質の検討／分析に入る前に／分析／データの共同利用／報告書／実際の調査例／付録：基礎データの獲得法／他

機械学習 —データを読み解くアルゴリズムの技法—

竹村彰通 監訳
A5判 392頁 定価（本体6200円+税）（12218-3）

機械学習の主要なアルゴリズムを取り上げ，特徴量・タスク・モデルに着目して論理的基礎から実装までを平易に紹介。〔内容〕二値分類／教師なし学習／木モデル／ルールモデル／線形モデル／距離ベースモデル／確率モデル／特徴量／他

市場分析のための統計学入門

清水千弘 著
A5判 160頁 定価（本体2500円+税）（12215-2）

住宅価格や物価指数の例を用いて，経済と市場を読み解くための統計学の基礎をやさしく学ぶ。〔内容〕統計分析とデータ／経済市場の変動を捉える／経済指標のばらつきを知る／相関関係を測定する／因果関係を測定する／回帰分析の実際／他

実践Pythonライブラリー Pythonによる 数理最適化入門

久保幹雄監修／並木 誠 著
A5判 208頁 定価（本体3200円+税）（12895-6）

数理最適化の基本的な手法をPythonで実践しながら身に着ける。初学者にも試せるようにプログラミングの基礎から解説。〔内容〕Python概要／線形最適化／整数線形最適化問題／グラフ最適化／非線形最適化／付録:問題の難しさと計算量

講座 日本語コーパス8 コーパスと自然言語処理

松本裕治・奥村 学 編
A5判 192頁 定価（本体3400円+税）（51608-1）

自然言語処理の手法・技術がコーパスの構築と運用に果たす役割を各方面から解説。〔内容〕コーパスアノテーション／形態素解析・品詞タグ付与・固有表現解析／統語解析／意味解析／語彙概念と述語項構造／照応解析・文章構造解析／他

Jポップの日本語研究 —創作型人工知能のために—

伊藤雅光 著
A5判 216頁 定価（本体3200円+税）（51054-6）

Jポップの歌詞を「ことば」として計量的な分析にかけていくことで，その変遷や様々な特徴を明らかにしつつ，研究の仕方を示し，その成果をもとに人工知能にラブソングを作らせることを試みる。AIは一人で恋の歌を歌えるのか？

デスクトップLinuxで学ぶ コンピュータ・リテラシー（第2版）

九州工業大学情報科学センター 編
B5判 304頁 定価（本体3000円+税）（12231-2）

情報処理基礎テキスト（UbuntuによるLinux-PC入門）。自宅PCで自習可能。Ubuntuのバージョンを更新。[内容]Linuxの基礎／エディタ，漢字入力／メール，Web／図の作成／LATEX／Linuxコマンド／簡単なプログラミング／仮想環境／他

シリーズ〈統計解析スタンダード〉
国友直人・竹村彰通・岩崎 学 著

応用をめざす 数理統計学
国友直人著
A5判 232頁 定価（本体3500円+税）（12851-2）

数理統計学の基礎を体系的に解説。理論と応用の橋渡しをめざす。「確率空間と確率分布」「数理統計の基礎」「数理統計の展開」の三部構成のもと、確率論，統計理論，応用局面での理論的・手法的トピックを丁寧に講じる。演習問題付。

ノンパラメトリック法
村上秀俊著
A5判 192頁 定価（本体3400円+税）（12852-9）

ウィルコクソンの順位和検定をはじめとする種々の基礎的手法を，例示を交えつつ，ポイントを押さえて体系的に解説する。〔内容〕順序統計量の基礎／適合度検定／1標本検定／2標本問題／多標本検定問題／漸近相対効率／2変量検定／付表

マーケティングの統計モデル
佐藤忠彦著
A5判 192頁 定価（本体3200円+税）（12853-6）

効果的なマーケティングのための統計的モデリングとその活用法を解説。理論と実践をつなぐ書。分析例はRスクリプトで実行可能。〔内容〕統計モデルの基本／消費者の市場反応／消費者の選択行動／新商品の生存期間／消費者態度の形成／他

実験計画法と分散分析
三輪哲久著
A5判 228頁 定価（本体3600円+税）（12854-3）

有効な研究開発に必須の手法である実験計画法を体系的に解説。現実的な例題，理論的な解説，解析の実行から構成。学習・実務の両面に役立つ決定版。〔内容〕実験計画法／実験の配置／一元（二元）配置実験／分割法実験／直交表実験／他

経時データ解析
船渡川伊久子・船渡川隆著
A5判 192頁 定価（本体3400円+税）（12855-0）

医学分野，とくに臨床試験や疫学研究への適用を念頭に経時データ解析を解説。〔内容〕基本統計モデル／線形混合・非線形混合・自己回帰線形混合効果モデル／介入前後の2時点データ／無作為抽出と繰り返し横断調査／離散型反応の解析／他

ベイズ計算統計学
古澄英男著
A5判 208頁 定価（本体3400円+税）（12856-7）

マルコフ連鎖モンテカルロ法の解説を中心にベイズ統計の基礎から応用まで標準的内容を丁寧に解説。〔内容〕ベイズ統計学基礎／モンテカルロ法／MCMC／ベイズモデルへの応用（線形回帰，プロビット，分位点回帰，一般化線形ほか）／他

統計的因果推論
岩崎 学著
A5判 216頁 定価（本体3600円+税）（12857-4）

医学，工学をはじめあらゆる科学研究や意思決定の基盤となる因果推論の基礎を解説。〔内容〕統計的因果推論とは／群間比較の統計数理／統計的因果推論の枠組み／傾向スコア／マッチング／層別／操作変数法／ケースコントロール研究／他

経済時系列と季節調整法
高岡 慎著
A5判 192頁 定価（本体3400円+税）（12858-1）

官庁統計など経済時系列データで問題となる季節変動の調整法を変動の要因・性質等の基礎から解説。〔内容〕季節性の要因／定常過程の性質／周期性／時系列の分解と季節調節／X12-ARMA／TRAMO-SEATS／状態空間モデル／事例／他

欠測データの統計解析
阿部貴行著
A5判 200頁 定価（本体3400円+税）（12859-8）

あらゆる分野の統計解析で直面する欠測データへの対処法を欠測のメカニズムも含めて基礎から解説。〔内容〕欠測データと解析の枠組み／CC解析とAC解析／尤度に基づく統計解析／多重補完法／反復測定データの統計解析／MNARの統計手法

一般化線形モデル
汪 金芳著
A5判 224頁 定価（本体3600円+税）（12860-4）

標準の理論からベイズの拡張，応用までコンパクトに解説する入門的テキスト。多様な実データのRによる詳しい解析例を示す実践志向の書。〔内容〕概要／線形モデル／ロジスティック回帰モデル／対数線形モデル／ベイズ的拡張／事例／他

Rで学ぶ 実験計画法

長畑秀和 著
B5判 224頁 定価(本体3800円+税)(12216-9)

実験条件の変え方や、結果の解析手法を、R(Rコマンダー)を用いた実践を通して身につける。独習にも対応。〔内容〕実験計画法への導入／分散分析／直交表による方法／乱塊法／分割法／付録：R入門

Rで学ぶ 多変量解析

長畑秀和 著
B5判 224頁 定価(本体3800円+税)(12226-8)

多変量(多次元)かつ大量のデータ処理手法を、R(Rコマンダー)を用いた実践を通して身につける。独習にも対応。〔内容〕相関分析・単回帰分析／重回帰分析／判別分析／主成分分析／因子分析／正準相関分析／クラスター分析

Rで学ぶ データサイエンス

長畑秀和 著
B5判 248頁 定価(本体4400円+税)(12227-5)

データサイエンスで重要な手法を、Rで実践し身につける。〔内容〕多次元尺度法／対応分析／非線形回帰分析／樹木モデル／ニューラルネットワーク／アソシエーション分析／生存時間分析／潜在構造分析／時系列分析／ノンパラメトリック法

シリーズ〈多変量データの統計科学〉1 多変量データ解析

杉山高一・藤越康祝・小椋 透 著
A5判 240頁 定価(本体3800円+税)(12801-7)

「シグマ記号さえ使わずに平易に多変量解析を解説する」という方針で書かれた'83年刊のロングセラー入門書に、因子分析、正準相関分析の2章および数理の補足を加えて全面的に改訂。主成分分析、判別分析、重回帰分析の各章を礎を確立。

ビジネスマンがはじめて学ぶ ベイズ統計学 —ExcelからRへステップアップ編—

朝野 彦 編著
A5判 228頁 定価(本体3200円+税)(12221-3)

ビジネス的な題材、初学者視点の解説、ExcelからR(Rstan)への自然な展開を特長とする待望の実践的入門書。〔内容〕確率分布早わかり／ベイズの定理／ナイーブベイズ／事前分布／ノームの更新／MCMC／階層ベイズ／空間統計モデル／他

実践ベイズモデリング —解析技法と認知モデル—

豊田秀樹 編著
A5判 224頁 定価(本体3200円+税)(12220-6)

姉妹書『基礎からのベイズ統計学』からの展開。正規分布以外の確率分布やリンク関数等の解析手法を紹介、モデルを簡明に視覚化するプレート表現を充実し、実践的なベイズモデリングへ。分析例多数。特に心理統計への応用が充実。

はじめての統計データ分析 —ベイズ的〈ポストp値時代〉の統計学—

豊田秀樹 著
A5判 212頁 定価(本体2600円+税)(12214-5)

統計学への入門の最初からベイズ流で講義する画期的な初級テキスト。有意性検定によらない統計的推測法を高校文系程度の数学で理解。〔内容〕データの記述／MCMCと正規分布／2群の差(独立・対応)／実験計画／比率とクロス表／他

基礎からのベイズ統計学

豊田秀樹 編著
A5判 248頁 定価(本体3200円+税)(12212-1)

高水積分にハミルトニアンモンテカルロ法(HMC)を利用した画期的初級向けテキスト。ギブズサンプリング等を用いる従来の方法より非専門家に扱いやすく、かつ従来は求められなかった確率計算も可能とする方法論による実践的入門。

統計ライブラリー 回 帰 診 断

蓑谷千凰彦 著
A5判 264頁 定価(本体4500円+税)(12838-3)

回帰分析で導かれたモデルを揺さぶり、その適切さ・頑健さを評価。モデルの緻密化を図る。〔内容〕線形回帰モデルと最小2乗法／回帰診断：影響分析／外れ値への対処：削除と頑健回帰推定／微小影響分析／ロジットモデルの回帰診断

統計ライブラリー 頑 健 回 帰 推 定

蓑谷千凰彦 著
A5判 192頁 定価(本体3600円+税)(12837-6)

最小2乗法よりも外れ値の影響を受けにくい頑健回帰推定の標準的な方法論を事例データに適用・比較しつつ基礎から解説。〔内容〕最小2乗法と頑健推定／再下降ψ関数／頑健回帰推定(LMS, LTS, BIE, 3段階S推定、τ推定、MM推定ほか)

統計ライブラリー 線 形 回 帰 分 析

蓑谷千凰彦 著
A5判 360頁 定価(本体5500円+税)(12834-5)

幅広い分野で汎用される線形回帰分析法を徹底的に解説。医療・経済・工学・ORなど多様な分析事例を豊富に紹介。学生はもちろん実務者の独習にも最適。〔内容〕単純回帰モデル／重回帰モデル／定式化テスト／不均一分散／自己相関／他

統計ライブラリー 高次元データ分析の方法 —Rによる統計的モデリングとモデル統合—

安道知寛 著
A5判 208頁 定価(本体3500円+税)(12833-8)

大規模データ分析への応用を念頭に、統計的モデリングと統計的統合の考え方を丁寧に解説。Rによる実行例を多数含む実践的内容。〔内容〕統計的モデリング(基礎／高次元データ／超高次元データ)／モデル統合(基礎／高次元データ)

統計ライブラリー 分割表の統計解析 —二元表から多元表まで—

宮川雅巳・青木 敏 著
A5判 160頁 定価(本体2900円+税)(12839-0)

広く応用される二元分割表の基礎から三元表、多元表へ事例を示しつつ展開。〔内容〕二元分割表の解析／コレスポンデンス分析／三元分割表の解析／グラフィカルモデルによる多元分割表解析／モンテカルロ法の適用／オッズ比性の検定／他

医学統計学シリーズ
データ統計解析の実務家向けの「信頼でき，真に役に立つ」シリーズ

1. 統計学のセンス —デザインする視点・データを見る目—
丹後俊郎著
A5判 152頁 定価（本体3200円＋税）（12751-5）

データを見る目を磨き，センスある研究を遂行するために必要不可欠な統計学の素養とは何かを説く。〔内容〕統計学的推測の意味／研究デザイン／統計解析以前のデータを見る目／平均値の比較／頻度の比較／イベント発生までの時間の比較

2. 統計モデル入門
丹後俊郎著
A5判 256頁 定価（本体4000円＋税）（12752-2）

統計モデルの基礎につき，具体的事例を通して解説。〔内容〕トピックスI～IV／Bootstrap／モデルの比較／測定誤差のある線形モデル／一般化線形モデル／ノンパラメトリック回帰モデル／ベイズ推測／Marcov Chain Monte Carlo法／他

3. Cox比例ハザードモデル
中村　剛著
A5判 144頁 定価（本体3400円＋税）（12753-9）

生存予測に適用する本手法を実際の例を用いながら丁寧に解説する。〔内容〕生存時間データ解析とは／KM曲線とログランク検定／Cox比例ハザードモデルの目的／比例ハザード性の検証と拡張／モデル不適合の影響と対策／部分尤度と全尤度

4. 新版 メタ・アナリシス入門 —エビデンスの統合をめざす統計手法—
丹後俊郎著
A5判 280頁 定価（本体4600円＋税）（12760-7）

好評の旧版に大幅加筆。〔内容〕歴史と関連分野／基礎／手法／Heterogeniety／Publication bias／診断検査とROC曲線／外国臨床データの外挿／多変量メタ・アナリシス／ネットワーク・メタ・アナリシス／統計理論

5. 新版 無作為化比較試験 —デザインと統計解析—
丹後俊郎著
A5判 260頁 定価（本体4500円＋税）（12881-9）

好評の旧版に加筆・改訂。〔内容〕原理／無作為割り付け／目標症例数／群内・群間変動に係わるデザイン／経時的繰り返し測定／臨床的同等性・非劣性／グループ逐次デザイン／複数のエンドポイント／ブリッジング試験／欠測データ

6. 医薬開発のための 臨床試験の計画と解析
上坂浩之著
A5判 276頁 定価（本体4800円＋税）（12756-0）

医薬品の開発の実際から倫理，法規制，ガイドラインまで包括的に解説。〔内容〕試験計画／無作為化対照試験／解析計画と結果の報告／用量反応関係／臨床薬理試験／臨床用量の試験デザイン用量反応試験／無作為化並行試験／非劣性試験／他

7. 空間疫学への招待 —疾病地図と疾病集積性を中心として—
丹後俊郎・横山徹爾・高橋邦彦著
A5判 240頁 定価（本体4500円＋税）（12757-7）

「場所」の分類変数によって疾病頻度を明らかにし，当該疾病の原因を追及する手法を詳細にまとめた書。〔内容〕疫学研究の基礎／代表的な保健指標／疾病地図／疾病集積性／疾病集積性の検定／症候サーベイランス／統計ソフトウェア／付録

8. 統計解析の英語表現 —学会発表，論文作成へ向けて—
丹後俊郎・Taeko Becque著
A5判 200頁 定価（本体3400円＋税）（12758-4）

発表・投稿に必要な統計解析に関連した英語表現の事例を，専門学術雑誌に掲載された代表的な論文から選び，その表現を真似ることから説き起こす。適切な評価を得られるためには，の視点で簡潔に適宜引用しながら解説を施したものである。

9. ベイジアン統計解析の実際 —WinBUGSを利用して—
丹後俊郎・Taeko Becque著
A5判 276頁 定価（本体4800円＋税）（12759-1）

生物統計学，医学統計学の領域を対象とし，多くの事例とともにベイジアンのアプローチの実際を紹介。豊富な応用例では，→例→コード化→解説→結果という統一した構成。〔内容〕ベイジアン推測／マルコフ連鎖モンテカルロ法／WinBUGS／他

10. 経時的繰り返し測定デザイン —治療効果を評価する混合効果モデルとその周辺—
丹後俊郎著
A5判 260頁 定価（本体4500円＋税）（12880-2）

治療への反応の個人差に関する統計モデルを習得すると共に，治療効果の評価にあたっての重要性を理解するための書〔内容〕動物実験データの解析分散分析モデル／混合効果モデルの基礎／臨床試験への混合効果モデル／潜在クラスモデル／他

ISBN は 978-4-254- を省略　　　　　　　　　　　　　　　（表示価格は2018年4月現在）

朝倉書店
〒162-8707 東京都新宿区新小川町6-29
電話　直通（03）3260-7631　FAX（03）3260-0180
http://www.asakura.co.jp　eigyo@asakura.co.jp

04-18

8.3 Proschan-Hunsberger の方法

$$P_c(n_2, z_c | z_1, 0) = A(z_1) \tag{8.8}$$

である. (8.7)式と (8.8)式より, z_c は以下のように解ける.

$$z_c = \frac{\sqrt{n_1} z_1 + \sqrt{n_2} z_A}{\sqrt{n_1 + n_2}} \tag{8.9}$$

ここで, $z_A = \Phi^{-1}(1 - A(z_1))$ であり, $A(z_1)$ は以下の式を満たす $[0, 1]$ の範囲での任意の増加関数である.

$$\int_{-\infty}^{\infty} A(z_1) \phi(z_1) dz_1 = \alpha \tag{8.10}$$

関数 $A(z_1)$ を得るために, $A(z_1) = f(z_1)/\phi(z_1)$ とおく. (8.10)式は有意水準 α に対する棄却限界値を与える. 次に, 第2ステージでの追加のサンプルサイズ n_2 を決める. 第1ステージでは, 群間差 $\hat{\delta} = (\bar{y}_1 - \bar{x}_1)/\hat{\sigma}$ を得ており, 試験計画時に仮定した群間差と第1ステージでの群間差の差分を評価できる検出力を得る必要がある. (8.9)式の z_c を (8.6)式に代入すれば, 以下の条件付き検出力が得られる.

$$P_c(n_2, z_c | z_1, \delta) = 1 - \Phi(z_A - \sqrt{n_2/2}\delta) \tag{8.11}$$

目標検出力が $1 - \beta_2$ のとき, 必要サンプルサイズは

$$n_2 = \frac{2(z_A + z_{\beta_2})^2}{\delta^2} \tag{8.12}$$

となり, これを (8.9)式に代入して,

$$z_c = \frac{\delta\sqrt{\frac{n_1}{2}} z_1 + (z_A + z_{\beta_2}) z_A}{\sqrt{\frac{n_1}{2}\delta^2 + (z_A + z_{\beta_2})^2}} \tag{8.13}$$

を得る. 推定値 $\hat{\delta}$ を用いると, (8.12)式と (8.13)式は,

$$n_2 = \frac{n_1(z_A + z_{\beta_2})^2}{z_1^2} \tag{8.14}$$

および,

$$z_c = \frac{z_1^2 + (z_A + z_{\beta_2}) z_A}{\sqrt{z_1^2 + (z_A + z_{\beta_2})^2}} \tag{8.15}$$

となる.

$Z_1 = z_1$ の観測後に, β_2 を変更できるため, この方法には柔軟性があるといえる. (8.14)式は, $A(z_1)$ 水準の検定で, 検出力 $1 - \beta$ を達成するためのサンプルサイズの算出法である. これは, 新しい試験を開始するよりも, 試験を延長した方がよいことを示している. つまり, $A(z_1) < \alpha$ ならば, 試験を継続するよりも新たに試験を開始する方がよいといえる. また, この方法を2段階デザインのための検定にも拡張できる. つまり, 第1ステージにおける早期有効または無効中止基準が,

$$\begin{cases} z_1 < z_{cl} \text{ の場合, } H_0 \text{ を棄却せず中止} \\ z_{cl} \leq z_1 \leq z_{cu} \text{ の場合, 試験継続 (ステージ2へ)} \\ z_1 > z_{cu} \text{ の場合, } H_0 \text{ を棄却し中止} \end{cases} \tag{8.16}$$

である検定である．このとき，(8.7)式を

$$\alpha_1 + \int_{z_{cl}}^{z_{cu}} P_c(n_2, z_c | z_1, 0)\phi(z_1)\,dz_1 = \alpha \tag{8.17}$$

に修正する必要がある．ここで，$\phi(z_1)$ は標準正規密度関数，$\alpha_1 = \int_{z_{cu}}^{+\infty} \phi(z_1)\,dz_1$ である．また，

$$\tilde{P}_c(z_1 ; z_{cl} ; \delta) = \begin{cases} 0 & : z_1 < z_{cl} \\ P_c(n_2, z_c | z_1, \delta) & : z_{cl} \leq z_1 \leq z_{cu} \\ 1 & : z_1 > z_{cu} \end{cases} \tag{8.18}$$

と定義する．

このとき，(8.17)式は，(8.7)式と同様にして，

$$\alpha = \int_{-\infty}^{\infty} \tilde{P}_c(z_1 ; z_{cl} ; 0)\phi(z_1)\,dz_1 \tag{8.19}$$

と表すことができる．$\tilde{P}_c(z_1 ; z_{cl} ; \delta) = A(z_1)$ とすると，

$$A(z_1) = \begin{cases} 0 & : z_1 < z_{cl} \\ P_c(n_2, z_c | z_1, \delta) & : z_{cl} \leq z_1 \leq z_{cu} \\ 1 & : z_1 > z_{cu} \end{cases} \tag{8.20}$$

となる．(8.10)〜(8.18)式はこれまでと同様に成立し，$A(z_1)$ は以下の式を満たす $[0, 1]$ の範囲での増加関数とする．

$$A(z_1) = \begin{cases} 0 & : z_1 < z_{cl} \\ f(z_1)/\phi(z_1) & : z_{cl} \leq z_1 \leq z_{cu} \\ 1 & : z_1 > z_{cu} \end{cases} \tag{8.21}$$

Proschan & Hunsberger (1995) は，エラー関数として，

$$A(z_1) = 1 - \Phi(\sqrt{2}z_\alpha - z_1)$$

を与えている．群間差 δ を与えれば，(8.12)式または (8.14)式をサンプルサイズ再設定に用いることができ，(8.21)式を (8.13)式または (8.15)式に代入すれば棄却域 z_c が得られる．これは早期中止を伴わないデザインであることに留意されたい．

● 例 8.3.1　例として以下の円関数について考える．

$$A(z_1) = \begin{cases} 0 & : z_1 < z_{cl} \\ 1 - \Phi(\sqrt{z_{cu}^2 - z_1^2}) & : z_{cl} \leq z_1 \leq z_{cu} \\ 1 & : z_1 > z_{cu} \end{cases} \tag{8.22}$$

表 8.3.1　様々な z_{cl} に対応する z_{cu}

α	$\alpha_0 = 1 - \Phi(z_{cl})$								
	0.10	0.15	0.20	0.25	0.30	0.35	0.40	0.45	0.50
0.025	2.13	2.17	2.19	2.21	2.22	2.23	2.25	2.26	2.27
0.050	1.77	1.82	1.85	1.88	1.89	1.91	1.93	1.94	1.95

出典：Proschan & Hunsberger (1995).

各 z_{cl} に対応する z_{cu} は，(8.22)式を (8.10)式に代入することで計算できる．全体の片側有意水準が $\alpha = 0.025$ と 0.05 のときの，z_{cl} および z_{cu} を表 8.3.1 にまとめた．さらに，早期中止を伴わないデザインである場合は，(8.22)式の $A(z_1)$ を用い，(8.13)式または (8.15)式から z_c を計算できる．

8.4　Müller-Schäfer 法

Müller & Schäfer（2001）は，全体の第 1 種の過誤確率を維持できるデザインの変更について考察している．Müller-Schäfer 法は，特別な条件付きエラー関数を導入し，デザイン変更後の条件付き第 1 種の過誤確率を制御している．

8.5　Bauer-Köhne 法

2 段階デザイン

Bauer-Köhne 法は，連続的な検定統計量を想定し，帰無仮説 H_0 の下で，互いに独立帰無仮説 H_{0k} に対する検定の p 値が $[0, 1]$ の範囲で一様に分布することを利用した方法である（Bauer & Köhne, 1994, 1996）．通常，H_0 の下での p 値の分布が一様分布より確率的に大きいとき，保守的な組み合わせ検定となる．

H_0 の下で得られる併合した p 値の分布は，観測された確率変数（データ）とは独立である．したがって，H_0 が真であれば，データに基づくデザイン変更（例えば，サンプルサイズの変更）であっても，p 値が独立で一様に分布するという性質が保たれる．しかし，いくつかの注意が必要である（Liu, Proschan & Pledger, 2002）．具体的には，試験全体のデータを併合することはできず，中間解析前後のデータは別々に扱う必要がある．解析の際は，分割したデータから得られる p 値を用いなければならない．各帰無仮説からの乖離の程度を評価するための測度がいくつか存在する．また，各検定の p 値が独立で一様に分布することに基づき，複数の帰無仮説の積仮説 H_0 を検定する方法は数多く存在する．p 値の積を用いる Fisher の基準には優れた性質があるが，一つ問題があるとすれば，サンプルサイズに依存する p 値を利用した組み合わせ検定が妥当かどうかであろう．サンプルサイズそのものがアダプテーションの対象ならば，組み合わせ検定の実施は困難である．様々なサンプルサイズの下での検定統計量に対する棄却域を導出するためには，分布が既知であるか，または事前に指定しておく必要があるが，この方法の柔軟性は乏しい．P_1 と P_2 をそれぞれ第 1 ステージと第 2 ステージの部分標本に基づく p 値とする．Fisher の基準は，試験終了時に以下を満たせば H_0 が棄却されることになる．

$$P_1 P_2 \leq c_\alpha = e^{-\frac{1}{2}\chi^2_{4,1-\alpha}} \tag{8.23}$$

ここで，$\chi^2_{4,1-\alpha}$ は，自由度 4 のカイ二乗分布の $(1-\alpha)$ パーセント点である．第 1 ステー

表 8.5.1 中止のための境界（stopping boundaries）$\alpha_0, \alpha_1, c_\alpha$

α	c_α	α_0	0.3	0.4	0.5	0.6	0.7	1.0
0.1	0.02045		0.0703	0.0618	0.0548	0.0486	0.0429	0.02045
0.05	0.00870	α_1	0.0299	0.0263	0.0233	0.0207	0.0183	0.00870
0.025	0.00380		0.0131	0.0115	0.0102	0.0090	0.0080	0.00380

出典：Bauer & Köhne（1994, 1996）Table 1.

ジにおける決定規則は,

$$
\begin{cases}
P_1 \leq \alpha_1 \text{ の場合, 試験を中止し } H_0 \text{ を棄却} \\
P_1 > \alpha_0 \text{ の場合, 試験を中止し } H_0 \text{ を受容} \\
\alpha_1 < P_1 \leq \alpha_0 \text{ の場合, 試験を継続しステージ2へ}
\end{cases}
\tag{8.24}
$$

となる. α_1 と α_0 を決めるために, 試験全体の第1種の過誤確率

$$
\alpha_1 + \int_{\alpha_1}^{\alpha_0} \int_0^{\frac{c_\alpha}{P_1}} dP_2 \, dP_1 = \alpha_1 + c_\alpha \ln \frac{\alpha_0}{\alpha_1}
\tag{8.25}
$$

を用いる. この第1種の過誤確率を α とし, 関係式

$$
c_\alpha = e^{-\frac{1}{2}\chi^2_{4,1-\alpha}}
$$

を用いると,

$$
\alpha_1 + \ln \frac{\alpha_0}{\alpha_1} e^{-\frac{1}{2}\chi^2_{4,1-\alpha}} = \alpha
\tag{8.26}
$$

を得る.

最終ステージにおける決定規則は

$$
\begin{cases}
P_1 P_2 \leq e^{-\frac{1}{2}\chi^2_{4,1-\alpha}} \text{ の場合, } H_0 \text{ を棄却} \\
\text{上記以外の場合, } H_0 \text{ を受容}
\end{cases}
$$

で与えられる. z_i と n_i をそれぞれ第 i ステージでの部分標本に基づく検定統計量とサンプルサイズとすると, $n_1 = n_2$ のとき一様最強力検定は,

$$
\frac{z_1 + z_2}{\sqrt{2}} \geq z_{1-\alpha}
$$

で与えられ,

$$
\Phi_0^{-1}(1 - P_1) + \Phi_0^{-1}(1 - P_2) \geq \sqrt{2}\, \Phi_0^{-1}(1 - \alpha)
$$

も等価である.

3段階デザイン

$p_i \ (i = 1, 2, 3)$ をそれぞれ第1, 2, 3ステージでの部分標本に基づく p 値とする.

決定規則：

ステージ1：
$$
\begin{cases}
p_1 \leq \alpha_1 \text{ の場合, 試験を中止し } H_0 \text{ を棄却} \\
p_1 > \alpha_0 \text{ の場合, 試験を中止し } H_0 \text{ を受容} \\
\text{上記以外の場合, 試験を継続しステージ2へ}
\end{cases}
$$

表 8.5.2 中止のための境界（stopping boundaries）

α_0	α_1	α_2
0.4	0.0265	0.0294
0.6	0.0205	0.0209
0.8	0.0137	0.0163

出典：Bauer & Köhne（1994, 1996）Table 2.
$\alpha = 0.05$, $d_\alpha = 0.00184$.

ステージ2： $\begin{cases} p_1 p_2 \leq c_{\alpha_2} = e^{-\frac{1}{2}\chi_4^2(1-\alpha_2)} \text{ の場合，試験を中止し } H_0 \text{ を棄却} \\ p_2 > \alpha_0 \text{ の場合，試験を中止し } H_0 \text{ を受容} \\ \text{上記以外の場合，試験を継続} \end{cases}$

ステージ3： $\begin{cases} p_1 p_2 p_3 \leq d_\alpha = e^{-\frac{1}{2}\chi_6^2(1-\alpha)} \text{ の場合，試験を終了し } H_0 \text{ を棄却} \\ \text{上記以外の場合，試験を終了し } H_0 \text{ を受容} \end{cases}$

ステージと治療の質的交互作用を避けるために

$$c_{\alpha_2} = d_\alpha / \alpha_0$$

とする．このとき，第2ステージまでの中止がなく，かつ $p_3 < \alpha_0$ であれば，H_0 を棄却する．一方で，

$$\alpha_1 \geq c_{\alpha_2}/\alpha_0$$

で，$p_2 < \alpha_0$ であれば，H_0 を棄却する．なお，

$$\alpha_1 + \int_{\alpha_1}^{\alpha_0} \int_0^{d_\alpha/(\alpha_0 p_1)} dp_2 dp_1 + \int_{\alpha_1}^{\alpha_0} \int_{d_\alpha/(\alpha_0 p_1)}^{\alpha_0} \int_0^{d_\alpha/(p_1 p_2)} dp_3 dp_2 dp_1$$

$$= a_1 + \frac{d_\alpha}{\alpha_0}(\ln \alpha_0 - \ln \alpha_1) + d_\alpha(2 \ln \alpha_0 - \ln d_\alpha)(\ln \alpha_0 - \ln \alpha_1)$$

$$+ \frac{d_\alpha}{2}(\ln^2 \alpha_0 - \ln^2 \alpha_1)$$

であり，この式が α と等しいとする．α と α_0 を与えれば α_1 を得る．$\alpha = 0.025$ の場合，$d_\alpha = 0.000728$ である．

8.6 独立な p 値に基づく方法の一般化

一般的アプローチ

各ステージで仮説検定を実施し，その結果に基づいてアダプテーションする K ステージの臨床試験を考える．アダプテーションとしては，早期無効または有効中止，サンプルサイズ再設定，ランダム化の変更，他のアダプテーションがある．試験の目的（例えば，被験薬の有効性の検定）は，各中間解析の仮説の積である包括仮説に対する検定で評価する．つまり，

$$H_0 : H_{01} \cap \cdots \cap H_{0K} \tag{8.27}$$

である．ここで，H_{0k} $(k=1, ..., K)$ は k 回目の中間解析における帰無仮説である．なお，いずれの H_{0k} $(k=1, ..., K)$ が棄却されても，その臨床的意義は同じである（例えば薬剤が有効である）ことが前提となる．そうでなければ，全体の仮説を解釈することができなくなる．以降では，H_{0k} は，各ステージの部分標本に基づく検定統計量 T_k と p 値 p_k に基づいて評価することとする．中止基準は

$$\begin{cases} T_k \leq \alpha_k \text{の場合，有効中止} \\ T_k > \beta_k \text{の場合，無効中止} \\ \alpha_k < T_k \leq \beta_k \text{の場合，アダプテーションを伴う継続} \end{cases} \tag{8.28}$$

となる．ここで，$\alpha_k < \beta_k$ $(k=1, ..., K-1)$，$\alpha_K = \beta_K$ である．α_k と β_k をそれぞれ有効および無効境界と呼ぶことにする．

第 k ステージに到達するためには，第 1 ステージから第 $(k-1)$ ステージを通過しなければならない．したがって，T_k の累積分布関数は，

$$\begin{aligned} \varphi_k(t) &= P(T_k < t, \alpha_1 < t_1 \leq \beta_1, ..., \alpha_{k-1} < t_{k-1} \leq \beta_{k-1}) \\ &= \int_{\alpha_1}^{\beta_1} \cdots \int_{\alpha_{k-1}}^{\beta_{k-1}} \int_0^t f_{T_1 \cdots T_k} dt_k dt_{k-1} \cdots dt_1 \end{aligned} \tag{8.29}$$

となる．$f_{T_1 \cdots T_k}$ は $T_1, ..., T_k$ の同時確率密度関数である．第 k ステージでの過誤確率（α の消費）は $P(T_k < \alpha_k)$ である．つまり，

$$\pi_k = \varphi_k(\alpha_k) \tag{8.30}$$

である．あるステージで有効性が認められれば試験は中止となるため，ステージ間の第 1 種の過誤確率は互いに排反である．したがって，試験全体の第 1 種の過誤確率は，

$$\alpha = \sum_{k=1}^{K} \pi_k \tag{8.31}$$

となる．(8.31) 式は，以降の節で紹介する中止境界を決定する際に重要なものとなる．

治療効果の強さを示す統計的指標として，未調整 p 値と調整済み p 値を算出できる．未調整 p 値 (p_u) は第 k ステージで試験を中止するときの π_k と関連し，調整済み p 値は全体の α に関連してくる．第 k ステージで中止したときの検定統計量 t に対する未調整 p 値は，

$$p_u(t ; k) = \varphi_k(t) \tag{8.32}$$

となる．$\varphi_k(t)$ は (8.29) 式から得られる．第 k ステージでの検定統計量 $T_k = t$ に対する調整済み p 値は，

$$p(t ; k) = \sum_{i=1}^{k-1} \pi_i + p_u(t ; k), \quad k=1, ..., K \tag{8.33}$$

となる．調整済み p 値は H_0 を棄却するための統計的指標であることに留意されたい．より後半のステージで H_0 が棄却されるほど，調整済み p 値は大きくなり，統計的証拠能力は低下する．

8.6 独立な p 値に基づく方法の一般化

検定統計量の選択

H_{0k} を被験薬の有効性を評価する検定における帰無仮説とする.

$$H_{0k}: \eta_{k1} \geq \eta_{k2}, \quad H_{ak}: \eta_{k1} < \eta_{k2} \tag{8.34}$$

η_{k1} と η_{k2} は,第 k ステージにおける各群の治療に対する反応(平均,割合,または生存)である.(8.29)式の同時確率密度関数 $f_{T_1 \cdots T_k}$ は,どのような密度関数であってもよいが,$f_{T_1 \cdots T_k}$ が単純な形になるような T_k を選ぶことが望ましい.$\eta_{k1} = \eta_{k2}$ であるとき,第 k ステージの部分標本に基づく p 値 p_k は,H_0 の下で $[0, 1]$ の範囲で一様に分布する.アダプティブデザインの検定統計量を構成する際にこの性質を用いる.

p 値の結合方法として,(i) p 値を線形結合する方法(Chang, 2007a)と (ii) p 値の積をとる方法がある.p 値の線形結合は

$$T_k = \sum_{i=1}^{k} w_{ki} p_i, \quad k = 1, \ldots, K \tag{8.35}$$

で与えられる.ここで,$w_{ki} > 0$ であり,K は解析回数である.(8.35)式は,各ステージの部分標本に基づく p 値を用いる検定と,部分標本に基づく p 値の和を用いる検定が存在する.

p 値の積を用いた検定統計量は

$$T_k = \prod_{i=1}^{k} p_i, \quad k = 1, \ldots, K \tag{8.36}$$

で与えられる.この式は,Bauer & Köhne(1994)が Fisher の基準を用いて提案した.ここでは,中止境界を柔軟に選択できるようにするため,Fisher の基準を用いずに一般化する.(8.35)式と (8.36)式の p_k は,第 k ステージの部分標本に基づく p 値である.一方,前節の $p_u(t; k)$ および $p(t; k)$ は,それぞれ未調整 p 値および調整済み p 値であり,試験が中止される第 k ステージまでのデータを用いた検定統計量から計算される.

個々の p 値に基づく検定

MIP(method of individual p-values)は,各ステージの p 値に基づいて検定統計量を構成する方法である.$i = k$ のとき $w_{ki} = 1$,その他のとき $w_{ki} = 0$ をとる重み関数を定義すると,(8.35)式は

$$T_k = p_k \tag{8.37}$$

と表すことができる.p_k が独立であることから,H_0 の下で $f_{T_1 \cdots T_k} = 1$ であり,

$$\varphi_k(t) = t \prod_{i=1}^{k-1} L_i \tag{8.38}$$

である.ここで,$L_i = (\beta_i - \alpha_i)$ であり,添字の下限が上限より大きいときは,$\prod_{i=1}^{0}(\cdot) = 1$ と定義する.全体の第 1 種の過誤確率は

$$\alpha = \sum_{i=1}^{K} \alpha_k \prod_{i=1}^{k-1} L_i \tag{8.39}$$

表 8.6.1 MIP を用いた中止境界

α_1	0.000	0.005	0.010	0.015	0.020
β_1					
0.15	0.1667	0.1379	0.1071	0.0741	0.0385
0.20	0.1250	0.1026	0.0789	0.0541	0.0278
0.25	0.1000	0.0816	0.0625	0.0426	0.0217
0.30	0.0833	0.0678	0.0517	0.0351	0.0179
0.35 α_2	0.0714	0.0580	0.0441	0.0299	0.0152
0.40	0.0625	0.0506	0.0385	0.026	0.0132
0.50	0.0500	0.0404	0.0306	0.0206	0.0104
0.80	0.0312	0.0252	0.0190	0.0127	0.0064
1.00	0.0250	0.0201	0.0152	0.0102	0.0051

注：片側有意水準 $\alpha = 0.025$.

で与えられる．(8.39)式は，中止境界 (α_i, β_i) を決定するための必要十分条件である．
2 段階デザインの場合，(8.39)式は

$$\alpha = \alpha_1 + \alpha_2(\beta_1 - \alpha_1) \tag{8.40}$$

となる．(8.40)式を用いて作成した中止境界は表 8.6.1 のとおりである．調整済み p
値は

$$p(t, k) = \begin{cases} t & ; \; k = 1 \\ \alpha_1 + (\beta_1 - \alpha_1)t & ; \; k = 2 \end{cases} \tag{8.41}$$

により求めることができる．

p 値の和に基づく検定

MSP（method of sum of p-values）は，部分標本に基づく p 値の和を検定統計量
とする方法である．$w_{ki} = 1$ と重みを定義すれば，(8.35)式は

$$T_k = \sum_{i=1}^{k} p_i, \quad k = 1, \ldots, K \tag{8.42}$$

と表すことができる．2 段階デザインの場合，第 1 ステージと第 2 ステージでの α 消
費はそれぞれ

$$P(T_1 < \alpha_1) = \int_0^{\alpha_1} dt_1 = \alpha_1 \tag{8.43}$$

$$P(T_2 < \alpha_2, \alpha_1 < T_1 \le \beta_1) = \begin{cases} \int_{\alpha_1}^{\beta_1} \int_{t_1}^{\alpha_2} dt_2 dt_1 & ; \; \beta_1 < \alpha_2 \\ \int_{\alpha_1}^{\alpha_2} \int_{t_1}^{\alpha_2} dt_2 dt_1 & ; \; \beta_1 \ge \alpha_2 \end{cases} \tag{8.44}$$

で与えられる．(8.44)式の積分を行い，その結果を (8.31)式に代入すれば，

$$\alpha = \begin{cases} \alpha_1 + \alpha_2(\beta_1 - \alpha_1) - \dfrac{1}{2}(\beta_1^2 - \alpha_1^2) & ; \; \beta_1 < \alpha_2 \\ \alpha_1 + \dfrac{1}{2}(\alpha_2 - \alpha_1)^2 & ; \; \beta_1 \ge \alpha_2 \end{cases} \tag{8.45}$$

8.6 独立な p 値に基づく方法の一般化　　　*131*

表 8.6.2　MSP を用いた中止境界

β_1		α_1　0.000	0.005	0.010	0.015	0.020
0.05		0.5250	0.4719	0.4050	0.3182	0.2017
0.10		0.3000	0.2630	0.2217	0.1751	0.1225
0.15	α_2	0.2417	0.2154	0.1871	0.1566	0.1200
0.20		0.2250	0.2051	0.1832	0.1564	0.1200
> 0.25		0.2236	0.2050	0.1832	0.1564	0.1200

注：片側有意水準 $\alpha = 0.025$.

となる．(8.45)式より，いくつか中止境界を用意できる．表 8.6.2 に中止境界の例を示した．

調整済み p 値は，以下のとおりであり，第 1 ステージで中止した場合は，(8.43)式の α_1 を t で置き換え，第 2 ステージで中止した場合は，(8.45)式の α_2 を t で置き換えることで，計算できる．

$$p(t;k) = \begin{cases} t & : k=1 \\ \alpha_1 + t(\beta_1 - \alpha_1) - \dfrac{1}{2}(\beta_1^2 - \alpha_1^2) & : k=2 \text{ かつ } \beta_1 < \alpha_2 \\ \alpha_1 + \dfrac{1}{2}(t-\alpha_1)^2 & : k=2 \text{ かつ } \beta_1 \geq \alpha_2 \end{cases} \tag{8.46}$$

なお，第 1 ステージ（$k=1$）で中止した場合は $t=p_1$，第 2 ステージ（$k=2$）で中止した場合は $t=p_1+p_2$ となる．

p 値の積に基づく検定

MPP（method of product of p-values）は，部分標本に基づく p 値の積を検定統計量とする方法である．2 段階デザインの場合，(8.35)式は

$$T_k = \prod_{i=1}^{k} p_i, \quad k=1, 2 \tag{8.47}$$

となる．2 段階デザインの場合，第 1 ステージと第 2 ステージでの α 消費はそれぞれ

$$P(T_1 < \alpha_1) = \int_0^{\alpha_1} dt_1 = \alpha_1 \tag{8.48}$$

$$P(T_2 < \alpha_2, \alpha_1 < T_1 \leq \beta_1) = \int_{\alpha_1}^{\beta_1} \int_0^{\min(\alpha_2, \, t_1)} \frac{1}{t_1} dt_2 dt_1 \tag{8.49}$$

で与えられる．(8.49)式は，

$$P(T_2 < \alpha_2, \alpha_1 < T_1 \leq \beta_1)$$
$$= \begin{cases} \displaystyle\int_{\alpha_1}^{\beta_1} \int_0^{\alpha_2} \frac{1}{t_1} dt_2 dt_1 & : \beta_1 < \alpha_2 \\ \displaystyle\int_{\alpha_1}^{\alpha_2} \int_0^{\alpha_2} \frac{1}{t_1} dt_2 dt_1 + \int_{\alpha_2}^{\beta_1} \int_0^{t_1} \frac{1}{t_1} dt_2 dt_1 & : \beta_1 \geq \alpha_2 \end{cases} \tag{8.50}$$

と表すことができる．(8.50)式の積分を行い，その結果を (8.31)式に代入すれば，

$$
\alpha = \begin{cases} \alpha_1 + \alpha_2 \ln \dfrac{\beta_1}{\alpha_1} & ; \ \beta_1 < \alpha_2 \\[3mm] \alpha_1 + \alpha_2 \ln \dfrac{\beta_1}{\alpha_1} + (\beta_1 - \alpha_2) & ; \ \beta_1 \geq \alpha_2 \end{cases} \tag{8.51}
$$

となる．Fisher の基準に基づく中止境界は，(8.51)式の特別な場合である．ここで，

$$
\beta_1 < \alpha_2
$$

$$
\alpha_2 = \exp\left[-\frac{1}{2}\chi_4^2(1-\alpha)\right] \tag{8.52}
$$

であり，$\alpha = 0.025$ であれば $\alpha_2 = 0.0380$ である．表 8.6.3 に (8.47)式に基づく中止境界の例を示した．

調整済み p 値は，以下のとおりであり，第1ステージで中止した場合は，(8.48)式の α_1 を t と置き換え，第2ステージで中止した場合は，(8.51)式の α_2 を t と置き換えることで計算できる．

$$
p(t;k) = \begin{cases} t & ; \ k=1 \\[3mm] \alpha_1 + t \ln \dfrac{\beta_1}{\alpha_1} & ; \ k=2 \text{ かつ } \beta_1 < \alpha_2 \\[3mm] \alpha_1 + t \ln \dfrac{\beta_1}{\alpha_1} + (\beta_1 - t) & ; \ k=2 \text{ かつ } \beta_1 \geq \alpha_2 \end{cases} \tag{8.53}
$$

なお，第1ステージ（$k=1$）で中止した場合は $t=p_1$，第2ステージ（$k=2$）で中止した場合は $t=p_1+p_2$ となる．

サンプルサイズ調整のための規則　サンプルサイズ調整は，以下のように，観測されたエフェクトサイズ（E）に対する計画時に仮定したエフェクトサイズ（E_0）の比に基づいて実施する．

$$
N = \left|\frac{E_0}{E}\right|^a N_0 \tag{8.54}
$$

N は調整後のサンプルサイズ，N_0 は計画時に一般的な方法で設定した予定サンプル

表 8.6.3　MPP を用いた中止境界

	α_1	0.005	0.010	0.015	0.020
β_1					
0.15		0.0059	0.0055	0.0043	0.0025
0.20		0.0054	0.0050	0.0039	0.0022
0.25		0.0051	0.0047	0.0036	0.0020
0.30		0.0049	0.0044	0.0033	0.0018
0.35	α_2	0.0047	0.0042	0.0032	0.0017
0.40		0.0046	0.0041	0.0030	0.0017
0.50		0.0043	0.0038	0.0029	0.0016
0.80		0.0039	0.0034	0.0025	0.0014
1.00		0.0038	0.0033	0.0024	0.0013

注：片側有意水準 $\alpha = 0.025$．

サイズ，a は定数[1]，

$$E = \frac{\hat{\eta}_{i2} - \hat{\eta}_{i1}}{\hat{\sigma}_i} \tag{8.55}$$

である．大標本を仮定すれば，2 群の共通分散は

$$\hat{\sigma}_i^2 = \begin{cases} \hat{\sigma}_i^2 & : \text{正規分布に従う評価項目である場合} \\ \bar{\eta}_i(1 - \bar{\eta}_i) & : \text{評価項目が二値データである場合} \\ \bar{\eta}_i^2 \left[1 - \dfrac{e^{\bar{\eta}_i T_0} - 1}{T_0 \bar{\eta}_i e^{\bar{\eta}_i T_s}} \right]^{-1} & : \text{生存時間に関する評価項目である場合} \end{cases} \tag{8.56}$$

となる．ここで，

$$\bar{\eta}_i = \frac{\hat{\eta}_{i1} + \hat{\eta}_{i2}}{2}$$

である．割合や生存データの標準偏差にはいくつかの種類があり，その種類によりサンプルサイズや検出力に若干の違いが生じる．

(8.54) 式のサンプルサイズ調整法は，調整後のサンプルサイズが，実施可能性などの制約により決められた最大サンプルサイズ $N_{\max}$ より小さく，かつ中間解析のサンプルサイズ（$N_{\min}$）よりも大きくなる必要がある．また，E と E_0 の符号が異なる場合，サンプルサイズは調整できない．

アダプティブデザインの動作特性

がん臨床試験を例に，アダプティブデザインの動作特性を検討する．

● 例 8.6.1　主要評価項目が無増悪期間の抗がん剤の 2 群比較試験を考える．無増悪期間の中央値は，対照薬群で 8 か月（ハザード = 0.08664），被験薬群で 10.5 か月（ハザード = 0.06601）とする．登録期間を 9 か月，試験期間を 24 か月とし，一様な組み入れを仮定する．解析にはログランク検定を用い，サンプルサイズ計算の際には生存時間分布に指数分布を仮定する．

被験薬群の中央値が 10.5 か月である場合，古典的デザインでは片側有意水準 2.5%，検出力 80% で 1 群あたり 290 例が必要となる．効率化のために，1 群あたり 175 例の時点で中間解析を実施することとする．中間解析では，中止境界 $\alpha_1 = 0.01$，$b_1 = 0.25$，$\alpha_2 = 0.0625$（MIP），0.1832（MSP），0.00466（MPP）（表 8.6.1 〜 8.6.3）に基づく早期有効中止を検討する．$a = 2$ とした (8.54) 式に基づくサンプルサイズ調整を実施する．調整後の最大サンプルサイズを $N_{\max} = 350$ とする．シミュレーションの結果は表 8.6.4 のとおりである．EESP および EFSP はそれぞれ有効中止および無効中止の確率である．

---

[1]　訳注：Chang (2007a) では a に関する以下の記述がある．正規分布に従う評価項目である場合で $a = 2$ であれば (8.54) 式は Cui-Hung-Wang の方法に帰着する．検出力，中止境界，期待患者数の観点から通常の試験であれば $a = 2$ にすれば問題ないであろう．どのような患者数変更もステージごとの p 値が独立であるため，a は事前に決める必要はなく最初の中間解析後に決めることができる．

表 8.6.4 アダプティブデザインの動作特性

無増悪期間の中央値					検出力 (%)
被験薬群	対照薬群	EESP	EFSP	期待される N	MIP/MSP/MPP
0	0	0.010	0.750	216	2.5/2.5/2.5
9.5	8	0.174	0.238	273	42.5/44.3/45.7
10.5	8	0.440	0.067	254	78.6/80.5/82.7
11.5	8	0.703	0.015	219	94.6/95.5/96.7

注：シミュレーション回数 100 万回.

検出力は帰無仮説を棄却した割合であり，帰無仮説が真であるとき，この割合が第1種の過誤確率 α となる．表 8.6.4 からは，いずれの方法も片側 α を 2.5% 水準に保っていることがわかる．4つのシナリオでの期待サンプルサイズは，古典的デザインのサンプルサイズ（290 例/群）よりも小さかった．検出力の観点からは，MPP は MSP より 1% 高く，MSP は MIP より 1% 高かった．なお，詳細は省略するが，中止境界を $\alpha_1 = 0.005$，$\beta_1 = 0.2$ に変更した場合，被験薬群の無増悪期間の中央値が 10.5 か月であるときの検出力は MIP，MSP，MPP でそれぞれ 76%，79%，82% であった．

MSP 法による調整済み p 値の計算方法を説明するために，第2ステージで試験が中止され，ログランク検定による未調整 p 値が $p_1 = 0.1$，$p_2 = 0.07$ であったと仮定する．この場合，$t = p_1 + p_2 = 0.17 < \alpha_2$ であり，帰無仮説は棄却される．実際，$t = 0.17$，$\alpha_1 = 0.01$ を用い，(8.46) 式より，調整済み p 値は 0.0228（< 0.025）となる．

注　釈

表 8.6.1〜8.6.3 に示した中止境界の精度は，境界 $(\alpha_1, \beta_1, \alpha_2)$ ごとに 100 万回のシミュレーション実験を実施して確認した．上述の方法を用いたアダプティブデザインを実施する際の手順は以下のとおりである．

手順1：MIP を用いる場合，中止境界 $(\alpha_1, \beta_1, \alpha_2)$ の導出には (8.40) 式または表 8.6.1，試験終了時の調整済み p 値の算出には (8.41) 式を用いればよい．

手順2：MSP を用いる場合，中止境界の導出には (8.45) 式または表 8.6.2，試験終了時の調整済み p 値の算出には (8.46) 式を用いればよい．

手順3：MPP を用いる場合，中止境界の導出には (8.51) 式または表 8.6.3，試験終了時の調整済み p 値の算出には (8.53) 式を用いればよい．

最適なデザインを選択する以前に，実務的特徴を把握するために様々なシナリオでのシミュレーション実験を行うことを推奨する．シミュレーション実験用の SAS プログラムは原著者に問い合わせれば提供可能である．SAS プログラムは 50 行未満で，ユーザーにとって使いやすいものになっている．

8.7 逆 正 規 法

Lehmacher & Wassmer（1999）は，逆正規法を提案した．逆正規法から得られる独立した p 値を結合した検定統計量（Hedges & Olkin, 1985）は，

$$\frac{1}{\sqrt{k}}\sum_{i=1}^{k}\Phi^{-1}(1-p_i) \tag{8.57}$$

となる．$\Phi^{-1}(\cdot)$ は標準正規分布における分布関数の逆関数である．この方法では，(8.57)式に対する古典的な群逐次法の境界を用いる．

$$\Phi^{-1}(1-p_i), \quad i=1, 2, \ldots, K$$

は独立に標準正規分布に従うことから，サンプルサイズの設定法によらず正確に α を制御できる．

● 例 8.7.1 Lehmacher & Wassmer は，次の例を用いて逆正規法を紹介している．Plewig の重症度分類 II〜III の丘疹膿疱性ざ瘡を伴う患者を対象としたプラセボ対照ランダム化二重盲検試験において，1% クロラムフェニコール（CAS 56-75-7）と 0.5% ペールスルホン酸化シェールオイルの併用治療とアルコール賦形剤（プラセボ）の有効性を比較した（Fluhr et al., 1998）．治療開始から 6 週間後に，寒天平板培地（log CFU/cm^2：CFU，コロニー形成単位）を用いて，プラセボ群に対する実薬群のベースラインからの細菌の減少量を評価した．利用可能なデータは実薬群とプラセボ群でそれぞれ 24 例と 26 例であった．両側 t 検定の結果，併用治療群とプラセボ群の細菌の減少量に有意差が認められた（$p = 0.0008$）．

Lehmacher & Wassmer は別の例も紹介している．$\alpha = 0.01$ とし，1 群 12 例の患者を登録した後に 1 回目の中間解析を実施するアダプティブ 3 段階 Pocock デザインを考える．この方法の両側境界は $\alpha_1 = \alpha_2 = \alpha_3 = 2.873$ である（Pocock, 1977）．各群 $n_1 = 12$ 例における群間差は $\bar{x}_{11} - \bar{x}_{21} = 1.549$，標準偏差は $s_1 = 1.316$ であった．したがって，t 検定の検定統計量は 2.672，片側 p 値は $p_1 = 0.0070$ となる．このとき，以下の式に基づけば試験は継続となる．

$$\Phi^{-1}(1-p_1) = 2.460 < \alpha_1$$

観測された群間差はほぼ有意であったことから，1 群あたり 6 例の患者がさらに登録された時点で 2 回目の中間解析を実施することを考える．つまり，2 回目の中間解析は 1 回目の中間解析よりも少ない患者を組み入れた後に実施することになる．第 2 ステージの t 統計量は 1.853，片側 p 値は $p_2 = 0.0468$ となる（$\bar{x}_{12} - \bar{x}_{22} = 1.580$, $s_2 = 1.472$）．以上から，検定統計量は

$$\sqrt{2}\,(\Phi^{-1}(1-p_1) + \Phi^{-1}(1-p_2)) = 2.925$$

となり，第 2 ステージ終了時に有意な結果が認められる．第 1 ステージおよび第 2 ステージにおける平均値の差の近似 99% 繰り返し信頼区間はそれぞれ（0.12, 3.21）お

および (0.21, 2.92) となる.

8.8 お わ り に

中間データに基づくサンプルサイズ調整は，臨床的に重要な差を検出するための検出力を確保するためだけでなく，安全性や無益性/有益性の観点から試験を早期中止するためにも行うことがある．試験の完全性を保つためには，盲検性の有無にかかわらず，安全性モニタリングや有効性の中間解析を実施する独立データモニタリング委員会を設置することを強く推奨する．独立データモニタリング委員会は，サンプルサイズ再設定の結果に基づき，次のいずれかを勧告する．(i) デザインの変更なしに試験を継続する，(ii) 検出力確保のためにサンプルサイズを調整する，(iii) 安全性，無益性，有益性のために試験を早期中止する，(iv) 試験実施計画書を修正する．Montori et al. (2005) は，過去10年間で早期有効中止したランダム化試験が著しく増加していたことを報告している．しかしながら，Pocock (2005) は，早期有効中止した多くの試験で，適切な試験実施体制が構築されておらず，早期中止の決定・勧告提言が適切ではない可能性があることを指摘している．Chow (2005) は，試験を早期有効中止する場合，p 値だけでなく，再現性も注意深く評価することを提唱した．

現在のサンプルサイズ調整法は，試験全体の第1種の過誤確率を名目の有意水準に保つことができるように開発されている．しかしながら，この方法は仮定が多く，実臨床を十分に反映した方法ではないかもしれない．第2章で示したように，試験実施計画書を変更すると対象患者集団が変化する可能性がある．したがって，対象患者集団の変更を踏まえたサンプルサイズ調整が必要になる．実際，時間経過に伴い，対象患者集団がランダムに変化することを考慮した群逐次デザインもある．ステージごとに変わる境界を考慮した上で，サンプルサイズを調整すべきである．

9

アダプティブ 2 段階デザイン

9.1 は じ め に

　第 7 章でも説明したとおり，シームレスデザインとは，複数の試験で達成すべき目的を 1 つの試験で扱うデザインである．アダプティブ 2 段階（シームレス）デザインでは，最終解析において，アダプテーション前後に登録された患者データを用いるデザインである．アダプティブ 2 段階シームレスデザインは，2 つのステージで構成され，第 1 ステージが学習もしくは探索ステージ，第 2 ステージが検証ステージとなる．学習ステージでは，このステージで得られたデータに基づき，安全性の問題に伴う早期中止，有効中止，無効中止などを検討する．このデザインは，学習ステージ（一般的な開発計画における最初の試験に相当）と検証ステージ（次の試験に相当）の間の時間を短縮することができる．また，最も重要なのは，最終解析において，学習ステージと検証ステージのデータを統合する点である．

　Chow & Tu（2008）は，アダプティブ 2 段階シームレスデザインを，試験目的とステージ間でエンドポイントが同じかどうかによって SS, SD, DS, DD デザインの 4 つに分類した．SD デザインは，第 1 ステージと第 2 ステージで試験目的は同じだが，エンドポイントが異なるデザインである（Pong & Chow, 2010 を参照）．SS デザイン*1)は，群逐次デザインに似ており，第 1 ステージの最後に一度だけ中間解析を実施するデザインである．SS デザインは，FDA のドラフトガイダンスに示されている十分に理解・適用されてきたデザイン（well-understood design）に相当する．一方，SD, DS, DD デザインは，十分に理解・適用されていないデザイン（less well-understood design）に相当するため，(i) アダプテーションに伴う運営上の偏りを防止する方策，(ii) 試験全体での第 1 種の過誤確率の制御，(iii) 両ステージから得られたデータに基づく妥当な最終解析，(iv) O'Brien-Fleming 型の境界の利用可能性，(v) サンプルサイズ設定と各ステージでのサンプルサイズの配分，といった懸念や課題が存在する．SD, DS, DD デザインを実際の臨床試験に適用するには，これらの

---

*1)　訳注：第 1 ステージと第 2 ステージで試験目的とエンドポイントが同じデザイン．

懸念や課題への対処法を検討する必要がある（それによって，十分に理解・適用され
ていないデザインが十分に理解・適用されてきたデザインとなる）．

9.2節では，アダプティブ2段階デザインの柔軟性，効率性，妥当性，完全性に関
する実務上の課題を議論する．また，十分に理解・適用されていないアダプティブ2
段階シームレスデザインを使用することの規制上の問題も概観する．アダプティブ2
段階シームレスデザインの種類は，各ステージでの試験目的やエンドポイントが同じ
かどうかに依存するが，これに関しては9.3節で詳述する．9.4〜9.6節ではアダプティ
ブ2段階シームレスデザインにおける解析方法を要約し，9.7節で結語を与える．

9.2　実務上の課題

近年，実施中の臨床試験から得られるデータに基づいて試験デザインや解析手法を
変更するアダプティブデザインが利用されるようになってきた．アダプティブデザ
インは，実際の医療行為を反映でき，試験治療の有効性と安全性に関する倫理的配
慮がしやすいといった柔軟性だけでなく，臨床開発の早期の相で効率的であることか
ら，臨床家にとって魅力的な方法である．一方，アダプティブデザインを使った臨床
試験の妥当性（validity）と完全性（integrity）に関する懸念があることから，製薬
企業や規制当局で多くの議論がなされている（Chang, Chow & Pong, 2006；Chow &
Chang, 2008；Chow, 2011）．以下では，アダプティブデザインを使った臨床試験の柔
軟性（flexibility），効率性（efficiency），妥当性，完全性に関する課題を概説する．

9.2.1　柔軟性と効率性
第7章で説明したとおり，アダプティブ2段階シームレスデザインは，第1種の過
誤確率と検出力の点で，別々に試験を実施する古典的アプローチ（例えば，第II相
試験と第III相試験）と比べて，より柔軟で効率的なデザインと考えられている．ア
ダプティブ2段階シームレスデザインにおける第1種の過誤確率は，第II相試験と
第III相試験を別々に実施した場合の古典的なアプローチと比べて，$1/\alpha_{II}$倍大きく，
検出力は，古典的アプローチよりも$1/power_{II}$高い．ここで，α_{II}, $power_{II}$はそれぞれ，
第II相試験の第1種の過誤確率と検出力である．

また，2つの異なる独立な試験を結合したアダプティブ2段階シームレスデザイン
は，2つの試験間の準備期間を短縮できる．実際の臨床開発では，試験間の準備期間
は約6か月〜1年である．一般的な臨床開発では，第III相試験は，第II相試験の最
終報告書がレビューされ，承認されるまで実施されない．第II相試験の完了後，デー
タベースの固定（データ入力，チェック，問い合わせ，バリデーション），プログラ
ミングとデータ解析，最終的な統計解析結果報告，臨床報告に約4か月を要する．第
III相試験実施の準備期間中に，試験実施計画書が作成される．また，倫理委員会(IRB)
の審査および承認にも時間がかかるであろう．これらのことから，アダプティブ2段

階シームレスデザインを採用することによって，試験間の準備期間を短縮することができ，さらに試験依頼者は第1ステージ（第 II 相試験に相当）終了時に go/no-go の判断を速やかに行うこともできる．また，状況によっては，アダプティブ2段階シームレス第 II/III 相デザインのサンプルサイズは，第 II 相試験と第 III 相試験を別々に行う古典的アプローチと比べて小さくなる場合もある．これは，2つのステージから得られたデータを利用して，試験治療の最終評価を行えるためである．

9.2.2 妥当性と完全性

アダプティブデザインを実装する前には，実現可能性，妥当性，頑健性などの実務的問題への対処が必要となる．また，実施可能性に関するいくつかの懸念もある．例えば，アダプティブデザインの実施に必要な労力，困難さ，費用が，その実施に見合うものであるか検討しなければならない．また，アダプティブデザインの使用により，患者登録の遅延や試験期間の延長を引き起こす恐れがあるか，盲検解除の対象となるデータや関係者や DMC への依頼事項（試験の早期中止もしくは安全性の理由から他のアダプテーションを実施するなど）も考慮しなければならない．

試験の妥当性に関しては，非盲検下の解析が薬効評価に偏りをもたらすか，またアダプティブデザインの利用がランダム性を破たんさせるか，という懸念が生じる．例えば，応答アダプティブランダム化（response-adaptive randomization）では，割付比を変更することで，治療効果がより優れた群に多くの患者を割り付けることになる．したがって，倫理的観点から，試験後半に参加する方が，より優れた群に割り付けられる確率が高いことを患者に知らせるべきであろう．また，患者は試験後半に参加するために待機したいと考えることから，待機できない重症患者が試験初期に登録され，結果として偏りが生じてしまう．このことから，試験治療の効果は患者の疾患背景と交絡することになる．第1ステージで見込みのない群を落とす敗者脱落(drop-losers)デザインや他のアダプティブデザインでもこの問題は生じる．

頑健性の問題は，試験実施計画書で事前に規定したとおりに試験を実施できなかったときに例外なく生じる．試験実施計画書から逸脱が生じた場合，以下に示すようなアダプティブデザインの妥当性に関する問題が生じる．

- 中間解析の情報時間が計画時と異なる場合，この差異が第1種の過誤確率に与える影響
- 予期しない DMC の勧告が検出力や試験の妥当性に与える影響
- エンドポイントや選択・除外基準の変更などの試験実施計画書の改定があった場合のデザインや解析の妥当性
- 生存時間をエンドポイントとした試験や CRM のようなアダプティブ用量漸増（adaptive dose-escalation）デザインにおいて反応遅延（delayed response）が生じた場合，そのデザインの利点が損なわれる可能性

多くの場合，アダプティブデザインには，検定の多重性の問題が生じるため，複数

のステージ間で独立でない標本の取り扱いや統合方法を検討する必要がある．アダプティブデザインは古典的デザインに比べてかなり複雑になる．典型的なアダプティブデザインで検討すべき理論的課題として，(i) 多重比較における試験全体の第1種の過誤確率 α の調整，(ii) 独立でない標本抽出に伴う p 値の調整，(iii) 頑健で不偏な点推定量の導出，(iv) 妥当な信頼区間の構成が挙げられる．実際には，アダプテーションの柔軟性ゆえに，正確な調整済み α や p 値を解析的に導くことは容易ではないものの，コンピュータシミュレーションを通じて，この問題に対処することは可能である．シミュレーションを実行するためには，アダプテーションの前後で使用する適切な検定統計量を定義する必要がある．シミュレーションは，検定統計量の標本分布を得るために帰無仮説の下で実施することになる．シミュレーション分布を用いて，棄却域，調整 α，調整 p 値を求めることになる．シミュレーションは，最適なデザイン選択の根拠を与えるために試験実施計画書の作成段階で行われる．

9.2.3 規制当局の見解と懸念

　規制当局も認識しているとおり，アダプティブデザインにはいくつかの利点がある．例えば，アダプティブデザインを利用することで，治験責任医師は，試験早期に誤った仮定の修正や最適なオプション選択の機会を得ることができる．また，アダプティブデザインは，試験中の蓄積情報と新たな外部情報を活用できるため，それらの結果の良し悪しにかかわらず，早期に予期せぬ事態に対応することができる．アダプティブデザインを利用することで，開発は加速すると考えられる．

　治験責任医師には，試験中の中間データもしくは外部データの閲覧後に試験デザインを変更する機会が与えられることになる．デザインは柔軟に変更できるものの，試験実施に伴う潜在的偏りにより実務上の問題が生じる．例えば，中間解析結果に基づいて，診療方針を変更した場合には，中間解析が潜在的偏りをもたらすことになる．これは最大の懸念事項である．FDAが指摘しているとおり，運営上の偏り（operational bias）は，試験デザインおよび統計手法に対してアダプテーションを適用したときに生じる．試験デザインについては，適格基準，用法用量および投与期間，エンドポイント，診断法，臨床検査の方法に対するアダプテーションが挙げられる．統計手法のアダプテーションとしては，(i) 試験デザイン，(ii) 試験の統計的仮説，(iii) エンドポイント，(iv) サンプルサイズ，(v) ランダム割付，(vi) 統計解析計画書の変更が挙げられる．また，次のアダプテーションが原因で運営上の偏りが生じることになる．(i) 中間解析時のサンプルサイズ再設定，(ii) 割付比の変更（例えば，均等割付から非均等割付への変更），(iii) 中間解析結果に基づく群の除外，追加，変更，(iv) アダプテーション後の試験対象集団の変更（例えば，選択・除外基準や部分集団に関する変更），(v) 検定手法の変更（例えば，ログランク検定から他の検定に変更），(vi) エンドポイントの変更（例えば，がんの臨床試験で，無増悪生存時間から奏効率に変更），(vii) 試験目的の変更（例えば，優越性仮説から非劣性仮説に変更）．

規制当局は，上述したような柔軟性，効率性，有用性を理由にアダプティブデザインを利用することに反対はしていない．一方で，医薬品評価や承認審査において，様々なアダプテーションを実施した後の試験の妥当性および完全性には重大な懸念をもっている．具体的には，(i) 試験全体の第1種の過誤確率を事前に指定した有意水準に制御できない可能性があること，(ii) 得られた p 値が正しくない可能性があること，(iii) 得られた信頼区間が妥当でない可能性があること，(iv) アダプテーションを実施しなければ解決できた科学的・医学的課題が，アダプテーションによって解決できなくなる可能性があること，などがある．

9.3　アダプティブ2段階デザインの種類

アダプティブ2段階シームレスデザインは，各ステージの目的とエンドポイントに応じて，以下の4つに分類される（例えば，Chow & Tu, 2008；Pong & Chow, 2010 を参照）．

(i) カテゴリ I（SS）は，各ステージの目的とエンドポイントが同じデザイン，(ii) カテゴリ II（SD）は，目的が同じでエンドポイントが異なるデザイン，(iii) カテゴリ III（DS）は，目的は異なるがエンドポイントが同じデザイン，(iv) カテゴリ IV（DD）は，目的とエンドポイントが異なるデザインである．各ステージで目的が異なるデザインとしては，第1ステージで用量選択，第2ステージで有効性を検証するデザインが考えられる．エンドポイントが異なるデザインとしては，バイオマーカーと臨床的なエンドポイントのそれぞれを用いるデザイン，もしくは同じ臨床エンドポイントを治療期間を変えて評価するデザインが考えられる．カテゴリ I の試験デザインは，1回の中間解析を行う群逐次デザインと似ているが，全く同じというわけではない．本章では，カテゴリ II のデザインに注目する．カテゴリ II のデザインの考え方は，事前に指定した試験全体の第1種の過誤確率を制御するためにいくつかの変更を加えることで，カテゴリ III および IV のデザインにも応用できる．アダプティブ2段階シームレスデザインの典型例として，2段階シームレス第 I/II 相試験と2段階シームレス第 II/III 相試験がある．前者における第1ステージの目的はバイオマーカーの開発，第2ステージの目的は有効性の根拠を得ることである．後者における第1ステージの目的は用量選択，第2ステージの目的は有効性の検証となる．

カテゴリ I のアダプティブ2段階シームレスデザインにおける統計的課題は，1回

表 9.3.1　アダプティブ2段階シームレスデザインの種類

試験目的	エンドポイント	
	同じ（S）	異なる（D）
同じ（S）	I = SS	II = SD
異なる（D）	III = DS	IV = DD

の中間解析を伴う群逐次デザインの課題と似ており，サンプルサイズ設定および統計手法は，Chow & Chang（2006）で議論されている．他のカテゴリのアダプティブ2段階シームレスデザインにおいて，群逐次デザインのための標準的統計手法を利用することは妥当ではない．本章では，各ステージでエンドポイントは異なる（例えば，バイオマーカーと臨床エンドポイント，もしくは治療期間の異なる臨床エンドポイント）が，試験目的が同じアダプティブ2段階シームレスデザインのための統計手法を説明する．また，ここでの統計手法は，各ステージで目的とエンドポイントが異なるデザインにも拡張できる．

アダプティブ2段階シームレスデザインを用いる際の課題の1つは，サンプルサイズの設定と配分である．カテゴリⅠのデザインには，Chow & Chang（2006）が提案している各ステージのp値に基づいた方法を適用できるが，これらの方法は，カテゴリⅣのデザインに対しては適切ではない．カテゴリⅣのデザインには，以下のような課題がある．

1. 試験全体の第1種の過誤確率を事前に指定した有意水準に制御できるか．
2. O'Brien-Fleming 型の境界を用いてよいか．
3. 各ステージのデータを併合して最終解析を行うことが妥当か．

Cheng & Chow（2011）は，各ステージで目的とエンドポイントが異なるデザインにおいて妥当な統計的検定を実施できるアダプティブ多段階遷移（multiple-stage transitional）シームレスデザインを提案している．

9.4　試験の目的とエンドポイントが同じシームレスデザインの解析

各ステージの目的とエンドポイントが同じアダプティブ2段階シームレスデザインは，1回の中間解析を伴う群逐次デザインと似ているため，群逐次デザインで用いられる標準的な統計手法を適用できる．様々なアダプテーションに対して多くの方法が開発されている．例えば，一般的な方法として，(i) アダプテーション前後の部分標本から推定した独立なp値を結合する Fisher の基準（Fisher's criterion）（Bauer & Köhne, 1994；Bauer & Röhmel, 1995；Posch & Bauer, 2000），(ii) アダプテーション前後で標本に異なる重みを与える方法，(iii) 条件付きエラー関数（conditional error function）に基づく方法（Proschan & Hunsberger, 1995；Liu & Chi, 2001），(iv) 条件付き検出力（conditional power）に基づく方法（Li, Shih & Wang, 2005）がある．Fisher の基準に基づくp値の結合は，各ステージで異なる統計手法を選択できる点で非常に柔軟だが，Müller & Schäfer（2001）が指摘したように，境界の選択に対しては柔軟性が乏しい．他の研究として，Proschan & Wittes（2000）は，試験から得られるすべてのデータを使った不偏推定量を導出した．Rosenberger & Lachin（2002）は，応答アダプティブランダム化に注目したアダプティブデザインについて研究し，Chow, Chang & Pong（2005）は，試験実施計画書の改定に伴う試験対象集団の変化

が与える影響を検討している．Li, Shih & Wang（2005）は，生存エンドポイントを用いるアダプティブデザインについて研究をしている．Hommel, Lindig & Faldum（2005）は，相関のあるデータに関するアダプティブ2段階デザインを提案し，Todd（2003）は評価項目が2つあるアダプティブデザインを検討している．Tsiatis & Mehta（2003）はサンプルサイズを調整したアダプティブデザインは，群逐次デザインよりも検出力が高いことを示した．

本節では，Chow & Chang（2006）と Chang（2007）が提案している p 値の和に基づく方法（method of sum of p-values；MSP）を紹介する．MSP は，現時点のステージと過去のステージの部分標本から得られる p 値の線形結合を用いる方法である．この方法は簡便なため，臨床試験で広く使用されている．MSP の理論的枠組みは次節で解説する．Chang（2007）は，アダプティブデザインにおける (i) 早期有効中止，(ii) 早期有効または無効中止，(iii) 早期無効中止，の3つの状況に対して，それぞれの中止境界と p 値を導出した．この定式化は，サンプルサイズ調整の有無によらず，優越性試験および非劣性試験にも適用できる．

9.4.1 早期有効中止

8.6 節で与えた説明に基づくと，早期有効中止のみを考慮した2段階デザイン（$K=2$）において，第1ステージと第2ステージで消費する第1種の過誤確率はそれぞれ，

$$\pi_1 = \psi_1(\alpha_1) = \int_0^{\alpha_1} dt_1 = \alpha_1 \tag{9.1}$$

$$\pi_2 = \psi_2(\alpha_2) = \int_{\alpha_1}^{\alpha_2} \int_{t_1}^{\alpha_2} dt_2 dt_1 = \frac{1}{2}(\alpha_2 - \alpha_1)^2 \tag{9.2}$$

となる．ただし，$\beta_1 = 1$ とする．(9.1)式と (9.2)式によって，

$$\alpha = \alpha_1 + \frac{1}{2}(\alpha_2 - \alpha_1)^2 \tag{9.3}$$

を得る．ここで α は全体の第1種の過誤確率である．これを α_2 について解くと，

$$\alpha_2 = \sqrt{2(\alpha - \alpha_1)} + \alpha_1 \tag{9.4}$$

となる．

検定統計量 $t_1 = p_1 > \alpha_2$ のとき，$t_2 = p_1 + p_2 > \alpha_2$ となる[*2]．よって，$p_1 > \alpha_2$ のとき無効中止となる．これは，この方法の特性であり，他の方法は，通常，無効中止の境界

表 9.4.1　早期有効中止を考慮した2段階デザインの中止境界

片側 α	α_1	0.005	0.010	0.015	0.020	0.025	0.030
0.025	α_2	0.2050	0.1832	0.1564	0.1200	0.0250	–
0.05	α_2	0.3050	0.2928	0.2796	0.2649	0.2486	0.2300

出典：Chang（2007）．

[*2]　訳注：ここでいう検定統計量は，p 値の線形結合で表される．

を明示しない．さらに，α_1 は第1ステージでの帰無仮説の下での中止確率（エラー消費）であり，$\alpha-\alpha_1$ は第2ステージでのエラー消費である．表9.4.1は，(9.4)式から得られる中止境界の一例である．

調整 p 値は，

$$p(t;k) = \begin{cases} t & : k=1 \\ \alpha_1 + \dfrac{1}{2}(t-\alpha_1)^2 & : k=2 \end{cases} \tag{9.5}$$

となる．ここで，第1ステージで中止する場合は $t=p_1$ であり，第2ステージで中止する場合は，$t=p_1+p_2$ である．

9.4.2 早期有効または無効中止

$\beta_1 \geq \alpha_2$ ならば，中止境界は，早期有効中止のデザインと同じになる．しかし，$\beta_1 < \alpha_2$ のとき，無効境界 β_1 は，仮説検定の検出力に影響を与える．8.6節で説明したように，

$$\alpha = \begin{cases} \alpha_1 + \alpha_2(\beta_1-\alpha_1) - \dfrac{1}{2}(\beta_1^2-\alpha_1^2) & : \beta_1 < \alpha_2 \\ \alpha_1 + \dfrac{1}{2}(\alpha_2-\alpha_1)^2 & : \beta_1 \geq \alpha_2 \end{cases} \tag{9.6}$$

となる．(9.6)式より，様々な中止境界が得られる．早期無効中止を目的とした試験は，前述したデザインの特別なケースであり，(9.6)式で $\alpha_1=0$ とする．つまり，

$$\alpha = \begin{cases} \alpha_2\beta_1 - \dfrac{1}{2}\beta_1^2 & : \beta_1 < \alpha_2 \\ \dfrac{1}{2}\alpha_2^2 & : \beta_1 \geq \alpha_2 \end{cases} \tag{9.7}$$

であり，これを α_2 について解くと，

$$\alpha_2 = \begin{cases} \dfrac{\alpha}{\beta_1} + \dfrac{1}{2}\beta_1 & : \beta_1 < \sqrt{2\alpha} \\ \sqrt{2\alpha} & : \beta_1 \geq \sqrt{2\alpha} \end{cases} \tag{9.8}$$

となる．

表9.4.2は，(9.8)式から得られる中止境界の一例である．$\alpha_1=0$ とすれば，(9.6)式から得られる調整 p 値は，

$$p(t;k) = \begin{cases} t & : k=1 \\ \alpha_1 + t\beta_1 - \dfrac{1}{2}\beta_1^2 & : k=2 \text{ かつ } \beta_1 < \alpha_2 \\ \alpha_1 + \dfrac{1}{2}t^2 & : k=2 \text{ かつ } \beta_1 \geq \alpha_2 \end{cases} \tag{9.9}$$

となる．

9.4 試験の目的とエンドポイントが同じシームレスデザインの解析　　　*145*

表 9.4.2 早期無効中止を考慮した 2 段階デザインの中止境界

片側 α	β_1	0.1	0.2	0.3	≥ 0.4
0.025	α_2	0.3000	0.2250	0.2236	0.2236
0.05	α_2	0.5500	0.3500	0.3167	0.3162

出典：Chang (2007).

9.4.3 条件付き検出力

アダプティブデザインを実施する上で，条件付き検出力は非常に重要である．条件付き検出力は，中間時点での試験の中止・継続の判断に加え，様々なデザインや統計手法の比較にも有用である．多くの既存法の中止境界は，z 統計量または p 値に基づくため，比較の際には，$p_k = 1 - \Phi(z_k)$ または $z_k = \Phi^{-1}(1 - p_k)$ という変換を利用する．z_k, p_k は，それぞれ，ステージ k での部分標本から得られた正規 z 統計量，未調整 p 値である．z_2 は，対立仮説の下で，漸近的に $N(\delta/se(\hat{\delta}_2), 1)$ の正規分布に従う．$\hat{\delta}_2$ は，第 2 ステージでの群間差の推定値であり，その標準誤差は

$$se(\hat{\delta}_2) = \sqrt{2\hat{\sigma}^2/n_2} \approx \sqrt{2\sigma^2/n_2}$$

である．

条件付き検出力を導出するために，帰無仮説 H_0 の棄却限界として，

$$z_2 \geq B(\alpha_2, p_1) \tag{9.10}$$

を定義する．

(9.10)式から，第 1 ステージでの未調整 p 値 p_1 を与えた下で，第 2 ステージにおける条件付き検出力は，

$$P_c(p_1, \delta) = 1 - \Phi\left(B(\alpha_2, p_1) - \frac{\delta}{\sigma}\sqrt{\frac{n_2}{2}}\right), \quad \alpha_1 < p_1 \leq \beta_1 \tag{9.11}$$

となる．

各ステージの p 値の積に基づく方法（MPP）の場合，第 2 ステージにおける棄却限界は $p_1 p_2 \leq \alpha_2$，すなわち，$z_2 \geq \Phi^{-1}(1 - \alpha_2/p_1)$ となる．したがって，$B(\alpha_2, p_1) = \Phi^{-1}(1 - \alpha_2/p_1)$ となる．同様に，各ステージの p 値の和に基づく方法（MSP）だと，第 2 ステージにおける棄却限界は $p_1 + p_2 \leq \alpha_2$，すなわち，$z_2 \geq B(\alpha_2, p_1) = \Phi^{-1}(1 - \max(0, \alpha_2 - p_1))$ となる．逆正規法（inverse normal method）（Lehmacher & Wassmer, 1999）に基づくと，第 2 ステージにおける棄却限界は $w_1 z_1 + w_2 z_2 \geq \Phi^{-1}(1 - \alpha_2)$，すなわち，$z_2 \geq (\Phi^{-1}(1 - \alpha_2) - w_1 \Phi^{-1}(1 - p_1))/w_2$ となる．w_1, w_2 は条件 $w_1^2 + w_2^2 = 1$ の下での事前に定義される重みである．群逐次デザインおよび CHW 法（Cui, Hung & Wang, 1999）は，逆正規法の特別な場合である．逆正規法は，2 つの重み w_1, w_2 に依存するため，MPP と MSP だけを解析的に比較することとする．条件付き検出力を比較するために，2 つの方法で同じ α_1 を使用する．(9.11)式より，条件付き検出力の比較は，関数 $B(\alpha_2, p_1)$ の比較と同義であることがわかる．各方法の関数 $B(\alpha_2, p_1)$ から，

$$\frac{\hat{\alpha}_2}{p_1} = \tilde{\alpha}_2 - p_1 \tag{9.12}$$

を得る. ここで, $\hat{\alpha}_2$ と $\tilde{\alpha}_2$ は, それぞれ, MMP と MSP における最終ステージの棄却限界である. これを p_1 について解くと, p_1 の臨界点 (critical point) は

$$\eta = \frac{\tilde{\alpha}_2 \mp \sqrt{\tilde{\alpha}_2^2 - 4\tilde{\alpha}_2}}{2} \tag{9.13}$$

となる. η の小さい方を η_1, 大きい方を η_2 とすると, $p_1 < \eta_1$ もしくは $p_1 > \eta_2$ のとき, MPP の検出力は MSP より高い. $\eta_1 < p_1 < \eta_2$ のとき, MSP の検出力は MPP より高い. 例えば, 全体の有意水準が片側 $\alpha = 0.025$ において $\alpha_1 = 0.01$, $\beta_1 = 0.3$ であれば, $\hat{\alpha}_2 = 0.0044$, $\tilde{\alpha}_2 = 0.2236$ となり, 最終的に, (9.13)式より, $\eta_1 = 0.0218$, $\eta_2 = 0.2018$ となる. 非条件付き検出力 P_w は, 条件付き検出力の期待値

$$P_w = E_\delta[P_C(p_1, \delta)] \tag{9.14}$$

となる.

したがって, MSP と MMP の非条件付き検出力の差は, p_1 の分布に依存し, 結果的には真の群間差 δ および第1ステージでの中止境界 (α_1, β_1) に依存する.

Fisher の基準に基づく p 値の結合法を用いた Bauer & Köhne 法 (Bauer & Köhne, 1994) は, $\alpha_1 + \ln(\beta_1/\alpha_1)\exp[-(1/2)\chi^2_{4,1-\alpha_1}] = \alpha$ を導出した. この式からわかるとおり, β_1 を指定することで, α_1 が一意に求まり, 結果的に α_2 も一意に定まる. この方法は柔軟ではないが, $\alpha_1 + \alpha_2 \ln(\beta_1/\alpha_1) = \alpha$ と一般化できる. ただし, α_2 は $\exp[-(1/2)\chi^2_{4,1-\alpha_1}]$ でなくてもかまわない.

Tsiatis & Mehta (2003) は, 特定のエラー消費関数を使った任意の逐次計画において, 一様に検出力の高い最適なデザインを示した. 言い換えれば, 任意のアダプティブデザインの中で, 対立仮説の下での母数空間では, そのデザインと同等以上の確率で早期に帰無仮説を棄却し, 対立仮説でない母数空間では, 同等以上の確率で早期に帰無仮説を採択し得る検定を使ったデザインであり, さらに古典的な群逐次デザインの枠組みでつねに構成できる. 一方, 古典的な群逐次デザインは, 効率は上がるものの, 費用も増える. 例えば, 中間解析の回数が増えれば (3 から 10 回), 実務上の費用は明らかに増大する. また, この最適デザインは, 事前に指定したエラー消費関数の条件の下で構成されるが, 一般に, アダプティブデザインではエラー消費関数を事前に定義し固定する必要はない.

9.5 エンドポイントが異なるシームレスデザインの解析

9.5.1 連続データ

例として, 各ステージで異なる連続データをエンドポイントとしたアダプティブ2段階シームレス第II/III相デザインを考える. x_i は, 第II相試験における患者 i $(=1,...,n)$ のエンドポイント (例えば, バイオマーカー) における観測値であり, y_j は, 第III

9.5 エンドポイントが異なるシームレスデザインの解析

相試験における患者 j（$=1, ..., m$）のもう１つのエンドポイント（例えば，臨床エンドポイント）の観測値とする．x_i（$i=1, ..., n$）は互いに独立で，$E(x_i)=\nu$，$Var(x_i)=\tau^2$ の同一の分布に従い，y_j（$j=1, ..., m$）は互いに独立で，$E(y_j)=\mu$，$Var(y_j)=\sigma^2$ の同一の分布に従う．Chow, Lu & Tse（2007）は，バイオマーカーもしくは代替エンドポイントから得られたデータに基づいて，臨床エンドポイントの予測値を求めるための関数を提案した．この予測には，治療効果に対する妥当な統計的推測を行うための検証ステージで得られたデータも用いる．いま，x と y は直線関係にあるとし，

$$y = \beta_0 + \beta_1 x + \varepsilon \tag{9.15}$$

を考える．ここで，ε は平均 0，分散 σ^2 の誤差項である．(9.15)式の構造と β_0 は既知とする．(9.15)式に基づくと，学習ステージで得られた観測値 x_i は，$\beta_0+\beta_1 x_i$（$=\hat{y}_i$ と定義）と変換され，検証ステージで得られた観測値 y_i と結合される．すなわち，$\hat{y}_i$ と y_i の結合によって，治療効果の平均 μ を推定する．重み付き平均の推定量は，

$$\hat{\mu} = w\bar{\hat{y}} + (1-w)\bar{y} \tag{9.16}$$

となる．ここで，$\bar{\hat{y}} = (1/n)\sum_{i=1}^{n}\hat{y}_i$，$\bar{y} = (1/m)\sum_{j=1}^{m}y_j$，$0 \le w \le 1$ である．重みは

$$w = \frac{n/(\beta_1^2\tau^2)}{n/(\beta_1^2\tau^2) + m/\sigma^2} \tag{9.17}$$

によって与えられ，$\beta_0, \tau^2, \sigma^2$ が既知のとき，$\hat{\mu}$ は，任意の重み付き平均の推定量の中で，最小分散不偏推定量である．実際には，$\beta_0, \tau^2, \sigma^2$ は未知のため，w は通常，

$$\hat{w} = \frac{n/S_1^2}{n/S_1^2 + m/S_2^2} \tag{9.18}$$

によって推定される．ここで，S_1^2, S_2^2 はそれぞれ $\hat{y}_i$ と y_j の標本分散である．μ の推定量

$$\hat{\mu}_{GD} = \hat{w}\bar{\hat{y}} + (1-\hat{w})\bar{y} \tag{9.19}$$

は，Graybill-Deal（GD）推定量と呼ばれる．GD 推定量は，計量学の領域では重み付き平均と呼ばれる．Khatri & Shah（1974）は，無限級数の形式で，この推定量の分散の正確な展開を与えた．Meier（1953）は，GD 推定量の分散の近似的な不偏推定量

$$\widehat{Var}(\hat{\mu}_{GD}) = \frac{1}{n/S_1^2 + m/S_2^2}\left[1 + 4\hat{w}(1-\hat{w})\left(\frac{1}{n-1} + \frac{1}{m-1}\right)\right]$$

を導出した．この推定量は $O(n^{-2}+m^{-2})$ のオーダーで偏りをもつ．

2 つの治療の比較における仮説は，

$$H_0: \mu_1 = \mu_2, \quad H_1: \mu_1 \ne \mu_2 \tag{9.20}$$

となる．予測値 $\beta_0+\beta_1 x_{ij}$ を $\hat{y}_{ij}$ とし，これを第 II 相試験における第 i 治療の下での j 番目の患者における y の予測値とする．(9.19)式から，μ_i の GD 推定量は，

$$\hat{\mu}_{GDi} = \hat{w}_i\bar{\hat{y}}_i + (1-\hat{w}_i)\bar{y}_i \tag{9.21}$$

となる．ここで，$\bar{\hat{y}}_i = (1/n_i)\sum_{j=1}^{n_i}\bar{y}_{ij}$，$\bar{y}_i = (1/m_i)\sum_{j=1}^{m_i}y_{ij}$，$\hat{w}_i = n_i/S_{1i}^2/(n_i/S_{1i}^2 + m_i/S_{2i}^2)$ であり，S_{1i}^2, S_{2i}^2 は，それぞれ $(\hat{y}_{i1}, ..., \hat{y}_{in_i})$，$(y_{i1}, ..., y_{im_i})$ の標本分散である．(9.20)

式の仮説における検定統計量は,

$$\tilde{T}_1 = \frac{\hat{\mu}_{GD1} - \hat{\mu}_{GD2}}{\sqrt{\widehat{Var}(\hat{\mu}_{GD1}) + \widehat{Var}(\hat{\mu}_{GD2})}} \tag{9.22}$$

となり,

$$\widehat{Var}(\hat{\mu}_{GDi}) = \frac{1}{n_i/S_{1i}^2 + m_i/S_{2i}^2}\left[1 + 4\hat{w}_i(1-\hat{w}_i)\left(\frac{1}{n_i-1} + \frac{1}{m_i-1}\right)\right]$$

は, $Var(\hat{\mu}_{GDi})$, $i = 1, 2$ の推定量である. 先に示した同様の考え方に基づき, n_i, $m_i \to \infty$ のとき, $Var(S_{1i}^2)$, $Var(S_{2i}^2) \to 0$ であれば, $\tilde{T}_1$ は, 帰無仮説の下で極限標準正規分布に従う. よって, $\mu_1 - \mu_2$ の近似的な $100(1-\alpha)$% 信頼区間は,

$$(\hat{\mu}_{GD1} - \hat{\mu}_{GD2} - z_{\alpha/2}\sqrt{V_T}, \ \hat{\mu}_{GD1} - \hat{\mu}_{GD2} + z_{\alpha/2}\sqrt{V_T}) \tag{9.23}$$

となる. ここで, $V_T = \widehat{Var}(\hat{\mu}_{GD1}) + \widehat{Var}(\hat{\mu}_{GD2})$ である. (9.23)式の信頼区間が 0 を含んでいなければ, 仮説 H_0 は棄却される. よって, 局所対立仮説 (local alternative hypothesis) $H_a : \mu_1 - \mu_2 = \delta \neq 0$ の下で, 検出力 $1 - \beta$ とするために必要なサンプルサイズは,

$$-z_{\alpha/2} + |\delta|/\sqrt{Var(\hat{\mu}_{GD1}) + Var(\hat{\mu}_{GD2})} = z_\beta$$

を満たす.

いま $m_i = \rho n_i$ と $n_2 = \gamma n_1$ とする. このとき, 2群の総サンプルサイズ N_T は, $(1+\rho)(1+\gamma)n_1$ となり, n_1 は,

$$n_1 = \frac{1}{2}AB\left(1 + \sqrt{1 + 8(1+\rho)A^{-1}C}\right) \tag{9.24}$$

で与えられる. ここで,

$$A = \frac{(z_{\alpha/2} + z_\beta)^2}{\delta^2}, \quad B = \frac{\sigma_1^2}{\rho + r_1^{-1}} + \frac{\sigma_2^2}{\gamma(\rho + r_2^{-1})}$$

$$C = B^{-2}\left[\frac{\sigma_1^2}{r_1(\rho + r_1^{-1})^3} + \frac{\sigma_2^2}{\gamma^2 r_2(\rho + r_2^{-1})^3}\right], \quad r_i = \beta_1^2 \tau_i^2/\sigma_i^2, \ i = 1, 2$$

である.

優越性検定の場合の局所対立仮説 $H_a : \mu_1 - \mu_2 = \delta_1 > \delta$ を考える. 検出力 $1 - \beta$ とするために必要なサンプルサイズは,

$$-z_\alpha + (\delta_1 - \delta)/\sqrt{Var(\hat{\mu}_{GD1}) + Var(\hat{\mu}_{GD2})} = z_\beta$$

を満たす. 上述の記号法に基づくと, 2群の総サンプルサイズ N_T は, $(1+\rho)(1+\gamma)n_1$ となり, n_1 は,

$$n_1 = \frac{1}{2}DB\left(1 + \sqrt{1 + 8(1+\rho)D^{-1}C}\right) \tag{9.25}$$

となる. ここで, $D = \frac{(z_\alpha + z_\beta)^2}{(\delta_1 - \delta)^2}$ である. 有意水準 α における同等性の検定の場合の局所対立仮説 $H_a : \mu_1 - \mu_2 = \delta_1$ を考える. 検出力 $1 - \beta$ とするために必要なサンプルサイズは,

$$-z_\alpha + (\delta - \delta_1)/\sqrt{Var(\hat{\mu}_{GD1}) + Var(\hat{\mu}_{GD2})} = z_\beta$$

を満たす．上述の記号法に基づくと，2群の総サンプルサイズ N_T は，$(1+\rho)(1+\gamma)$ n_1 となり，n_1 は，

$$n_1 = \frac{1}{2}EB(1+\sqrt{1+8(1+\rho)E^{-1}C}) \tag{9.26}$$

となる．ここで，$E = \dfrac{(z_\alpha + z_{\beta/2})^2}{(\delta - |\delta_1|)^2}$ である．

上述の考え方に従えば，優越性および同等性と同様に，非劣性仮説の検定およびサンプルサイズ設定も定式化できる．

9.5.2 二値データ

Lu et al.（2009）は，エンドポイントが二値データの場合を検討した．第1ステージおよび第2ステージの試験期間をそれぞれ cL および L（$0 < c < 1$）とする．結果変数は生存時間 t によって定義され，t の分布は，試験群で $G_1(t, \theta_1)$，対照群で $G_2(t, \theta_2)$ とする．試験群における第1ステージおよび第2ステージの患者数はそれぞれ n_1 および m_1，応答が認められた患者数はそれぞれ r_1 および s_1 である．同様に，対照群における第1ステージおよび第2ステージの患者数はそれぞれ n_2, m_2，応答が認められた患者数はそれぞれ r_2 および s_2 である．これらの観測データに基づき，試験群および対照群の尤度関数 $L(\theta_i)$ はそれぞれ，

$$L(\theta_i) = G_i^{r_i}(cL, \theta_i)[1 - G_i(cL, \theta_i)]^{n_i - r_i}G_i^{s_i}(L, \theta_i)[1 - G_i(L, \theta_i)]^{m_i - s_i}$$

となる．ただし，$i = 1, 2$ であり，$i = 1$ は試験群，$i = 2$ は対照群である．試験群および対照群の生存時間は，それぞれ母数 λ_1 および λ_2 をもつ指数分布に従うこととする．つまり，試験群で $G_1(t, \theta_1) = G(t, \lambda_1)$，対照群で $G_2(t, \theta_2) = G(t, \lambda_2)$ となる．尤度関数はそれぞれ，

$$L(\lambda_i) = (1 - e^{-\lambda_i cL})^{r_i}e^{-(n_i - r_i)\lambda_i cL}(1 - e^{-\lambda_i L})^{s_i}e^{-(m_i - s_i)\lambda_i L} \tag{9.27}$$

となる．

$\hat{\lambda}_i$ を λ_i の最尤推定値（MLE）とし，$\hat{\lambda}_i$ は，尤度方程式

$$\frac{r_i c}{e^{\lambda_i cL} - 1} + \frac{s_i}{e^{\lambda_i L} - 1} - (n_i - r_i)c - (m_i - s_i) = 0 \tag{9.28}$$

を解くことによって得られる．上式は，$L(\lambda_i)$ における λ_i についての1次の偏導関数が0に等しいとおくことで得られる．λ_i の MLE は，r_i/n_i と s_i/m_i が同時に0もしくは1でないときに存在する．適当な正則条件の下，MLE の漸近正規性に基づくと，$\hat{\lambda}_i$ は漸近的に正規分布に従う．実際，n_i と m_i が無限大に近づけば，$(\hat{\lambda}_i - \lambda_i)/\sigma_i(\lambda_i)$ は，標準正規分布に収束する．ここで，

$$\sigma_i(\lambda_i) = L^{-1}(n_i c^2 (e^{\lambda_i cL} - 1)^{-1} + m_i(e^{\lambda_i L} - 1)^{-1})^{-1/2}$$

である．

$\sigma_i(\hat{\lambda}_i)$ を $\sigma_i(\lambda_i)$ の MLE とする．MLE の一致性に基づくと，Slutsky の定理より，

$(\hat{\lambda}_i - \lambda_i)/\sigma_i(\hat{\lambda}_i)$ は，漸近的に正規分布に従う．よって，λ_i の $(1-\alpha)$ 信頼区間は，$(\hat{\lambda}_i - z_{\alpha/2}\sigma_i(\hat{\lambda}_i),\ \hat{\lambda}_i + z_{\alpha/2}\sigma_i(\hat{\lambda}_i))$ となる．$z_{\alpha/2}$ は標準正規分布の $(1-\alpha/2)$ 点である．指数モデルの下ではハザード λ_i に基づく2群比較を行う．試験群と対照群の比較においては，2群の効果が異なるか，試験群が優れているか，試験群が劣っていないか，2群が同等かという仮説検定に関心がある．さらに，試験計画時には，指定した検出力を確保するために，仮説検定の下で必要サンプルサイズを決定する必要がある（Chow, Shao & Wang, 2003）．例えば，2つのハザードが異なるという仮説

$$H_0 : \lambda_1 = \lambda_2, \quad H_a : \lambda_1 \neq \lambda_2 \tag{9.29}$$

の検定を考える．$m_i = \rho n_i$，$n_2 = \gamma n_1$，$i = 1, 2$ とする．このとき，2群を合わせた総サンプルサイズ N_T は，$(1+\rho)(1+\gamma)n_1$ となる．ここで，

$$n_1 = \frac{(z_{\alpha/2} + z_\beta)^2 (\tilde{\sigma}_1^2(\lambda_1) + \tilde{\sigma}_2^2(\lambda_2))}{(\lambda_1 - \lambda_2)^2} \tag{9.30}$$

である．

$$\tilde{\sigma}_1^2(\lambda_1) = L^{-2}(c^2(e^{\lambda_1 cL} - 1)^{-1} + \rho(e^{\lambda_1 L} - 1)^{-1})^{-1}$$
$$\tilde{\sigma}_2^2(\lambda_2) = L^{-2}\gamma^{-1}(c^2(e^{\lambda_2 cL} - 1)^{-1} + \rho(e^{\lambda_2 L} - 1)^{-1})^{-1}$$

上記と同様の考え方で，優越性，非劣性，同等性仮説に対する統計的検定とサンプルサイズ設定も定式化できる．

9.5.3 イベントまでの時間データ

Lu, Tse & Chow（2010, 2011）は，エンドポイントがイベントまでの時間のデータの場合を検討した．t_{ijk} を，治療 $i = T, R$，ステージ $j = 1, 2$，患者 $k = 1, ..., n_{ij}$ における試験登録からイベントが発生するまでの時間とする．第1ステージおよび第2ステージの試験期間をそれぞれ cL および L とする（$c < 1$）．さらに，t_{ijk} は，母数ベクトル θ_i の累積分布関数 $G(t, \theta_i)$，確率密度関数 $g(t, \theta_i)$ に従う．臨床試験から得られるデータは (x_{ijk}, δ_{ijk}) で表され，$\delta_{ijk} = 1$ のとき，イベントが発生し，$x_{ijk} = t_{ijk}$ となる．一方，$\delta_{ijk} = 0$ のときは試験期間中にイベントは起こらず，x_{ijk} は打ち切られ，$x_{ijk} < t_{ijk}$ となる．臨床試験では，脱落，追跡不能，試験終了時の生存のため，打ち切りが生じることは一般的である．本書では，試験終了時の生存打ち切りだけを考える．観測データを与えた下，試験群と対照群の尤度関数は，

$$L(\theta_i) = \prod_{j=1}^{2} \prod_{k=1}^{n_{ij}} g^{\delta_{ijk}}(x_{ijk}, \theta_i)[1 - G(x_{ijk}, \theta_i)]^{1-\delta_{ijk}} \tag{9.31}$$

となる．観測されたイベントまでの時間はWeibull分布に従うものとする．母数 $\lambda, \beta > 0$ のWeibull分布の累積分布関数 $G(t; \lambda, \beta)$ は，$1 - \exp\{-(t/\lambda)^\beta\}$ である．$G(t; \theta_T) = G(t; \lambda_T, \beta_T)$，$G(t; \theta_R) = G(t; \lambda_R, \beta_R)$ とし，t_{ijk} は $G(t; \lambda_i, \beta_i)$ のWeibull分布に従うこととする．（9.31）式の尤度関数は，

$$L(\lambda_i, \beta_i) = (\beta_i \lambda_i^{-\beta_i})^{\sum_{j=1}^{2} \sum_{k=1}^{n_{ij}} \delta_{ijk}} \exp\left(-\sum_{j=1}^{2} \sum_{k=1}^{n_{ij}} \tilde{x}_{ijk}\right) \prod_{j=1}^{2} \prod_{k=1}^{n_{ij}} x_{ijk}^{(\beta_i - 1)\delta_{ijk}} \tag{9.32}$$

9.5 エンドポイントが異なるシームレスデザインの解析 *151*

となり，$\tilde{x}_{ijk} = (x_{ijk}/\lambda_i)^{\beta_i}$ である．$l(\lambda_i, \beta_i) = \log(L(\lambda_i, \beta_i))$ は対数尤度関数である．対数尤度関数からは，β_i と λ_i の最尤推定量（それぞれを $\hat{\beta}_i$ と $\hat{\lambda}_i$ と定義する）が得られる．MLE の漸近正規性に基づくと，$\hat{\beta}_i$ と $\hat{\lambda}_i$ は漸近的に正規分布に従う．したがって，サンプルサイズ設定の公式もこれまでと同様の方法で導出できる．例えば，2 群間の中央値が異なるという仮説

$$H_0 : M_T = M_R, \quad H_a : M_T \neq M_R \tag{9.33}$$

を考える．ただし，M_i は $G(t; \lambda_i, \beta_i)$ の中央値で，$i = T, R$ である．$\hat{M}_i$ は M_i の MLE で，v_i は M_i の分散とする．まず，治療群が 1 つの場合は仮説

$$H_0 : M_T = M_0, \quad H_a : M_T \neq M_0 \tag{9.34}$$

を考える．

MLE $\hat{M}_T$ の漸近正規性より，$|\hat{M}_T - M_0|/\sqrt{n_{T1}^{-1}\hat{v}_T} > z_{\alpha/2}$ であれば，近似的な有意水準 α で帰無仮説を棄却する．$|\hat{M}_T - M_T|/\sqrt{n_{T1}^{-1}\hat{v}_T}$ は漸近的に標準正規分布に従い，対立仮説 H_a の下での検出力は，近似的に $\Phi(|M_T - M_0|/\sqrt{n_{T1}^{-1}v_T} - z_{\alpha/2})$ となる．ここで，Φ は標準正規分布の分布関数である．したがって，検出力 $1 - \beta$ を達成するために必要なサンプルサイズは，$|\hat{M}_T - M_0|/\sqrt{n_{T1}^{-1}\hat{v}_T} - z_{\alpha/2} = z_\beta$ を満たす．$n_{T2} = \rho n_{T1}$ ならば，2 つのステージにおける必要総サンプルサイズ N は，$N = (1 + \rho)n_{T1}$ で与えられ，n_{T1} は

$$n_{T1} = \frac{(z_{\alpha/2} + z_\beta)^2 v_T}{(M_1 - M_0)^2} \tag{9.35}$$

となる．この考え方を踏まえ，有意水準 α で，事前に指定した検出力 $1 - \beta$ を満たす 2 群比較に対応するサンプルサイズを決定することができる．(9.33) 式の仮説を検定における必要サンプルサイズは，

$$|M_T - M_R|/\sqrt{n_{T1}^{-1}v_T + n_{R1}^{-1}v_R} - z_{\alpha/2} = z_\beta$$

を満たす．

$n_{i2} = \rho_i n_{i1}$，$n_{R1} = \gamma n_{T1}$ とする．このとき，2 つのステージでの 2 つの治療群を合わせた総サンプルサイズ N_T は，$N_{T1}[1 + \rho_T + (1 + \rho_R)\gamma]$ となる．ここで，n_{T1} は，

$$n_{T1} = \frac{(z_{\alpha/2} + z_\beta)^2 (v_T + \gamma^{-1}v_R)}{(M_T - M_R)^2} \tag{9.36}$$

となる．

上記と同様の考え方で，優越性，非劣性，同等性仮説に対する統計的検定とサンプルサイズ設定が定式化できる．

9.5.4 注 意 点

ここまでの節で説明したように，(i) 2 つのステージでエンドポイントは異なるものの両者の代替性が成り立つ，(ii) 2 つのステージで試験目的が同じである，ということを仮定できれば，連続データ，二値データ，イベントまでの時間データにおける

不等性[*3]，優越性，非劣性，同等性検定のためのサンプルサイズ設定の定式化が可能
である（Pong & Chow, 2010 参照）．しかしながら，実際にはそのような関係（すな
わち，1つのエンドポイントからもう1つのエンドポイントを予測できる）は明確に
はわからない．既存データに基づき，その関係が妥当であるか検討する必要がある．
それぞれのステージで試験目的が異なる場合にも（例えば，第1ステージでは用量探
索，第2ステージでは有効性の検証），上述の方法は，全体の第1種の過誤確率の制
御と両ステージで期待する検出力の確保に有用である．

9.6 試験目的・エンドポイントが異なるシームレスデザインの解析

本節では，Cheng & Chow（2011）によって提案された統計手法に基づき，各ステー
ジで試験目的が異なり（例えば，用量選択と有効性の検証），エンドポイントも異な
る（例えば，バイオマーカー/代替エンドポイントと標準的な臨床エンドポイント）
場合の統計的推測に焦点を当てる．

すでに述べたとおり，アダプティブデザインを用いる際は，試験全体の第1種の過
誤確率を事前に指定した有意水準に制御することが重要な課題である．また，各ステー
ジのデータを最終解析で併合する方法も検討しなければならない．さらに，各ステー
ジの試験目的を達成するために必要なサンプルサイズの設定と配分にも関心がある．
本節では，アダプテーションの有無ごとに，試験目的とエンドポイントが異なる多段
階遷移シームレスデザインを提案する．具体的には，本試験デザインの下で，試験全
体の第1種の過誤確率を制御するためのアダプティブデザインを検討する．また，統
計的検定と，それに対応するサンプルサイズ設定・配分を定式化する．

2つの独立した試験（例えば，第II相試験と第III相試験）を結合した2段階シー
ムレスデザインが検討されることがある．このような試験デザインでも，治験責任医
師はステージごとに1回の中間解析を計画したいと考えることがある．2段階シーム
レスデザインでは，第1ステージの最後でも中間解析を実施するため，実質，4段階
のデザインとなる．ここでは，ステージからステージへのスムーズな移行を重視した
多段階遷移シームレスデザインを紹介する．以下では，アダプテーションがある場合
（アダプティブ型）とない場合（非アダプティブ型）の多段階遷移シームレスデザイ
ンを取り上げる．

9.6.1 非アダプティブ型

k 個の治療群 $E_1, ..., E_k$ と1つの対照群 C を比較する臨床試験を考える．治療効果
を評価するために，短期間で評価できる1つの代替エンドポイント，それに関連する
1つの主要エンドポイントが存在するとする．θ_i $(i=1, ..., k)$ は対照群 C に対する治

[*3] 訳注：対立仮説において2つの母数が異なるという意味．

9.6 試験目的・エンドポイントが異なるシームレスデザインの解析 153

療群 E_i の代替エンドポイントにおける治療効果，ψ_i（$i=1, ..., k$）は対照群 C に対する治療群 E_i の主要エンドポイントにおける治療効果とする．主要エンドポイントの仮説は

$$H_{0.2} : \psi_1 = \cdots = \psi_k \tag{9.37}$$

である．同様に，代替エンドポイントの仮説は，

$$H_{0.1} : \theta_1 = \cdots = \theta_k \tag{9.38}$$

とする．Cheng & Chow（2011）は，ψ_i は θ_i の単調増加関数であると仮定した．この試験は，4回の解析を伴う3つのステージ（第1ステージ，第2aステージ，第2bステージ，第3ステージ）で構成される群逐次デザインである．議論を簡略化するために，代替エンドポイントと主要エンドポイントの分散は既知で，それぞれ σ^2，τ^2 とする．

第1ステージで，$(k+1)n_1$ の患者を，k 個の治療群もしくは対照群のいずれか1つの群に，均等にランダムに割り付ける．最初の中間解析では，代替エンドポイントに基づいて，次のステージで使用される最も有望な治療群を選択する．$\hat{\theta}_{i,1}$（$i=1, ..., k$）は第1ステージでの対照群との差に関する検定統計量とする．$S = \arg \max_{1 \le i \le k} \hat{\theta}_{i,1}$ は，検定統計量が最大となる群番号を表し，ある c_1 に対して，$\hat{\theta}_{S,1} \le c_{1,1}$ であれば，試験は中止され，$H_{0,1}$ を採択する．逆に，$\hat{\theta}_{S,1} > c_{1,1}$ であれば，治療 E_S を最も有望な治療とみなし，以降のすべてのステージで利用する．正式には，治療 E_S もしくは対照治療のいずれかに割り付けられた患者だけを主要エンドポイントのデータ収集のために追跡する．また，他の群に割り付けられた患者の治療効果の評価を中断し，これらの患者は標準治療に変更となり，安全性のモニタリングの対象となる．

第2aステージでは，$2n_2$ 人の患者を追加し，治療 E_S もしくは対照治療のいずれかにランダムに割り付ける．$2n_2$ 人から得られた代替エンドポイントと，第1ステージで，治療 E_S もしくは対照治療のいずれかに割り当てられた $2n_1$ 人の主要エンドポイントが得られた後に，2回目の中間解析を実施する．$T_{1,1} = \hat{\theta}_{S,1}$ は，代替エンドポイントに基づく第1ステージから得られた対照群との差に関する検定統計量，$T_{1,2} = \hat{\psi}_{S,1}$ は，主要エンドポイントに基づく第1ステージから得られた対照群との差に関する検定統計量である．$\hat{\theta}_{S,2}$ は，代替エンドポイントに基づく第2ステージから得られた検定統計量である．

$$T_{2,1} = \sqrt{\frac{n_1}{n_1+n_2}} \hat{\theta}_{S,1} + \sqrt{\frac{n_2}{n_1+n_2}} \hat{\theta}_{S,2} \le c_{2,1}$$

であれば，試験は中止となり，$H_{0,1}$ を採択する．$T_{2,1} > c_{2,1}$ かつ $T_{1,2} > c_{1,2}$ であれば，試験は中止，$H_{0,1}$ および $H_{0,2}$ を棄却する．$T_{2,1} > c_{2,1}$ かつ $T_{1,2} \le c_{1,2}$ であれば，第2bステージに進む．

第2bステージでは，患者を追加しない．第2aステージで追加された患者の主要エンドポイントの評価が終了したときに3回目の中間解析を実施する．

$$T_{2.2} = \sqrt{\frac{n_1}{n_1 + n_2}} \hat{\psi}_{S.1} + \sqrt{\frac{n_2}{n_1 + n_2}} \hat{\psi}_{S.2}$$

とする．ここで，$\hat{\psi}_{S.2}$ は第2bステージから得られた検定統計量である．$T_{2.2} > c_{2.2}$ であれば，試験を中止し，$H_{0.2}$ を棄却する．そうでなければ，第3ステージに進む．

第3ステージでは，$2n_3$ 人の患者を追加し，主要エンドポイントを追跡する．最終解析では，検定統計量は

$$T_3 = \sqrt{\frac{n_1}{n_1 + n_2 + n_3}} \hat{\psi}_{S.1} + \sqrt{\frac{n_2}{n_1 + n_2 + n_3}} \hat{\psi}_{S.2} + \sqrt{\frac{n_3}{n_1 + n_2 + n_3}} \hat{\psi}_{S.3}$$

となり，$\hat{\psi}_{S.3}$ は，第3ステージから得られた対照群との差に関する検定統計量である．$T_3 > c_3$ であれば，試験を中止し，$H_{0.2}$ を棄却する．そうでなければ，$H_{0.2}$ を採択する．第1種の過誤確率 α および目標とする検出力 $1 - \beta$ を保つように，デザインパラメータ n_1, n_2, n_3, $c_{1.1}$, $c_{1.2}$, $c_{2.1}$, $c_{2.2}$, c_3 を決める．これらのパラメータの決定方法は次節で説明する．

上述したデザインにおいて，第1ステージの代替エンドポイントに関するデータは，$H_{0.1}$ の検証というよりは最も有望な用量の選択に使われる．つまり，第1ステージの完了時に，次ステージ以降で使用する用量を決める際には，特定の治療群の有意性を必要としない．これは重要な特徴であり，限られたサンプルサイズで，検出力が十分でないことに配慮している．

2つの仮説 $H_{0.1}$, $H_{0.2}$ が存在するが，有効性を主張するためには，$H_{0.2}$ が棄却されなければならず，$H_{0.2}$ が主たる仮説である．しかしながら，エンドポイントが途中で変わる群逐次デザインに関して，試験全体の第1種の過誤確率を適切に制御するには，$H_{0.1}$ は閉手順の原理に従って評価される必要がある．提案した2段階シームレスデザインは，効率（例えば，第II相試験と第III相試験の移行期間の短縮）や柔軟性（例えば，試験の途中中止や群の削減・追加といった，早期での判断や変更の許容）の観点から魅力的ではある．最初のステージでは，サンプルサイズを制限して，安全性や早期の有効性に関する知見を得ることを目的とすればよく，さほど大きくない臨床的な差を検出するために十分な検出力を確保する必要はないだろう．用量選択の観点から統計的有意性を満たせるような精度ベースの分析を行う方が望ましい．

9.6.2　アダプティブ型

前節で提案したデザインは，治療群を選択することを目的とした群逐次法であるが，アダプテーションは考慮されていない．Tsiatis & Mehta（2003）および Jennison & Turnbull（2006a）は，アダプティブデザインは効率の低下を招き，規制的には推奨できないと主張した．一方，Proschan et al.（2006）は，いくつかの場合，特に主要評価項目に関する十分な情報がない場合には，統計的に正当化できれば，アダプティブデザインは有用であると述べた．主要評価項目は，代替エンドポイントと比べて，かなり長期にわたっての追跡が必要なため，アダプティブデザインは有用であると考

える．Proschan et al. (2006) のデザインは，2 回目の中間解析（つまり，第 2a ステージ）を実施すると共にデザインの変更が可能である．デザインの変更法としては，代替エンドポイントと主要評価項目の相関を考慮する方法がある．局外母数である相関係数は，検出力を計算する上で重要な役割を担い，相関係数は，主要評価項目が評価された第 1 ステージの患者データを用いて推定される．

　別の変更法としては，代替エンドポイントと主要評価項目の関係性に基づいて，主要評価項目の治療効果を再調整することである．特に，最も有望な治療である治療 E_S の近辺で代替エンドポイントと主要評価項目の測定値だけに注目し，ψ と θ に局所的な直線性があると仮定すると，第 2a ステージの最後で，主要評価項目の治療効果は，

$$\hat{\delta}_S = \frac{\hat{\psi}_{S,1}}{\hat{\theta}_{S,1}} T_{2,1}$$

として再推定できる．このとき，主要評価項目 $\delta = \max\{\delta_S, \delta_0\}$ の更新した治療効果に基づいて，第 3 ステージのサンプルサイズを再設定できる．δ_0 は試験開始前に指定した臨床的に意味があると考えられる治療効果の最小値である．この方法によって治療効果の推定値を更新するのは，検定における臨床的妥当性を保証するためである．δ に基づいて設定した第 3 ステージのサンプルサイズを m とする．$m \leq n_3$ であれば更新しないが，$m > n_3$ であれば第 3 ステージで一群あたり m 人（計画時に集積予定であった n_3 ではなく）の患者が集積されることになる．上記のアダプテーションの正当化に関しては，Cheng & Chow (2011) を参照のこと．

9.6.3　事例：C 型肝炎ウィルスの臨床試験

　ある製薬会社が，C 型肝炎ウィルス治療薬の安全性と有効性を評価するために，アダプティブ 2 段階シームレスデザインを用いた試験を検討した．その試験は 2 つの独立な試験（1 つは用量選択，もう 1 つは有効性の検証）を組み合わせた試験であり，第 1 ステージで用量を選択し，第 2 ステージでは，第 1 ステージで選択された用量群の標準治療群（対照群）に対する非劣性を検証することとした．第 1 ステージでの主目的は，標準治療群と比較して最適な用量を選択すること，第 2 ステージの主目的は，第 1 ステージで選択された用量群の標準治療群に対する非劣性を検証することであり，両主目的を達成することが試験目的となる．治療期間は 48 週間で，その後の 24 週間追跡される．

　主要評価項目は，72 週時の HCV RNA 量が検出限界未満（<10 IU/mL）となる持続性ウィルス学的著効（SVR）である．本試験のアダプティブ 2 段階シームレスデザインの概要は次のとおりである．第 1 ステージでは，4 用量の試験群と 1 つの標準治療群で構成される 5 群を設定し，患者を 5 つの群のうちのいずれかに 1：1：1：1：1 の比でランダムに割り付ける．第 1 ステージのすべての患者が 12 週間の治療を完了した時点で中間解析を実施する．12 週および 24 週時のウィルス学的著効の結果

と安全性の結果を踏まえて，追跡中の第1ステージの患者は，計画された48週間は割付治療を受け，最終72週時点まで追跡する．最適投与量は，12週時の早期のウィルス学的著効（EVR）における中間解析結果に基づいて選択する．EVRは，12週時のHCV RNA量が2 log 10以上の減少として定義され，12週時のEVRで72週時のSVRを予測可能であると仮定する．つまり，12週時のEVRは，主要評価項目である72週時のSVRの代替エンドポイントとして考える．この仮定の下，事前に定義したいくつかの用量選択ルールに従い，精度に基づいた解析によって最適投与量を選択する．ここで選択された用量群は，第2ステージで標準治療群に対する非劣性検証に利用する．第2ステージで新たに集積される患者は，第1ステージで選択された用量群もしくは標準治療群のいずれかに1：1の比でランダムに割り付ける．2回目の中間解析は，第2ステージで集積されたすべての患者が12週を完了し，かつ，第1ステージと第2ステージを合わせて50%の患者が48週の治療完了と24週の追跡終了したときに行う．12週および24週時のウィルス学的著効の結果を含む2回目の中間解析の結果を踏まえ，非劣性検証に十分な検出力を確保するために患者の追加が必要であればサンプルサイズを再設定する．

　両ステージで，12週および24週時のウィルス学的著効基準に合致しない患者，もしくは，合致はするが，72週間を通じてその後悪化した患者は，試験治療を中止し，試験を終了した後に，標準治療を行うこととした．2回の中間解析においては，独立データ安全性モニタリング委員会（DSMB）がEVRの割合と安全性データを評価する．試験全体の第1種の過誤確率を制御するためにO'Brien-Flemingの方法を用いる（O'Brien & Fleming, 1979）．試験の早期中止，特定の用量群の中止，サンプルサイズ再設定といったアダプテーションは，DSMBの勧告によって実施されることになる．試験の中止基準は，DSMBが定期的に実施するデータ解析に基づいて規定する．

9.7　お　わ　り　に

　先にも述べたが，実務上，1回の中間解析を行う標準的な群逐次デザインにおける統計手法は，各ステージで試験目的やエンドポイントが同じかどうかにかかわらず，アダプティブ2段階シームレスデザインにも適用することが可能である．このとき，治療効果に関するp値や信頼区間の信頼性が懸念となる．標準的な群逐次デザインの下で期待される検出力を確保するために必要となるサンプルサイズは，アダプティブ2段階シームレスデザインの目的を達成するためには十分ではないかもしれない．特に，2つのステージで試験目的やエンドポイントが異なる場合は注意が必要であろう．

　FDAは，アダプティブデザインに関するドラフトガイダンスで，アダプテーションを実施する際の盲検性の解除の有無によって，アダプティブデザインを十分に理解・適用されてきたデザインと十分に理解・適用されていないデザインに分類した（FDA, 2010）．本章で扱ったアダプティブシームレスデザインの大半は，後者に相当すると

考えられる．そのため，十分に理解・適用されていないデザインの中でのよいデザインを選択するための基準の開発だけでなく，十分に理解・適用されていないデザインの下での試験治療に対する妥当な統計的推測法の開発も新たな課題である（Cheng & Chow, 2010）．

10

アダプティブ治療切り替え

　がんや HIV などの進行性疾患に対する試験治療の有効性を評価するとき，ランダム化並行群間実対照試験がよく実施される．このデザインでは，適格患者をランダムに実対照群（標準治療または利用可能な治療法）または試験治療群に割り付ける．倫理的配慮から，治療効果が得られない場合や疾患進行の兆候が認められる場合には，治療を切り替えることがある．実際，80% もの患者が治療を切り替えるということも珍しくはない．これは，試験治療の有効性評価に確実に影響を与える．多くの臨床試験では，治療の切り替えを許容しているにもかかわらず，あたかも切り替え例がいなかったかのように，試験治療群と実対照群を比較している．Sommer & Zeger（1991）は，治療を遵守した患者集団における治療効果を生物学的有効性と呼んでいる．実際のところ，試験中に予後に基づいて別の治療に切り替えるのであれば，実対照から試験治療に切り替えることで，実対照による治療を継続した場合より平均的に生存時間が長くなる可能性がある．この治療の切り替えによって生じる差を，切り替え効果と呼ぶ．本章では，切り替え効果を含む治療切り替えのためのいくつかのモデルとその統計的推測の方法を議論する．

　10.1 節では，パラメトリックな設定の下での潜在イベント時間モデルについて解説する．10.2 節では，潜在ハザード関数に切り替え効果を組み入れることを検討する．また，統計的推測が Cox 回帰モデルに基づいて導出されることを示す．さらに，切り替え効果を無視した場合と考慮した場合の性能をシミュレーション実験にて比較する．10.3 節では，混合指数モデルを用いて，総生存時間を評価する．10.4 節で総括を与える．

10.1　潜在イベント時間モデル

　患者をランダムに試験治療群または実対照群に割り付けるとする．ここでは，治療の切り替えがなく，2 つの治療の有効性を比較することを目的とした試験を考える．$T_1, ..., T_n$ を互いに独立な非負生存時間とし，$C_1, ..., C_n$ を生存時間に依存しない互いに独立な非負打ち切り時間とする．したがって，観測値は，$Y_i = \min(T_i, C_i)$ となる．加速モデルに基づき試験治療は生存時間に乗法的に作用すると仮定する．乗法的な効

果の大きさは，未知母数 β を用いて $e^{-\beta}$ で表される．また，実対照群の生存時間分布には，パラメトリックな関数 $F_{\boldsymbol{\theta}}(t)$ を仮定する．ただし，$\boldsymbol{\theta}$ は未知母数ベクトルで，$F_{\boldsymbol{\theta}}(t)$ は既知の分布とする．k_i を i 番目の患者の治療群の指示変数とし，$k_i=1$ を試験治療群，$k_i=0$ を実対照群とする．このとき，生存時間の分布は

$$P(T_i \le t) = F_{\boldsymbol{\theta}}(e^{\beta k_i}t), \quad t > 0 \tag{10.1}$$

となる．分布 $F_{\boldsymbol{\theta}}(t)$ に対して確率密度 $f_{\boldsymbol{\theta}}$ が存在すれば，$t>0$ において，T_i の確率密度は $e^{\beta k_i}$ と書ける．

治療の切り替えを許容するものの，生物学的有効性を比較することが目的である試験を考える．S_i は i 番目の患者の治療切り替えまでの時間とし，$S_i > 0$ とする．Branson & Whitehead（2002）は，対照群の患者だけが切り替えられるという設定の下で，潜在イベント時間の概念を導入した．一般的な状況下で，潜在イベント時間を次のように定義する．治療切り替えのない患者では，潜在イベント時間は生存時間と同じである．時点 S_i で治療を切り替えた i 番目の患者では，潜在イベント時間 $\tilde{T}_i$ は治療を切り替えなかった場合の生存時間の要約量と定義する．Branson & Whitehead（2002）は，実対照群から試験治療群に切り替えた患者について，S_i の条件付きモデル

$$\tilde{T}_i \overset{d}{=} S_i + e^{\beta}(T_i - S_i) \tag{10.2}$$

を提案した．ここで，d は切り替え前後で分布形が等しいことを意味する．つまり，実対照治療から試験治療に切り替えた患者の生存時間を，患者が切り替えなかった場合の生存時間に変換することができる．任意の治療からの切り替えを考えた場合には，(10.2)式のモデルは，

$$\tilde{T}_i \overset{d}{=} S_i + e^{\beta(1-2k_i)}(T_i - S_i) \tag{10.3}$$

と一般化できる．なお，k_i は切り替え後の治療でなく元の治療の指示変数である．

しかし，(10.2)式および (10.3)式のモデルは，一般的に治療の切り替えが患者の予後や研究者の判断に依存するということを考慮していない．例えば，割付治療で効果が得られなかったために他の治療に切り替えたとする．この場合，患者に多少なりとも適切な治療を行うことで，治療を切り替えなかった場合よりも生存時間を延長できる可能性がある．このような切り替え効果を無視すると，治療効果に偏りが生じる．S_i の条件付きモデルを考えると

$$\tilde{T}_i \overset{d}{=} S_i + e^{\beta(1-2k_i)}w_{k,\boldsymbol{\eta}}(S_i)(T_i - S_i) \tag{10.4}$$

となる．ただし，$\boldsymbol{\eta}$ は未知母数ベクトルで，$w_{k,\boldsymbol{\eta}}(S)$ は $\boldsymbol{\eta}$ と k が与えられたときの切り替え時間 S に関する既知の関数とする．一般に，S が 0 に近づくと $w_{k,\boldsymbol{\eta}}(S)$ は 1 に近づくことになり，切り替えが極めて早期に起こった場合，切り替え効果を無視できる．つまり，

$$\lim_{S \to 0} w_{k,\boldsymbol{\eta}}(S) = 1$$

となる．$w_{k,\boldsymbol{\eta}}(S)$ の例として，

$$w_{k,\boldsymbol{\eta}}(S) = \exp\left(\eta_{k,0}S + \eta_{k,1}S^2\right)$$

がある．ただし，$\eta_{k,l}$ は未知母数である．

（10.1）式および（10.4）式のモデルの下で，治療を切り替えた患者における S_i で条件付けられた生存時間の分布は，

$$\begin{aligned}P(T_i \le t) &= P(\tilde{T}_i \le S_i + e^{\beta(1-2k_i)} w_{k,\boldsymbol{\eta}}(S_i)(t-S_i))\\&= F_{\boldsymbol{\theta}}(e^{\beta k_i}[S_i + e^{\beta(1-2k_i)} w_{k,\boldsymbol{\eta}}(S_i)(t-S_i)])\\&= F_{\boldsymbol{\theta}}(e^{\beta k_i}S_i + e^{\beta(1-k_i)} w_{k,\boldsymbol{\eta}}(S_i)(t-S_i))\end{aligned}$$

となる．ここで，k_i は 0 または 1 である．治療を切り替えなかった患者の分布は，

$$F_{\boldsymbol{\theta}}(e^{\beta k_i}t), \quad k_i = 0, 1$$

となる．分布関数 F の確率密度関数を $f_{\boldsymbol{\theta}}$ とする．便宜上，治療を切り替えなかった患者 i に対して，$S_i = \infty$ と定義する．このとき，S_i が与えられた下での条件付き尤度関数は，

$$\begin{aligned}&L(\boldsymbol{\theta}, \beta, \boldsymbol{\eta})\\&= \prod_{i:S_i=\infty} [e^{\beta k_i} f_y(e^{\beta k_i}Y_i)]^{\delta_i}[1 - F_{\boldsymbol{\theta}}(e^{\beta k_i}Y_i)]^{1-\delta_i}\\&\quad \times \prod_{i:S_i<\infty} [e^{\beta(1-k_i)} w_{k,\boldsymbol{\eta}}(s_i) f_{\boldsymbol{\theta}}(e^{\beta k_i}S_i + e^{\beta(1-k_i)} w_{k,\boldsymbol{\eta}}(S_i)(Y_i-S_i))]^{\delta_i}\\&\quad \times [1 - F_{\boldsymbol{\theta}}(e^{\beta k_i}S_i + e^{\beta(1-k_i)} w_{k,\boldsymbol{\eta}}(S_i)(Y_i-S_i))]^{\delta_i}\end{aligned}$$

となる．ここで，$\boldsymbol{\gamma} = (\boldsymbol{\theta}, \beta, \boldsymbol{\eta})$ とすると，母数ベクトルは，（10.5）式の尤度方程式

$$\frac{\partial \log L(\boldsymbol{\gamma})}{\partial \boldsymbol{\gamma}} = 0 \tag{10.5}$$

を解くことで推定できる．いくつかの正則条件の下で，$\boldsymbol{\gamma}$ の推定値は，漸近的に平均ベクトル 0，共分散行列

$$\left[E\frac{\partial^2 \log L(\boldsymbol{\gamma})}{\partial \boldsymbol{\gamma} \partial \boldsymbol{\gamma}^T}\right]^{-1} Var\left[E\frac{\partial \log L(\boldsymbol{\gamma})}{\partial \boldsymbol{\gamma}}\right]\left[E\frac{\partial^2 \log L(\boldsymbol{\gamma})}{\partial \boldsymbol{\gamma} \partial \boldsymbol{\gamma}^T}\right]^{-1} \tag{10.6}$$

の正規分布に従い，漸近理論に基づいて統計的推測を行う．なお，分散共分散行列には $\boldsymbol{\gamma}$ の推定値を代入する．

Branson & Whitehead（2002）は，治療の切り替えが行われたデータに対する反復母数推定（iterative parameter estimation：IPE）法を提案した．この方法では，パラメトリックモデルの下で，2 つの治療の生存時間分布を関連付ける．具体的には，まず，（10.2）式のモデルの下で，β の初期推定値 $\hat{\beta}$ を与える．その後，治療を切り替えた患者の潜在イベント時間を，

$$\hat{T}_i = S_i + e^{\hat{\beta}}(T_i - S_i)$$

として推定する．次に，潜在イベント時間を実際に観測されたデータとみなすことで，β の新たな推定値を得る．β が収束するまでこの手順を繰り返す．

IPE 法は（10.4）式のモデルの下で適用できるが，あまり推奨されない．（10.5）式の尤度方程式から母数の初期推定値が得られれば，IPE 法で繰り返し演算を行っても推定量の効率は上がらず，計算が不要に煩雑になるだけである．また，初期推定値が

(10.5)式の尤度方程式の解でなければ，IPE 法を行っても効率は上がらず，IPE 法による推定量は，(10.5)式の解ほど効率的でない可能性がある．したがって，(10.5)式を直接解くことで，IPE 法よりも効率的もしくは簡単な計算で推定値が得られる．

10.2　潜在ハザードを含む比例ハザードモデル

前述の潜在イベント時間によるパラメトリックな方法は有用である．しかし，そのようなパラメトリックモデルの下での推定は，モデルの誤特定に対して頑健ではない．代案として，セミパラメトリックモデルである Cox 比例ハザードモデルを利用する．

$F(t)$ を生存時間の分布関数とし，$f(t)$ をその確率密度関数とする．このとき，時間 t におけるハザードは

$$\lambda(t) = f(t) / [1 - F(t)]$$

と定義される．Cox の比例ハザードモデルは，

$$\lambda_{k_i}(t) = \lambda_0(t) e^{\beta k_i} \tag{10.7}$$

となる．k_i は治療の指示変数であり，$\lambda_0(t)$ には仮定をおかない．より一般的な設定では，(10.7)式の k_i と β は，それぞれ共変量ベクトルと母数ベクトルに置き換えることができる．(10.7)式のモデルの下で，治療の切り替えがなければ，β の推定量は尤度関数

$$L(\beta) = \prod_i \left(\frac{e^{\beta k_i}}{\sum_{j \in R_i} e^{\beta k_j}} \right)^{\delta_i} \tag{10.8}$$

を最大化することで得られる．ここで，R_i は時間 T_i の直前まで生存していた患者の集合である．治療の切り替えがあるにもかかわらず切り替え効果を無視する（つまり，患者がランダムに治療を切り替えるとみなす）と，k_i を時間依存性共変量

$$k_i(t) = \begin{cases} 1 - k_i & : \quad t \geq S_i \\ k_i & : \quad t < S_i \end{cases}$$

に置き換え，(10.7)式のモデルを修正できる．ここで，S_i は i 番目の患者の治療切り替えまでの時間で，$0 \leq t < \infty$ である．患者が治療を切り替えなければ，$S_i = \infty$ である．これは，時間依存性共変量をもつ比例ハザードモデルの特殊な場合である（Kalbfleisch & Prentice, 1980；Cox & Oakes, 1984 参照）．

切り替え効果 $w_{k, \boldsymbol{\eta}}(S)$ が，未知の母数ベクトルである予後や医師の評価に依存する場合を考える．切り替え効果を比例ハザードモデルに含めると，

$$\lambda_{k_i}(t) = \lambda_0(t) e^{\beta k_i(t)} w_{k, \boldsymbol{\eta}}(t, S_i) \tag{10.9}$$

となる．ここで，

$$w_{k, \boldsymbol{\eta}}(t, S_i) = \begin{cases} w_{k, \boldsymbol{\eta}}(S_i) & : \quad t \geq S_i \\ 1 & : \quad t < S_i \end{cases}$$

とする．(10.9)式の $\lambda_{k_i}(t)$ は，潜在イベント時間に対応し，潜在ハザードとして取り扱えるため，このモデルを潜在ハザードモデルと呼ぶ．(10.9)式の潜在ハザードモ

デルの下で，部分尤度は

$$L(\beta, \boldsymbol{\eta}) = \prod_{i\,:\,S_i=\infty} \left[e^{\beta k_i} w_{k,\boldsymbol{\eta}}(T_i, S_i) \left(\sum_{j \in R_i} e^{\beta k_j} w_{k,\boldsymbol{\eta}}(T_i, S_i) \right)^{-1} \right]^{\delta_i} \tag{10.10}$$

で与えられる．β と $\boldsymbol{\eta}$ の推定量は，

$$\frac{\partial \log L(\boldsymbol{\gamma})}{\partial \boldsymbol{\gamma}} = 0$$

を解くことで得られる．ここで，$\boldsymbol{\gamma} = (\beta, \eta)$ である．いくつかの正則条件の下で，これらの推定量は，漸近的に平均ベクトル 0，(10.6)式の共分散行列をもつ正規分布に従い，漸近理論に基づいて統計的推測を行うことができる．

また，$\log w_{k,\boldsymbol{\eta}}(s)$ が

$$w_{k,\boldsymbol{\eta}}(s) = e^{\eta_{k,0} S + \eta_{k,1} S^2}$$

であり $\boldsymbol{\eta}$ に対して線形であるとき，切り替え効果は

$$w_{k,\boldsymbol{\eta}}(t, S_i) = e^{\eta_{k,0} S_i(t) + \eta_{k,1} S_i^2(t)} \tag{10.11}$$

となり，(10.9)式のモデルは，時間依存性共変量を含む比例ハザードモデルの別の特殊な場合となる．ここで，

$$S_i(t) = \begin{cases} S_i & : \quad t \geq S_i \\ 0 & : \quad t < S_i \end{cases}$$

であり，$S_i(t)$ が時間依存性共変量となる．このように，(10.9)式のモデルは，$k_i(t)$ と $S_i(t)$ を時間依存性共変量とした比例ハザードモデルになる．したがって，母数ベクトルは，

$$\boldsymbol{\gamma} = (\beta, \eta_{0,0}, \eta_{0,1}, \eta_{1,0}, \eta_{1,1})$$

で与えられ，

$$\sum_i \delta_i \left(z_{ii} - \frac{\sum_{j \in R_i} Z_{ij} e^{\boldsymbol{\gamma}^T Z_{ij}}}{\sum_{j \in R_i} e^{\boldsymbol{\gamma}^T Z_{ij}}} \right) = 0$$

を解くことで推定できる．このとき，

$$Z_{ij} = (k_j(T_i), (1-k_j)S_j(T_i), (1-k_j)S_j^2(T_i), k_j S_j(T_i), k_j S_j^2(T_i))$$

である．推定量 $\hat{\gamma}$ は，漸近的に，平均 0，分散共分散行列

$$\hat{B}^{-1} \hat{A} \hat{B}^{-1}$$

の正規分布に従う．このとき，

$$\hat{A} = \sum_i \delta_i \left(z_{ii} - \frac{\sum_{j \in R_i} Z_{ij} e^{\hat{\boldsymbol{\gamma}}^T Z_{ij}}}{\sum_{j \in R_i} e^{\hat{\boldsymbol{\gamma}}^T Z_{ij}}} \right) \left(z_{ii} - \frac{\sum_{j \in R_i} Z_{ij} e^{\hat{\boldsymbol{\gamma}}^T Z_{ij}}}{\sum_{j \in R_i} e^{\hat{\boldsymbol{\gamma}}^T Z_{ij}}} \right)'$$

であり，

$$\hat{B} = \sum_i \delta_i \left(\frac{\sum_{j \in R_i} Z_{ij} e^{\hat{\boldsymbol{\gamma}}^T Z_{ij}}}{\sum_{j \in R_i} e^{\hat{\boldsymbol{\gamma}}^T Z_{ij}}} \right) \left(\frac{\sum_{j \in R_i} Z_{ij} e^{\hat{\boldsymbol{\gamma}}^T Z_{ij}}}{\sum_{j \in R_i} e^{\hat{\boldsymbol{\gamma}}^T Z_{ij}}} \right)' - \sum_i \delta_i \frac{\sum_{j \in R_i} Z_{ij} Z_{ij}' e^{\hat{\boldsymbol{\gamma}}^T Z_{ij}}}{\sum_{j \in R_i} e^{\hat{\boldsymbol{\gamma}}^T Z_{ij}}}$$

である．

(10.9)式のモデルに関する結果は，他の時間非依存性または時間依存性共変量が存在する場合でも適用できる．前節で示した潜在イベント時間の考え方は，潜在ハザードモデルと一致する．ただし，生存時間分布は指数分布であり，未知母数 $\theta > 0$ の条

件下で,

$$F(t) = 1 - e^{-t/\theta}$$

であるとする.しかし,他の生存時間分布の場合,両者の考え方は異なる.Cox 比例ハザードモデルを治療の切り替えのないデータに対して用いるセミパラメトリックなアプローチの下で,(10.4) 式の潜在イベント時間モデルを適用すると,$\log \lambda_{k_i}(t)/\lambda_0(t)$ に対する潜在ハザードモデルはかなり複雑になる.このモデルの下での統計的推測は非常に困難である.

シミュレーション結果

本節では,シミュレーションを通じて,切り替え効果を含む Cox 比例ハザードモデルの性能を検討した.ここでは,試験治療群を実対照群と比較する 1 群 300 例の試験を考える.実対照群のハザードを 0.0693(平均 14.43 か月),試験治療群のハザードを 0.0462(平均 21.65 か月)として,各群の生存時間データを指数分布に基づき生成した.また,各群とも 15〜20 か月の範囲で一様分布に基づき打ち切りデータを生成した.その結果,打ち切り割合は実対照群で 24.6%,試験治療群で 34.6% であった.一方,実対照群は平均 7.22 か月,試験治療群は平均 10.82 か月である指数分布に基づき,治療切り替え時期のデータを生成した.切り替え割合は,実際の臨床試験で 60〜80% の範囲であることから,両群とも約 67% とした.

$(\beta, \eta_{k,j})$ の組み合わせごとの 1000 回のシミュレーションを行い,結果を表 10.2.1 にまとめた.表 10.2.1 からわかるように,潜在ハザードに基づく推定値の精度はよい.すべての母数において,偏りは 3% 以内であった.治療効果を示す β の推定値の偏りと変動係数は切り替え効果を示す η よりも優れていた.標準偏差の偏りが非常に小さいことは注目すべき点である.さらに,漸近信頼区間の被覆確率は,名目の 95% に近い.

シミュレーションにより,他の 2 つの方法の性能も検討した.切り替え効果を無視した際(つまり,$w_{k,\eta}(t:S_i) \equiv 1$)の β の推定値には明らかな偏りが認められた.本来のランダム化治療を遵守した患者のデータ(治療を切り替えた患者のデータを除外)

表 10.2.1 1000 回のシミュレーション結果

母数	提案法					その他*	その他†
	B	$\eta_{0,0}$	$\eta_{0,1}$	$\eta_{1,0}$	$\eta_{1,1}$	β	β
真値	-0.406	0.100	0.009	0.080	0.010	-0.406	-0.406
推定値の平均	-0.396	0.098	0.009	0.082	0.010	-0.393	0.033
推定値の SD	0.128	0.052	0.004	0.049	0.004	0.147	0.094
推定値の SE の平均	0.129	0.053	0.004	0.049	0.004	0.148	0.093
被覆確率	0.951	0.951	0.949	0.952	0.956	0.951	0.003

* 切り替えた患者のデータを除外した方法.
† 切り替え効果を無視した方法.すなわち,$w_{k,\eta}(t:S_i) \equiv 1$ としたモデルを使用.

を用いた β の推定値の偏りは小さかった．しかし，推定値の標準偏差が大きく効率が低かった．切り替え割合を 67% にした場合，治療を切り替えた患者のデータを用いることで，推定の効率が 15% 増加した．提案法では 4 つの母数 $\eta_{k,j}$ を追加したものの，効率の増加分は想定よりも大きくなかった．しかし，標準偏差で 15% の効率の増加は，サンプルサイズが約 28% 減少することに等しい．例えば，切り替えない場合に 100 例が必要であると仮定する．もし，切り替え割合が 67% で切り替えた患者のデータを無視した場合，効率を保持するために必要となるサンプルサイズは 300 例である．一方，同じ切り替え割合で提案法を用いた場合，同じ効率であれば必要となるサンプルサイズは 216 例である．

10.3 混合指数モデル

治療の切り替えは，倫理的配慮からがん臨床試験では一般的であり，柔軟な医療行為といえる．治療の切り替えは，実際には治療の反応性に基づく切り替えである．しかし，切り替えにより，治療効果は部分的に観測されるだけであり，異なる治療の効果と切り分けることが難しい．この場合，一般的に 1 つの母数による指数モデルを用いることは適切ではない．代わりに，複数の母数をもつ混合指数モデル（mixed exponential model；MEM）がより柔軟であり，広い用途に適している（Mendenhal & Hader, 1958；Susarla & Pathala, 1965；Johnson et al., 1994 参照）．

臨床試験では，対象患者集団が，異なる患者背景に基づく 2 つ以上の部分集団で構成されることが多い．例えば，2 次治療と 3 次治療のがん患者が混在することが考えられる．生存時間中央値は，通常 3 次治療の患者の方が 2 次治療の患者に比べて短い．2 つの部分集団の生存時間を，それぞれハザード λ_1 および λ_2 の指数分布でモデル化すると，全体の生存時間分布は，確率密度関数

$$P_1\lambda_1 e^{-\lambda_1 t} + P_2\lambda_2 e^{-\lambda_2 t}, \quad t > 0$$

で表される混合指数分布となる．このとき，t は生存時間，P_1 および P_2 は 2 つの部分集団の割合を表す．Mendenhal & Hader（1958）の方法を用いて，母数 P_i および λ_i の最尤推定量を得ることができる．割付治療の失敗が病勢進行などのバイオマーカーにより示されれば，試験中に治療を切り替えることが多い．もし，試験治療が対照治療より有効であれば，対照群の大部分は，試験治療群に切り替えられる．この場合，2 つの治療群間の治療効果や生存時間の差は，治療の切り替えを行わない場合に比べて，劇的に小さくなる．さらに，試験治療が，病勢進行の初期よりも後期で有効ならば，切り替え効果を考慮しなければ，対照治療より劣るという誤った結論を導く可能性がある．このようなバイオマーカーに基づく治療の切り替えは，ランダムな切り替えではなく，治療反応に基づく適応的な切り替えである．以降では，バイオマーカーに基づく適応的切り替えを行う試験に混合指数モデルを適用する（Chang, 2005a）．

10.3 混合指数モデル 165

バイオマーカーに基づく生存時間モデル

　がん臨床試験では，病勢進行や治療の無効または失敗を示す徴候や症状（あるいは，より一般的なバイオマーカー）を利用できることが多い．がん患者は，しばしば死亡の前に何度か病勢進行する．したがって，病勢進行のメカニズムに基づく生存時間モデルを構築することが自然である．ここでは，より一般的な混合ガンマモデルから導出される混合指数モデルを考える．τ_i を $(i-1)$ 番目の病勢進行から i 番目の病勢進行までの時間とする．ここで $i=1, ..., n$ である．τ_i は，確率密度関数 $f_i(\tau_i)$ に従い，互いに独立であると仮定する．患者の生存時間 t は

$$t = \sum_{i=1}^{n} \tau_i \tag{10.12}$$

で表すことができる．n 番目の病勢進行は死亡であることに注意する．2つの確率変数の線形結合の分布について，以下の補題が有用である．

　補題　$x \sim f_x(x)$，$y \sim f_y(y)$ とし，x と y の同時確率密度関数を $f(x, y)$，$z = ax + by$ とする．このとき，z の確率密度関数は

$$f_z(z) = \frac{1}{a} \int_{-\infty}^{\infty} f\left(\frac{z-by}{a}, y\right) dy \tag{10.13}$$

となる．

　証明

$$F_z(z) = P(Z \le z) = \iint_{ax+by \le z} f(x, y) \, dxdy = \int_{-\infty}^{\infty} \int_{-\infty}^{\frac{z-by}{a}} f(x, y) \, dxdy \tag{10.14}$$

(10.13)式は，(10.14)式を z で微分することで得られる．［証明終了］

　系　x と y が互いに独立であるとき，

$$f_z(z) = \frac{1}{a} \int_{-\infty}^{\infty} f_x\left(\frac{z-by}{a}\right) f_y(y) \, dy \tag{10.15}$$

となる．

　定理　n 個の独立な確率変数 τ_i $(i=1, ..., n)$ が，母数 λ_i の指数分布に従う場合，

$$\tau_i \sim f_i(\tau_i) = \lambda_i e^{-\lambda_i \tau_i}, \quad \tau_i \ge 0$$

確率変数 $t = \sum_{i=1}^{n} \tau_i$ の確率密度関数は，

$$f(t:n) = \sum_{i=1}^{n} \frac{\lambda_i e^{-\lambda_i t}}{\prod_{\substack{k=1 \\ k \ne i}}^{n} \left(1 - \frac{\lambda_i}{\lambda_k}\right)}, \quad t > 0 \tag{10.16}$$

で与えられる．このとき，$k \ne i$ であれば，$\lambda_i \ne \lambda_k$ である．

　証明　数学的帰納法により証明する．$n=2$ のとき，補題 (10.13)式は，

$$f(t:2) = \lambda_1 \lambda_2 \int_0^t \exp\left(-\lambda_1 t - (\lambda_2 - \lambda_1)\tau_2\right) d\tau_2 = \frac{\lambda_1 e^{-\lambda_1 t}}{1 - \frac{\lambda_1}{\lambda_2}} + \frac{\lambda_2 e^{-\lambda_2 t}}{1 - \frac{\lambda_2}{\lambda_1}}$$

となることから，$n=2$ のとき (10.16)式が証明される．

ここで，(10.16)式が，任意の n（ただし，n は 2 以上）の場合に成立すると仮定して，(10.16)式が $n+1$ の場合でも成立することを示す．(10.16)式と上記の系から，

$$
\begin{aligned}
f(t;n+1) &= \int_0^t f(t-\tau_{n+1};n)f_{n+1}(\tau_{n+1})d\tau_{n+1} \\
&= \int_0^t \sum_{i=1}^n \frac{\lambda_i e^{-\lambda_i(t-\tau_{n-1})}}{\prod_{\substack{k=1\\k\neq i}}^n \left(1-\frac{\lambda_i}{\lambda_k}\right)} \lambda_{n+1} e^{-\lambda_{n+1}\tau_{n+1}} d\tau_{n+1} \\
&= \sum_{i=1}^n \frac{1}{\prod_{\substack{k=1\\k\neq i}}^n \left(1-\frac{\lambda_i}{\lambda_k}\right)} \left[\frac{\lambda_i e^{-\lambda_i t}}{1-\frac{\lambda_i}{\lambda_{n+1}}} + \frac{\lambda_{n+1} e^{-\lambda_{n+1}t}}{1-\frac{\lambda_{n+1}}{\lambda_i}}\right] \\
&= \sum_{i=1}^{n+1} \frac{\lambda_i e^{-\lambda_i t}}{\prod_{\substack{k=1\\k\neq i}}^{n+1} \left(1-\frac{\lambda_i}{\lambda_k}\right)}
\end{aligned}
$$

となる．［証明終了］

上記の定理から，指数分布の密度関数を $f_i(\tau_i)=\lambda_i e^{-\lambda_i\tau}$ とすると，混合ガンマ分布の確率密度関数は

$$
f(t;n) = \sum_{i=1}^n w_i \lambda_i e^{-\lambda_i t}, \quad t>0 \tag{10.17}
$$

で与えられる．ただし，$i\neq k$ であれば $\lambda_i \neq \lambda_k$ とする．また，

$$
\prod_{\substack{k=1\\k\neq i}}^1 \left(1-\frac{\lambda_i}{\lambda_k}\right) = 1
$$

である．病勢進行例においては，通常 $\lambda_i > \lambda_k \ (i>k)$ となる．$f(t;n)$ は λ_i の順序によらず，

$$
f(t;n)_{\lambda_n\to +\infty} = f(t;n-1)
$$

である．生存関数 $S(t)$ は（10.17）式を積分し，

$$
S(t;n) = \sum_{i=1}^n w_i e^{-\lambda_i t}, \quad t>0 \tag{10.18}
$$

となる．このとき，重みは

$$
w_i = \left[\prod_{k=1,\,k\neq i}^n \left(1-\frac{\lambda_i}{\lambda_k}\right)\right]^{-1} \tag{10.19}
$$

である．平均生存時間とその分散は，それぞれ

$$
\mu = \sum_{i=1}^n \frac{w_i}{\lambda_i}, \quad \sigma^2 = \sum_{i=1}^n \frac{w_i}{\lambda_i^2} \tag{10.20}
$$

で与えられる．$n=1$，$w_1=1$ のとき，(10.18)式は指数分布になる．また，$\sum_{i=1}^n w_i=1$ および $\sum_{i=1}^n w_i\lambda_i=0$ である．

患者組み入れ率の影響

本節では，組み入れ期間が生存時間分布に与える影響について検討する．N をサン

プルサイズ，$(0, t_0)$ は最初の患者の組み入れから最後の患者の組み入れまでの期間とする．また，t は試験開始からの経過時間とする．$f_d(t)$ および $f_e(\tau_e)$，$\tau_e \in [0, T_0]$ はそれぞれ死亡および組み入れ率の確率密度関数を表す．死亡関数（または時間 t 以前に死亡する確率）は，

$$F(t) = \int_0^t f_d(\tau)\,d\tau = \int_0^t \int_0^{\min(\tau, t_0)} f(\tau - \tau_e)f_e(\tau_e)\,d\tau_e\,d\tau \tag{10.21}$$

で表すことができる．一様な組み入れ率を仮定すると，$f_e(\tau_e)$ は

$$f_e(\tau_e) = \begin{cases} \dfrac{N}{t_0} & : \ \tau_e \in [0, t_0] \\[2mm] 0 & : \ \text{上記以外} \end{cases}$$

となり，確率密度関数 (10.17) 式および (10.21) 式から，$F(t)$ は

$$F(t) = \int_0^t \int_0^{\min(\tau, t_0)} \sum_{i=1}^n w_i \frac{\lambda_i e^{-\lambda_i(\tau - \tau_e)}}{t_0}\,d\tau_e\,d\tau$$

となる．また，積分して，

$$F(t) = \begin{cases} \dfrac{1}{t_0}\left\{ t + \sum_{i=1}^n \dfrac{w_i}{\lambda_i}[e^{-\lambda_i t} - 1] \right\} & : \ t \leq t_0 \\[3mm] \dfrac{1}{t_0}\left\{ t_0 + \sum_{i=1}^n \dfrac{w_i}{\lambda_i}[e^{-\lambda_i t} - e^{-\lambda_i(t - t_0)}] \right\} & : \ t > t_0 \end{cases} \tag{10.22}$$

を得る．t に関して微分すると，$f(t)$ は

$$f(t) = \begin{cases} \dfrac{1}{t_0}(1 - \sum_{i=1}^n w_i e^{-\lambda_i t}) & : \ t \leq t_0 \\[3mm] \dfrac{1}{t_0}\sum_{i=1}^n w_i[e^{-\lambda_i(t - t_0)} - e^{-\lambda_i t}] & : \ t > t_0 \end{cases} \tag{10.23}$$

となる．生存関数は，

$$S(t) = 1 - F(t) \tag{10.24}$$

で与えられ，N 例での死亡数は，

$$D(t) = NF(t) \tag{10.25}$$

と表すことができる．(10.22) 式は，ノンパラメトリックな方法でのサンプルサイズ設定に利用できる．$n = 1$ のとき，(10.25) 式は，指数生存分布関数の死亡数

$$D = \begin{cases} R\left(t - \dfrac{1}{\lambda}e^{-\lambda t} \right) & : \ t \leq t_0 \\[3mm] R\left[t_0 - \dfrac{1}{\lambda}(e^{\lambda t_c} - 1)e^{-\lambda t} \right] & : \ t > t_0 \end{cases}$$

となる．このとき，組み入れ率 $R = N/t_0$ は一定である．

母数推定　変数 $(\hat{t}_j, \delta_j)$ は，$(\hat{t}_j, 1)$ のとき時間 $\hat{t}_j$ で死亡，$(\hat{t}_j, 0)$ のとき時間 $\hat{t}_j$ で打ち切りを示す変数とする．尤度は，

$$L = \prod_{j=1}^N [f(\hat{t}_j)]^{\delta_j}[S(\hat{t}_j)]^{1 - \delta_j} \tag{10.26}$$

となる．組み入れが瞬時に終わる場合は，確率密度関数 $f(t)$ と生存関数 $S(t)$ は，それぞれ（10.17）式および（10.18）式で与えられ，そうでない場合は（10.23）式および（10.24）式で与えられる．生存時間が $\hat{t}_j$ で打ち切られた患者は，その時点を超えて生存する確率 $S(\hat{t}_j)$ として尤度に寄与する．モデルの母数を減らすため，ハザードに等比数列 $\lambda_i = a\lambda_{i-1}$ または $\lambda_i = a^i\lambda_0 : i = 1, 2, ..., n$ を仮定する．これにより，n によらず，2つの母数のモデルを導出でき，反復計算により，λ と a の最尤推定値を得ることができる．

●**例 10.3.1**　混合指数分布の λ_1 と λ_2 の最尤推定値を求める方法を説明する．x_{1j} および x_{2j}（患者 $j = 1, ..., N$）は，それぞれ互いに独立に，母数 λ_1 および λ_2 の指数分布に従う．このとき，$\tau_j = x_{1j} + x_{2j}$ とする．τ_j は，母数 λ_1 および λ_2 の混合指数分布に従う．$\hat{t}_j = \min(\tau_j, T_s)$ とし，T_s は試験期間とする．ここで，λ_1 および λ_2 を最尤推定するために，変数 $(\hat{t}_j, \delta_j)$ を用いる．（10.20）式と最尤推定量の不変性原理より，平均生存時間 $\hat{\mu}$ の最尤推定量は，

$$\hat{\mu} = \sum_{j=1}^{2} \frac{\hat{w}_j}{\hat{\lambda}_j} = \frac{1}{\hat{\lambda}_1} + \frac{1}{\hat{\lambda}_2} \tag{10.27}$$

となる．3つのシナリオ（$\lambda_1 = 1, \lambda_2 = 1.5 ; \lambda_1 = 1, \lambda_2 = 2 ; \lambda_1 = 1, \lambda_2 = 5$）について，それぞれ5000回のシミュレーションを実施した．各母数の推定値の平均と変動係数の結果は表10.3.1のとおりである．混合指数モデルはうまく機能しており，すべてのシナリオで，平均生存時間の推定値に偏りはなく，変動係数も10%以下であり，良好な結果であった．λ_1 の最尤推定値も偏りが6%以下であり，おおむねよい結果であったが，λ_2 の推定値は，約5〜15%程度過大評価されており，変動係数も30〜40%と大きかった．偏りは打ち切りの割合が増加するほど増加した．したがって，ハザードの最尤推定値よりは，平均生存期間の最尤推定値の方が，試験治療の効果の評価に適しているといえる．

仮説検定と検出力

2つの治療の生存時間を比較する場合，仮説は

表 10.3.1　混合指数モデルのシミュレーション結果

	λ_1	λ_2	μ	λ_1	λ_2	μ	λ_1	λ_2	μ
真値	1.00	1.50	1.67	1.00	2.00	1.50	1.00	5.00	1.20
平均*	1.00	1.70	1.67	1.06	2.14	1.51	1.06	5.28	1.20
CV*	0.18	0.30	0.08	0.20	0.37	0.08	0.18	0.44	0.09
PDs（%）[†]		93			96			96	
打ち切り（%）		12			8			5	

注：組み入れは瞬時に終了，試験期間 $T = 3.2$，サンプルサイズ $N = 100$．
* 平均と CV は各シナリオ 5000 回のシミュレーションの推定値から求めた．
[†] 病勢進行割合．

$$H_0 : \mu_1 \geq \mu_2, \quad H_a : \mu_1 < \mu_2 \tag{10.28}$$

と表すことができる．時間の経過とともに2つの治療群のハザードが変化する可能性があることに注意する．実際，比例ハザード性は混合指数モデルの下では成立しない．以下では，仮説検定のための2つのサンプルサイズ設定法（ノンパラメトリック法およびシミュレーション法）を紹介する．

ノンパラメトリック法　ほとんどの臨床試験で観測打ち切りが生じる．この場合，パラメトリック法は妥当ではなく，ログランク検定（Marubini & Valsecchi, 1995）のようなノンパラメトリック法が有用である．指数分布の仮定の下で，ログランク検定を使用してサンプルサイズを計算する手順は，Marubini & Valsecchi (1995)，Chang & Chow (2005) を参照のこと．以下では，混合指数分布の下でのログランク統計量に基づいたサンプルサイズ計算法を導く．2群のサンプルサイズが等しい場合，治療効果の差を評価するために，片側ログランク検定で必要となる総死亡数は，

$$D = \left[z_{1-\alpha} + 2z_{1-\beta} \frac{\sqrt{\theta}}{1+\theta} \right]^2 \left(\frac{1+\theta}{1-\theta} \right)^2 \tag{10.29}$$

で与えられる．このとき，ハザード比は

$$\theta = \frac{\ln F_1(T_s)}{\ln F_2(T_s)} \tag{10.30}$$

であり，T_s は試験期間，$F_k(T_s)$ は k 群のイベント発現患者の割合を表す．$F_k(T_s)$，t_0，T_s およびハザードの関係は (10.22) 式で与えられる．(10.22)式および (10.25)式より，患者組み入れが一様分布に従う場合，必要サンプルサイズは，

$$N = \frac{\left[z_{1-\alpha} + 2z_{1-\beta} \frac{\sqrt{\theta}}{1+\theta} \right]^2 \left(\frac{1+\theta}{1-\theta} \right)^2}{F_1 + F_2} \tag{10.31}$$

となる．ただし，t_0 は組み入れ期間である．

● 例 10.3.2　10か月間の一様な患者登録（$t_0 = 10$）と 14 か月の試験期間（$T_s = 14$）を仮定する．試験終了時の死亡割合は，対照群（Group1）で $F_1 = 0.8$，実対照群（Group2）で $F_2 = 0.75$ とする．(10.30)式に基づくハザード比は $\theta = 1.29$ となる．検出力 0.9，片側 $\alpha = 0.025$ の下で，必要総サンプルサイズは (10.31)式から $N = 714$ となる．死亡割合でなく，ハザードが所与の場合，(10.22)式を用いて死亡割合を計算する．

シミュレーション法　コンピュータシミュレーションは，ほとんどの仮説検定や検出力評価に適用できる非常に便利なツールである．打ち切りの有無にかかわらず使用可能であり，治療切り替えを伴う試験にも簡単に適用できる．以下に，シミュレーションの手順を示す．

手順1：H_a の下でのシミュレーションデータの生成　検証したい対立仮説 H_a の下でハザードを与え，母数 λ_1 と λ_2 をもつ混合指数分布から独立に x_i および y_i（$i = 1, \ldots, N$）を発生させる．N は1群あたりのサンプルサイズである．

手順2：H_a の下での p 値の計算　それぞれのデータセットから，設定した仮説に

対応する p 値を計算する.

手順3：検出力の計算　手順1, 2を M 回繰り返し, シミュレーションで得られた p 値が, 設定した有意水準を下回る割合を求め, N 例での検出力とみなす.

手順4：サンプルサイズの設定　手順3で計算した検出力が目標とする水準（例えば, 0.8 や 0.9）を上回るように N を変え, 目標の検出力を上回った最小の N を必要サンプルサイズとする.

治療切り替えを伴う臨床試験への適用

これまでに述べてきたとおり, 無益性や病勢進行が認められた場合に, 治療を切り替えることは珍しいことではない. 疾患の自然経過によって, 大部分の患者は, 試験期間中に疾患が進行し, その場合は治療が切り替えられる. 最初に標準治療を受けた患者は, 試験治療に切り替えられることが多いが, 最初に試験治療を受けた患者は, 必ずしも標準治療に切り替えられるわけではない. むしろ, 標準治療と同様の効果を有する別の治療に切り替える.

治療 k の患者において, 病勢進行までの時間はハザード λ_{k1} の指数分布, 病勢進行から死亡までの時間はハザード λ_{k2} の指数分布にそれぞれ従うと仮定する. 治療の切り替えが行われる場合, 治療1を受けていた患者の治療2への切り替え後のハザードは $\lambda_{12}^* = \lambda_{22}$ となり, 治療2を受けていた患者の治療1への切り替え後のハザードは $\lambda_{22}^* = \lambda_{21}$ となる. さらに, すべての患者がいずれは病勢進行し, 試験期間が十分であれば治療が切り替えられると仮定する. この条件の下で, 治療 k の確率密度関数と生存関数は, それぞれ

$$f_k^* = w_{k1}^* \lambda_{k1} e^{-\lambda_{k1}t} + w_{k2}^* \lambda_{k2}^* e^{-\lambda_{k2}^* t} \tag{10.32}$$

および

$$S_k^* = w_{k1}^* e^{-\lambda_{k1}t} + w_{k2}^* e^{-\lambda_{k2}^* t} \tag{10.33}$$

で与えられる. このとき,

$$w_{k1}^* = \left[1 - \frac{\lambda_{k1}}{\lambda_{k2}^*}\right]^{-1}$$

および

$$w_{k2}^* = \left[1 - \frac{\lambda_{k2}^*}{\lambda_{k1}}\right]^{-1}$$

である.

治療 k の尤度は, (10.26) 式と同様に,

$$L_k^* = \prod_{j=1}^{N} [f_k^*(\hat{t}_j)]^{\delta_j} [S_k^*(\hat{t}_j)]^{1-\delta_j} \tag{10.34}$$

となる. 2群を併合した尤度は,

$$L^* = L_1^* L_2^*$$

である. すべての患者がいずれは治療を切り替えるという仮定の下で, L^* を最大化

することは，L_1^* と L_2^* を最大化することに等しい．(10.34)式を用いて，最尤推定値 $\hat{\lambda}_{11}, \hat{\lambda}_{22}, \hat{\lambda}_{21}$ および $\hat{\lambda}_{12}$ より，2つの治療の平均生存時間 $\hat{\mu}_1$ と $\hat{\mu}_2$ は，

$$\hat{\mu}_k = \left(\frac{1}{\lambda_{k1}} + \frac{1}{\lambda_{k2}}\right) \tag{10.35}$$

より計算できる．$\hat{\mu}_k$ は潜在生存時間 μ_k の推定量である．潜在生存時間は，(i) 患者が治療を切り替えなかった場合に観測されるであろう生存時間，または (ii) 重症度が高く後治療のない患者に薬剤治療をした場合の生存に関する総合的な有益性と解釈できる．最初の解釈は，病勢進行後にも同一治療を継続した場合に同程度の治療効果があるということを仮定しており，次の解釈は，再治療の効果の大きさによらず成立する．検定の仮説は，

$$H_0 : \mu_1 \geq \mu_2, \quad H_a : \mu_1 < \mu_2$$

であり，検定統計量は，

$$T = \hat{\mu}_2 - \hat{\mu}_1$$

である．

● **例 10.3.3** 試験治療群（第2群）の実対照群（第1群）に対する生存期間に関する優越性を検証する並行群間比較試験を考える．試験期間は 3.2 年で，患者登録はすぐに終了し，病勢進行時の治療切り替えが認められているとする．$\lambda_{11} = 1$, $\lambda_{12} = 5$, $\lambda_{21} = 0.7$, $\lambda_{22} = 1.5$ とする．(10.20)式より，実対照群と試験治療群の潜在平均生存時間はそれぞれ $\mu_1 = 1.2$, $\mu_2 = 2.095$ となり，潜在生存時間は，実対照群より試験治療群の方が優れている．しかし，治療切り替えを考慮しなければ，平均生存時間は，

$$\mu_1 = \frac{1}{\lambda_{11}} + \frac{1}{\lambda_{22}} = 1.667$$

および

$$\mu_2 = \frac{1}{\lambda_{21}} + \frac{1}{\lambda_{12}} = 1.629$$

となり，試験治療群より実対照群が優れているという誤った結論を導くことになる．したがって，切り替え効果を考慮することが重要である．

ノンパラメトリック法は，治療切り替えを伴う試験では，適切でない可能性がある．このような場合は，コンピュータシミュレーションによる方法を用いることが提案されている．表 10.3.2 にコンピュータシミュレーションの結果を示した．帰無仮説 H_0 の下での平均生存時間の差に対する棄却限界値 T_c は 0.443 であった．$T_c = 0.443$ を用いて，H_a の下で1群250例としてシミュレーションを行ったところ，86% の検出力で差を検出できることがわかった．H_0 および H_a の下での検定統計量の分布を図 10.3.1 に示した．H_a の下で，μ_1 は約3% 過大評価，μ_2 は約3% 過小評価されていた．平均の差 $\mu_1 - \mu_2$ は約9% 過小評価されていた．平均生存期間の差の標準偏差は，

$$\sigma = \sqrt{\sigma_1^2 - \sigma_2^2} = 1.88$$

である．なお，σ_1^2 と σ_2^2 は (10.20)式から算出する．コンピュータシミュレーション

表 10.3.2 治療切り替えを伴うシミュレーション結果

仮説				H_0			
母数	λ_{11}	λ_{12}	μ_1	λ_{21}	λ_{22}	μ_2	$\mu_2-\mu_1$
真値	1	5	1.2	1	5	1.2	0.00
平均*	1.03	5.17	1.20	1.02	5.13	1.20	0.004
SD*	0.11	1.63	0.12	0.11	1.60	0.12	0.22
病勢進行 (%)	96			96			
打ち切り (%)	5			5			
仮説				H_a			
母数	λ_{11}	λ_{12}	μ_1	λ_{21}	λ_{22}	μ_2	$\mu_2-\mu_1$
真値	1	5	1.2	0.7	1.5	2.10	0.90
平均*	1.00	5.25	1.24	0.71	1.64	2.06	0.82
SD*	0.14	1.81	0.17	0.07	0.42	0.20	0.34
病勢進行 (%)	96			89			
打ち切り (%)	11			12			

* 平均と SD の推定値（試行回数 5000 回）.

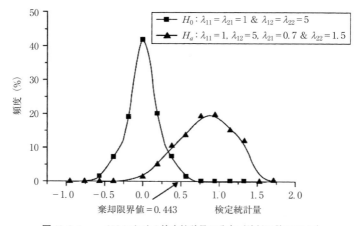

図 10.3.1 $n=250$ における検定統計量の分布（試行回数 5000 回）

による方法は正確度を犠牲にして精度を向上させていることがわかる.

特記事項 治療の切り替えがなければ，生存時間の確率密度関数と生存関数は，それぞれ (10.17) 式および (10.18) 式となる．P_s を治療の切り替えに同意する患者割合とすると，患者の生存時間の分布は

$$\tilde{f}_k(t) = P_s f_k^* + (1-P_s)f_k$$

となり，これは無条件分布である．なお，f_k は治療を切り替えなかった患者の生存時間の確率密度関数である．ここでは詳しく述べないが，ある時点において，治療を切

り替えた患者と切り替えなかった患者の条件付き分布は異なる．試験期間が十分に長く，病勢進行後は同一の薬剤を使用せず，全患者がいずれは病勢進行し，その時点で治療を切り替えると仮定する．この場合，目標検出力を満たす必要サンプルサイズは切り替え時点に依存する．切り替え時点によってサンプルサイズが異なることに加え，検定統計量の分布の変化に伴い棄却限界値が変化することにも注意が必要である．

10.4　お　わ　り　に

Branson & Whitehead の方法では，潜在イベント時間を用いて治療切り替え後の生存時間と治療を切り替えなかった場合に観測されたであろう生存時間をモデル化している．ただし，このモデルでは，治療の切り替えがその治療効果に基づいて行われるという事実を反映していない．例えば，実対照治療から試験治療に切り替えた患者の生存時間は，実対照治療を継続していたときの生存時間よりも長くなる場合がある．Branson & Whitehead のモデルは，潜在ハザードを一定にした下で，ランダムに治療を切り替えるモデルである．実際，治療切り替えがランダムであったとしても，ハザードは切り替え後に増加し，試験後期での切り替えではハザードの増加はより大きくなる．Shao, Chang & Chow の方法は，一般化時間依存性 Cox 比例ハザードモデルを検討し，母数の最尤推定量を与えた．ただし，仮説検定の方法は示されていない．

一方，バイオマーカーに基づく混合指数モデルは柔軟である．母数の最尤推定値は，バイオマーカーそのもののデータは必要としない．バイオマーカーに基づく混合指数モデルは，そのハザードのいずれかを用いて，バイオマーカーに関する応答までの時間を予測することができる．バイオマーカーのデータが利用できれば，母数の最尤推定値を改善できるかもしれない．

11

Bayes 流アプローチ

Woodcock（2005）が指摘しているように，Bayes 流アプローチは，一般に利用される手法に比べて，時間，予算，人的資源，サンプルサイズを節約しつつ適切な情報を得ることができるため，医薬品開発の分野で関心が高まっている．重要な情報を失うことなく医薬品の開発プロセスを効率化することがますます求められつつある．Temple（2005）は，Bayes 流アプローチが用いられていないにもかかわらず，FDA の審査官が，Bayes 流アプローチの思考プロセスを採用していると指摘している．Bayes 流アプローチでは，まず，関心のある母数を事前分布で表現し，データに基づくエビデンスを母数の尤度関数によりモデル化する．事後分布は，事前分布と尤度の積で構成し，事後分布に基づいて関心のある母数に対して結論を導く．近年，臨床試験における Bayes 流アプローチの利用可能性に関する研究が数多く行われている．例えば，Brophy & Joseph（1995），Lilford & Braunholtz（1996），Berry & Stangl（1996），Gelman, Carlin & Rubin（2003），Spiegelhalter, Abrams & Myles（2004），Goodman（1999, 2005），Louis（2005），Berry（2005），Berry et al.（2011）を参照されたい．

第 5 章では用量増量試験における Bayes 流アプローチを紹介したが，本章では Bayes 流アプローチの別の有用性に焦点を当てる．11.1 節では，Bayes の定理や Bayes 流検出力などの Bayes 流アプローチの基本概念を解説する．11.2 節では，単群試験の多段階デザインのための Bayes 流アプローチについて議論する．11.3 節では，Bayes 流アダプティブデザインを紹介する．11.4 節では，本章のまとめを述べる．

11.1　Bayes 流アプローチの基本概念

本節では，Bayes の定理や Bayes 流検出力などの Bayes 流アプローチの基本概念を解説する．

Bayes の定理

母数 θ の事前分布を $\pi(\theta)$，θ が与えられた下での x の標本分布を $f(x|\theta)$ とする．Bayes 流アプローチは，以下の 4 つの要素からなる．

11.1 Bayes 流アプローチの基本概念　　　*175*

- (θ, x) の同時分布

$$\varphi(\theta, x) = f(x|\theta)\pi(\theta) \tag{11.1}$$

- X の周辺分布

$$m(x) = \int \varphi(\theta, x)\,d\theta = \int f(x|\theta)\pi(\theta)\,d\theta \tag{11.2}$$

- Bayes の定理によって得られる θ の事後分布

$$\pi(\theta|x) = \frac{f(x|\theta)\pi(\theta)}{m(x)} \tag{11.3}$$

- 予測確率分布

$$P(y|x) = \int P(x|y, \theta)\pi(\theta|x)\,d\theta \tag{11.4}$$

評価項目が離散である場合の Bayes 流アプローチを以下の事例を用いて解説する.

● **例 11.1.1**　x が成功確率 p の二項分布 $X \sim B(n, p)$ に従うと仮定する. 母数 p は, 母数 α と β のベータ分布 $p \sim Beta(\alpha, \beta)$ に従うと仮定する. つまり, 事前分布は,

$$\pi(p) = \frac{1}{B(\alpha, \beta)} p^{\alpha-1}(1-p)^{\beta-1}, \quad 0 \le p \le 1 \tag{11.5}$$

である ($\Gamma(\cdot)$ はガンマ関数). ここで,

$$B(\alpha, \beta) = \frac{\Gamma(\alpha)\Gamma(\beta)}{\Gamma(\alpha+\beta)}$$

である. また, p が与えられた下での X の標本分布は,

$$f(x|p) = \binom{n}{x} p^x (1-p)^{n-x}, \quad x = 0, 1, \dots, n \tag{11.6}$$

となる. したがって, (p, X) の同時分布は,

$$\varphi(p, x) = \frac{\binom{n}{x}}{B(\alpha, \beta)} p^{\alpha+x-1}(1-p)^{n-x\beta-1} \tag{11.7}$$

となる. X の周辺分布は,

$$m(x) = \frac{\binom{n}{x}}{B(\alpha, \beta)} B(\alpha+x, n-x+\beta) \tag{11.8}$$

となる. 以上から, X が与えられた下での p の事後分布は,

$$\pi(p|x) = \frac{p^{\alpha+x-1}(1-p)^{n-x\beta-1}}{B(\alpha+x, \beta+n-x)} = Beta(\alpha+x, \beta+n-x) \tag{11.9}$$

となる.

次に, 評価項目が連続量である場合を考える.

● **例 11.1.2**　x が平均 θ, 分散 σ^2/n の正規分布 $X \sim N(\theta, \sigma^2/n)$ に従うと仮定する. 母数 θ が, 平均 μ, 分散 σ^2/n_0 の正規分布 $\theta \sim N(\mu, \sigma^2/n_0)$ に従うと仮定すると,

$$\pi(\theta|X) \propto f(X|\theta)\pi(\theta)$$

を得る. X が与えられた下での θ の事後分布は,

$$\pi(\theta \mid X) = Ce^{-\frac{(X-\theta)^2 n}{2\sigma^2}} e^{-\frac{(\theta-\mu)^2 n_0}{2\sigma^2}} \tag{11.10}$$

となる. ここで, C は θ に対する定数である. (11.10)式は, 平均 $\theta[(n_0\mu + nx)/(n_0 + n)]$, 分散 $\sigma^2/(n_0 + n)$ の正規分布

$$\theta \mid X \sim N\left(\theta \frac{n_0\mu + nX}{n_0 + n}, \ \frac{\sigma^2}{n_0 + n}\right)$$

であることがわかる. (11.10)式に基づいて, 平均 θ の不可実性を考慮して x の将来の値を予測することができる. X が 2 つの独立な定量値の和となるように, $X = (X - \theta) + \theta$ と書き直す. つまり, $(X - \theta) \sim N(0, \sigma^2/n)$, $\theta \sim N(\mu, \sigma^2/n_0)$ となる. 予測確率の分布は,

$$X \sim N\left(\mu, \ \sigma^2\left(\frac{1}{n} + \frac{1}{n_0}\right)\right) \tag{11.11}$$

となる (Spiegelhalter, Abrams & Rubin, 2004). 最初の n_1 個の観測値が得られている (つまり平均値 x_{n_1} が既知である) と仮定すると, 予測確率の分布は,

$$X \mid x_{n_1} \sim N\left(\frac{n_0\mu + n_1 x_{n_1}}{n_0 + n_1}, \ \sigma^2\left(\frac{1}{n_0 + n_1} + \frac{1}{n}\right)\right) \tag{11.12}$$

となる.

　上記の Bayes 流アプローチの基本概念は, いくつかの古典的な臨床試験デザインに簡単に応用することができるが, 検出力やサンプルサイズに影響を与えることになる. ここでは, 以下の事例を考える.

●**例 11.1.3**　試験治療と標準治療 (または実薬) を比較する 2 群の並行群間比較試験を考える. 2 群比較試験では, 検出力はエフェクトサイズ ε の関数であることから (Chow, Shao & Wang, 2003),

$$power(\varepsilon) = \Phi_0\left(\frac{\sqrt{n}\,\varepsilon}{2} - z_{1-\alpha}\right) \tag{11.13}$$

となる. ここで, Φ_0 は標準正規分布の累積分布関数である. 未知の ε の事前分布を $\pi(\varepsilon)$ と仮定すると, 期待検出力は,

$$P_{\exp} = \int \Phi_0\left(\frac{\sqrt{n}\,\varepsilon}{2} - z_{1-\alpha}\right)\pi(\varepsilon)\,d\varepsilon \tag{11.14}$$

となる. (11.14)式を求めるために数値積分を用いる. (11.14)式の意味を説明するために, 片側 $\alpha = 0.025$ (すなわち, $z_{1-\alpha} = 1.96$), ε の事前分布として,

$$\pi(\varepsilon) = \begin{cases} 1/3 & ; \quad \varepsilon = 0.1, \ 0.25, \ 0.4 \\ 0 & ; \quad \text{上記以外} \end{cases} \tag{11.15}$$

を仮定する. サンプルサイズの計算に, エフェクトサイズの平均値 (中央値) $\bar{\varepsilon} = 0.25$ を用いる場合, 真のエフェクトサイズが $\bar{\varepsilon} = 0.25$ であると仮定して計算する. 通常の方法であれば, $\beta = 0.2$ (検出力 80%) の下で, 各群のサンプルサイズが等しいとき, 2 群比較試験のサンプルサイズは,

11.1 Bayes 流アプローチの基本概念

$$n = \frac{4(z_{1-\alpha} + z_{1-\beta})^2}{\varepsilon^2} = \frac{4(1.96 + 0.842)^2}{0.25^2} = 502 \tag{11.16}$$

となる. 一方, (11.14)式の期待検出力に基づく Bayes 流アプローチでは,

$$\begin{aligned}
P_{\exp} &= \frac{1}{3}\Big[\Phi_0\Big(\frac{0.1\sqrt{n}}{2} - z_{1-\alpha}\Big) + \Phi_0\Big(\frac{0.25\sqrt{n}}{2} - z_{1-\alpha}\Big) + \Phi_0\Big(\frac{0.4\sqrt{n}}{2} - z_{1-\alpha}\Big)\Big] \\
&= \frac{1}{3}\Big[\Phi_0\Big(\frac{0.1\sqrt{502}}{2} - 1.96\Big) + \Phi_0\Big(\frac{0.25\sqrt{502}}{2} - 1.96\Big) + \Phi_0\Big(\frac{0.4\sqrt{502}}{2} - 1.96\Big)\Big] \\
&= \frac{1}{3}\big[\Phi_0(-0.83973) + \Phi_0(0.84067) + \Phi_0(2.5211)\big] \\
&= \frac{1}{3}(0.2005 + 0.7997 + 0.9942) = 0.6648 = 66\%
\end{aligned} \tag{11.17}$$

となる. 上記からわかるように, 期待検出力は 66% であり, これは必要検出力 80% よりも低い. 検出力 80% を達成するためには, サンプルサイズを増やす必要がある.

仮に $\pi(\varepsilon)$ が正規分布 $N(\mu, \sigma^2/n_0)$ に従うのであれば, 期待検出力は, 予測分布を用いて

$$P\Big(X > \frac{1}{\sqrt{n}} z_{1-\alpha}\sigma\Big)$$

となる. これにより,

$$P_{\exp} = \Phi\Big(\sqrt{\frac{n_0}{n_0+n}}\Big(\frac{\mu\sqrt{n}}{\sigma} - z_{1-\alpha}\Big)\Big) \tag{11.18}$$

が得られる. 目標検出力を得るための必要合計サンプルサイズは, エフェクトサイズ ε の関数

$$n(\varepsilon) = \frac{4(z_{1-\alpha} + z_{1-\beta})^2}{\varepsilon^2} \tag{11.19}$$

となる. したがって, 期待合計サンプルサイズは,

$$n_{\exp} = \int \frac{4(z_{1-\alpha} + z_{1-\beta})^2}{\varepsilon^2} \pi(\varepsilon)\, d\varepsilon \tag{11.20}$$

となる. 無情報事前分布 $\pi(\varepsilon) \sim 1/(b-a)$ (ここで $a \le \varepsilon \le b$) を仮定すると,

$$\begin{aligned}
n_{\exp} &= \int_a^b \frac{4(z_{1-\alpha} + z_{1-\beta})^2}{\varepsilon^2} \frac{1}{b-a}\, d\varepsilon \\
&= \frac{4}{ab}(z_{1-\alpha} + z_{1-\beta})^2
\end{aligned} \tag{11.21}$$

となる. サンプルサイズの比は

$$R_n = \frac{n_{\exp}}{n} = \frac{\varepsilon^2}{ab}$$

となる. $\varepsilon = 0.25$, $\alpha = 0.025$, $\beta = 0.8$, $n = 502$, $a = 0.1$, $b = 0.4$ であるならば,

$$R_n = \frac{0.25^2}{(0.1)(0.4)} = 1.56$$

178   11. Bayes 流アプローチ

となる．なお，$(a+b)/2 = \varepsilon$ である．これは，頻度流アプローチが必要サンプルサイズを過小評価していることを示している．

Bayes 流検出力

帰無仮説 $H_0 : \theta \le 0$ および対立仮説 $H_a : \theta > 0$ に対する検定において，Bayes 流の有意性を，

$$P_B = P(\theta \le 0 | data) < \alpha_B$$

と定義する．Bayes 流の有意性は，事後分布に基づいて容易に評価できる．データと事前分布が共に正規分布に従う場合，事後分布は，

$$\pi(\theta | x) = N\left(\frac{n_0 \mu + n x}{n_0 + n}, \frac{\sigma^2}{n_0 + n}\right) \tag{11.22}$$

となる．すなわち，推定値 X が

$$X > \frac{\sqrt{n_0 + n}\, z_{1-\alpha}\sigma - n_0 \mu}{n} \tag{11.23}$$

を満たすならば，Bayes 流の有意性が示されたことになる．Bayes 流の検出力は，

$$P_B(n) = \Phi\left(\frac{\mu\sqrt{n_0 + n}\sqrt{n_0}}{\sigma\sqrt{n}} - \sqrt{\frac{n_0}{n}} z_{1-\alpha}\right) \tag{11.24}$$

によって与えられる．

● 例 **11.1.4**　高血圧患者を対象として試験治療と実対照薬を比較する第 II 相試験を考える．主要評価項目は，収縮期血圧値の低下量とする．治療効果の推定値は，以下の正規分布に従うと仮定する．

$$\theta \sim N\left(\mu, \frac{2\sigma^2}{n_0}\right)$$

この試験では，Bayes 流の有意水準 $\alpha_B = 0.2$ とし，Bayes 流検出力 $(1 - \beta_B)$ を達成することを目的とする．2 群の平均値の差は，正規分布

$$\hat{\theta} \sim N\left(\theta, \frac{2\sigma^2}{n}\right)$$

に従う．ここで，n は 1 群あたりのサンプルサイズである．大標本の下で σ は既知であると仮定し，この場合のサンプルサイズ n は，

$$\Phi\left(\frac{\mu\sqrt{n_0 + n}\sqrt{n_0}}{\sigma\sqrt{2n}} - \sqrt{\frac{n_0}{n}} z_{1-\alpha_B}\right) = 1 - \beta_B \tag{11.25}$$

の解として得ることができる．この式は，

$$\frac{\mu\sqrt{n_0 + n}\sqrt{n_0}}{\sqrt{2n}} - \sqrt{\frac{n_0}{n}} z_{1-\alpha_B} = z_{1-\beta_B} \tag{11.26}$$

と変形でき，

$$An + B\sqrt{n} + C = 0 \tag{11.27}$$

と表すことができる．ここで，

$$\begin{cases} A = z_{1-\beta_B}^2 - \mu^2 n_0 \\ B = 2 z_{1-\beta_B} z_{1-\alpha} \sqrt{2n_0} \\ C = 2 z_{1-\alpha}^2 n_0 - \mu^2 n_0^2 \end{cases} \tag{11.28}$$

である．結果として，n に対する（11.27）式を解くことができ，

$$n = \left(\frac{-B + \sqrt{B^2 - 4AC}}{2A} \right)^2 \tag{11.29}$$

となる．

11.2　単群試験に対する多段階ステージデザイン

第6章で示したように，がんの第II相試験では，被験薬が有望なときには試験を早期中止せず，有効でないときに倫理的観点から早期中止することが望ましい．このような場合，被験薬が有望かどうかを評価するために多段階デザインの単群試験が実施される．多段階単群試験では，古典的アプローチと Bayes 流アプローチがよく用いられる．本節では，これらの方法を概説する．

古典的な2段階デザイン

がんの第II相試験で最もよく用いられる2段階デザインは，おそらく Simon の最適2段階デザインである（Simon, 1989）．Simon の最適2段階デザインでは，有効性が認められない患者が一定数続く場合に試験を早期中止することができる．2段階デザインにおける仮説は，

$$H_0 : p \le p_0, \quad H_a : p \ge p_1$$

である．ここで，p_0 は閾値奏効率，p_1 は期待奏効率である（$p_1 > p_0$）．本デザインでは，仮にある試験治療の奏効率が閾値奏効率以下であれば高確率で有効でない治療と判断し，期待奏効率以上であれば高確率で有効な治療と判断する．上記の仮説の下では，通常の第1種の過誤は有効でない治療を受容する偽陽性であり，第2種の過誤は有効な治療を棄却する偽陰性となる．

第1ステージと第2ステージのサンプルサイズをそれぞれ n_1, n_2 とする．第1ステージで n_1 例が治療を受け，奏効例が r_1 例以下であれば試験を中止する．そうでなければ，第2ステージで新たに n_2 例を登録し，治療を受ける．試験治療が有効かどうかは，$n = n_1 + n_2$ 人の患者の奏効率に基づいて評価される．第2ステージでの $H_0(H_a)$ の棄却は，次の試験を行うこと（次の試験を行わないこと）を意味する．Simon（1989）は，最適デザインとして，帰無仮説の下でサンプルサイズの期待値を最小にする方法を提案した．第1ステージ後の早期中止の確率を P_{et} とすると，期待サンプルサイズ $n_{\exp}$ は，

$$n_{\exp} = n_1 + (1 - P_{et}) n_2$$

となる．第1ステージで奏効例が r_1 例以下であれば試験を中止し，試験治療を棄却

180 11. Bayes 流アプローチ

する. P_{et} は,

$$P_{et} = B_c(r_1; n_1, p)$$

となる. ここで, $B_c(r_1; n_1, p)$ は, $X \leq r_1$ となる累積二項分布を表している. 奏効例が r 例以下であれば第2ステージ終了時に試験治療を棄却する. 奏効率 p で試験治療を棄却する確率は,

$$B_c(r_1; n_1, p) + \sum_{x=r_1+1}^{\min(n_1, r)} B(x; n_1, p) B_c(r-x; n_2, p)$$

となる. ここで, $B(x; n_1, p)$ は二項分布の確率関数である. 最適デザインは, p_0, p_1, α, β を指定し, 奏効率が p_0 の場合に誤差の制約を満たし, かつサンプルサイズの期待値を最小にする2段階デザインとなる.

● **例 11.3.1** 閾値奏効率および期待奏効率をそれぞれ 0.05 と 0.25 とする. 片側 $\alpha = 0.05$, 検出力 0.8 に対して, 第1ステージの必要サンプルサイズは $n_1 = 9$ であり, 第2ステージでの累積サンプルサイズは $n = 17$ である. 実際の全体の α と検出力は, それぞれ 0.047, 0.812 となる. 中止基準は次のとおりである. 第1ステージでは, 奏効例が 0/9 例であれば中止となり帰無仮説を受容する. そうでなければ, 第2ステージに移行する. 無効中止の確率は H_0 の下では 0.63, H_a の下では 0.075 である. 第2ステージでは, 奏効例が 2/17 例以下であれば中止となり, 帰無仮説を受容する. そうでなければ帰無仮説を棄却する.

Bayes 流アプローチ

$X \sim B(n, p)$ および $p \sim Beta(a, b)$ を仮定する. 第1ステージ (n_1 例) における X が与えられた下での p の事後分布は,

$$\pi_1(p|x) = Beta(a+x, b+n_1-x) \tag{11.30}$$

となる. 同様に, 第2ステージ (n 例) における X が与えられた下での p の事後分布は,

$$\pi(p|x) = Beta(a+x, b+n-x) \tag{11.31}$$

となる. 試験中止を判断する奏効例は, Bayes 流の有意水準 α_{B1} に対して第1ステージの Bayes 流の検出力が $(1-\beta_1)$ となるように決める. (11.30), (11.31)式に基づいて, 条件付き検出力および予測検出力を得る. 第1ステージでの奏効例が X/n_1 例の場合, 第2ステージの n_2 例のうち, 少なくとも y 例が奏効を示す確率（条件付き検出力）は,

$$P(y|x, n_1, n_2) = \sum_{i=y}^{n_2} \binom{n_2}{i} \left(\frac{x}{n_1}\right)^i \left(1 - \frac{x}{n_1}\right)^{n_2-i} \tag{11.32}$$

となる. Bayes 流アプローチは, これとは別の視点で評価を行う. 事前分布を二項分布 $p \in [0, 1]$ とする. つまり, p が与えられた下での X の標本分布は,

$$P(X=x|p) = \binom{n_1}{x} p^x (1-p)^{n_1-x}$$

となる. なぜなら,

11.3 Bayes 流の最適アダプティブデザイン

$$P(a < p < b \cap X = x) = \int_a^b \binom{n_1}{x} p^x (1-p)^{n_1 - x} dp$$

$$P(X = x) = \int_0^1 \binom{n_1}{x} p^x (1-p)^{n_1 - x} dp$$

であるからである. X が与えられた下での p の事後分布は,

$$P(a < p < b \,|\, X = x) = \frac{\int_a^b \binom{n_1}{x} p^x (1-p)^{n_1 - x} dp}{\int_0^1 \binom{n_1}{x} p^x (1-p)^{n_1 - x} dp}$$

$$= \frac{\int_a^b p^x (1-p)^{n_1 - x} dp}{B(x+1, n_1 - x + 1)}$$

となる. ここで,

$$B(x+1, n_1 - x + 1) = \frac{\Gamma(x+1)\Gamma(n_1 - x + 1)}{\Gamma(n_1 + 2)}$$

である. すなわち, n_1 例のうち, $X = x$ が奏効例となる条件の下での p の事後分布は, ベータ分布

$$\pi(p \,|\, x) = \frac{p^x (1-p)^{n_1 - x}}{B(x+1, n_1 - x + 1)} \tag{11.33}$$

となる. 予測検出力 (これは, 頻度論での条件付き確率とは異なる) または第1ステージでの奏効例が x/n_1 例である場合に, 次の m 例のうち少なくとも y 例が奏効する条件付き確率は,

$$P(y \,|\, x, n_1, n_2) = \int_0^1 P(X \geq k \,|\, p, n_2) \pi(p \,|\, x) \, dp$$

$$= \int_0^1 \sum_{i=y}^{n_2} \binom{n_2}{i} p^i (1-p)^{n_2 - i} \frac{p^x (1-p)^{n_1 - x}}{B(x+1, n_1 - x + 1)} dp \tag{11.34}$$

となる. 積分すると,

$$P(y \,|\, x, n_1, n_2) = \sum_{i=y}^{n_2} \binom{n_2}{i} \frac{B(x+i+1, n_2 + n_1 - x - i + 1)}{B(x+1, n_1 - x + 1)}$$

を得る. なお,

$$\int_0^1 p^a (1-p)^b dp = B(a+1, b+1) \tag{11.35}$$

である. 条件付き確率や予測確率は, 群逐次デザインや他のアダプティブデザインで利用される.

11.3 Bayes 流の最適アダプティブデザイン

採用するアダプテーションの種類や事前分布が異なれば, アダプティブデザインの

種類も異なるため，効率的なアダプティブデザインをどのように選択するかが問題となる．本節では，デザインの最適性を評価するために効用インデックスを用いることを提案する．最適なデザインは，予算，時間などの制約下で，期待効用が最大となるデザインである．

ここでは，医薬品開発で頻用されている3つのデザインを取り上げ，最適デザインを選択する方法を解説する．3つのデザインとは，2群比較の第II相試験後に第III相試験を実施する古典的な方法，O'Brien-Fleming の境界を用いるシームレス第II/III相試験と，Pocock の境界を用いるシームレス第II/III相試験である．各デザインについて，事前確率で重み付けた効用インデックスを計算しデザインの期待効用を求め，効用が最大となるデザインが最適デザインとなる．以下では，表11.3.1 に示した3つのシナリオを考える．

早期試験で毒性とバイオマーカーの応答から用量は決定されていると仮定する．古典的な方法である第II相試験と第III相試験（第III相試験は，薬事承認を得る試験の要件を満たしていると仮定する）を考える．第II相試験において $\delta = 0.2$，片側 $\alpha = 0.1$，検出力 $= 0.8$ と仮定すると，2群の必要サンプルサイズは $n_1 = 450$ となる．第III相試験に対して，表11.3.1 より

$$\delta = 0.2(0) + 0.2(0.1) + 0.6(0.2)$$
$$= 0.14$$

を仮定する．$\alpha = 0.025$（片側），検出力 $= 0.9$ と仮定すると，必要サンプルサイズは $n = 2144$ となる．第II相試験で統計的有意差が示されなければ，第III相試験を実施しないこととするが，実際には必ずしもそうではない．第III相試験に進む確率は，表11.3.2 の P_c を用いて，

$$P_c = \sum_{i=1}^{3} P_c(i)\pi(i)$$
$$= 0.2(0.1) + 0.2(0.4) + 0.6(0.9)$$
$$= 0.64$$

表 11.3.1 3つのシナリオの事前情報

シナリオ	エフェクトサイズ	事前確率
1	0	0.2
2	0.1	0.2
3	0.2	0.6

表 11.3.2 古典的な第II相試験と第III相試験デザインの特性

シナリオ i	エフェクトサイズ	事前確率 π	第III相試験に進む確率 P_c	第III相試験の検出力 P_3
1	0	0.2	0.1	0.025
2	0.1	0.2	0.4	0.639
3	0.2	0.6	0.9	0.996

11.3 Bayes 流の最適アダプティブデザイン

となる．したがって，第 II 相試験と第 III 相試験の期待サンプルサイズは，

$$\bar{N} = (1 - P_c) n_1 + P_c n$$
$$= (1 - 0.64)(450) + 0.64(2144)$$
$$= 1534$$

となる．また，期待検出力は，

$$\bar{P} = \sum_{i=1}^{3} P_c(i) \pi(i) P_3(i)$$
$$= (0.2)(0.1)(0.025) + (0.2)(0.4)(0.639) + (0.6)(0.9)(0.996)$$
$$= 0.59$$

となる．

第 II 相試験後に第 III 相試験を実施する古典的な方法では，期待合計サンプルサイズは 1534 例，試験全体の検出力は 59% となる．一方，シームレス第 II/III 相試験に対して，(i) $\delta = 0.14$，(ii) 片側 $\alpha = 0.025$，(iii) 検出力 $= 0.90$，(iv) O'Brien-Fleming の有効中止境界，(v) 無効中止のための対称限界を仮定する．また，50% の患者が登録されたときに中間解析を実施するとする．つまり，1 回の中間解析と 1 回の最終解析を行う．この設定の下では，

- 中間解析および最終解析時のサンプルサイズは，それぞれ 1085 および 2171 例となる．
- 2 群のサンプルサイズの比は 1 である．
- サンプルサイズの最大値は 2171 例である．
- 帰無仮説の下での期待サンプルサイズは 1625 例となる．
- 対立仮説の下での期待サンプルサイズは 1818 例となる．

仮説に対する意思決定ルールは次のとおりである．第 1 ステージで $z_1 < 0$ ならば帰無仮説を受容する．$z_1 \geq 2.79$ ならば帰無仮説を棄却し，そうでなければ継続する．第 2 ステージでは，$z < 1.974$ ならば帰無仮説を受容し，$z \geq 1.974$ ならば帰無仮説を棄却する．第 1 ステージでの中止確率は，以下のとおりである．

- H_0 が真であるとき，H_0 の受容に伴う中止確率は 0.5000 となる．
- H_0 が真であるとき，H_a の受容に伴う中止確率は 0.0026 となる．
- H_a が真であるとき，H_0 の受容に伴う中止確率は 0.0105 となる．
- H_a が真であるとき，H_a の受容に伴う中止確率は 0.3142 となる．

表 11.3.3 O'Brien-Fleming の境界を用いたシームレス第 II/III 相試験デザインの特性

シナリオ i	エフェクトサイズ	事前確率 π	N_{exp}	検出力
1	0	0.2	1600	0.025
2	0.1	0.2	1712	0.46
3	0.2	0.6	1186	0.98

184 11. Bayes 流アプローチ

これらの動作特性を表 11.3.3 に要約した.

さらに,期待合計サンプルサイズの平均値は,
$$\sum \pi(i)N_{\text{exp}}(i) = 0.2(1600) + 0.2(1712) + 0.6(1186)$$
$$= 1374$$
となり,平均検出力は,
$$\sum \pi(i)N_{\text{exp}}(i)power(i) = 0.2(0.025) + 0.2(0.46) + 0.6(0.98)$$
$$= 0.69$$
となる.

次に,Pocock の有効中止境界と無効中止対称限界を用いるシームレス第 II/III 相試験を考える.同じ母数の設定値($\alpha = 0.025$,検出力 $= 0.9$,群間差 $= 0.14$,標準偏差 $= 1$)の下で,

- 中間解析および最終解析時のサンプルサイズは,それぞれ 1274 例および 2549 例となる.
- 2 群のサンプルサイズの比は 1 である.
- サンプルサイズの最大値は 2549 例である.
- 帰無仮説の下での期待サンプルサイズは 1492 例となる.
- 対立仮説の下での期待サンプルサイズは 1669 例となる.

仮説に対する意思決定ルールは,次のとおりである.第 1 ステージでは,p 値 > 0.1867(すなわち,$z_1 < 0.89$)ならば,帰無仮説を受容する.p 値 ≤ 0.0158(すなわち,$z_1 \geq 2.149$)ならば,帰無仮説を棄却し,そうでなければ継続する.第 2 ステージでは,p 値 > 0.0158(すなわち,$z < 2.149$)ならば,帰無仮説を受容し,p 値 ≤ 0.0158 ならば,帰無仮説を棄却する.第 1 ステージでの中止確率は,

- H_0 が真であるとき,H_0 の受容に伴う中止確率は 0.8133 となる.
- H_0 が真であるとき,H_a の受容に伴う中止確率は 0.0158 となる.
- H_a が真であるとき,H_0 の受容に伴う中止確率は 0.0538 となる.
- H_a が真であるとき,H_a の受容に伴う中止確率は 0.6370 となる.

となる.これらの特性を表 11.3.4 に要約した.

期待合計サンプルサイズの平均値は,
$$\sum \pi(i)N_{\text{exp}}(i) = 0.2(1492) + 0.2(1856) + 0.6(1368)$$
$$= 1490$$

表 11.3.4 Pocock の境界を用いたシームレス第 II/III 相試験デザインの特性

シナリオ i	エフェクトサイズ	事前確率 π	N_{exp}	検出力
1	0	0.2	1492	0.025
2	0.1	0.2	1856	0.64
3	0.2	0.6	1368	0.996

11.4 お わ り に

表 11.3.5 古典的なデザインとシームレスデザインの比較

デザイン	平均 N_{exp}	平均検出力	期待効用 (10億ドル)
古典的	1500	0.59	0.515
O'Brien-Fleming	1374	0.69	0.621
Pocock	1490	0.73	0.656

となり，平均検出力は，

$$\sum \pi(i) N_{exp}(i) power(i) = 0.2(0.025) + 0.2(0.64) + 0.6(0.996)$$
$$= 0.73$$

となる．

さらに，これらのデザインを予算の観点から比較する．1患者あたりの費用を約5万ドル，試験費用を差し引く前の薬事承認の価値を10億ドルと仮定する．簡単のため，時間の節約は計算に含めず，以下の期待効用を考える．

期待効用 = （平均検出力）（10億ドル） − （平均 N_{exp}）（5万ドル）

表 11.3.5 は，古典的な第 II 相試験後に第 III 相試験を実施する古典的デザイン，O'Brien-Fleming または Pocock の境界を用いたシームレス第 II/III 相試験の結果を比較したものである．表 11.3.5 からわかるように，検出力や期待効用の観点からは Pocock のデザインが最もよい．

11.4 お わ り に

Bayes 流アプローチにはいくつかの利点がある．第 1 に，試験中に被験薬の情報や知見を更新し続けることができる．第 2 に，特殊な試験，臨床開発プログラム，各社の医薬品開発ポートフォリオのための意思決定プロセスとして利用できる．Bayes 流アプローチを用いる場合，規制当局は，第 1 種の過誤確率の制御を要求するため，その利用が困難になる可能性がある．本質的には，Bayes 流アプローチがいったん研究者に浸透すれば，規制当局もこのような問題に直面することはほとんどなくなると思われる．

過去数十年，現行の医薬品開発のプロセスでは，有望で安全な化合物を速やかに上市できていないと批判されてきた．政治団体や消費者団体からは，より効率的に，より安全に，より速く医薬品開発を進めるよう求められている．しかしながら，これらの方針は，医薬品の研究開発の科学的原則を疎かにする可能性がある．科学的妥当性を損なうことなく，より速く，経済的な医薬品開発を実現するためには，Bayes 流アプローチが有効である．しかしながら，米国 FDA などの規制当局において，Bayes 流アプローチは，医療機器の分野では用いられているものの，医薬品の分野では広く受け入れられていない．疾患進行を評価できるバイオマーカーが急速に増えているがんなどの疾患では，Bayes 流アプローチが有用である．このようなバイオマーカーに

より，疾患進行をより正確に評価することができ，その結果として，患者の評価項目がより正確に評価されることになる．近年，がんの領域を中心に，臨床開発のより早期の相（例えば，第I相や第II相）の試験でBayes流アプローチが利用されている．また，製薬企業における効用分析や意思決定プロセスなどの戦略立案やポートフォリオマネジメントにもBayes流アプローチが利用され始めている．近い将来，Bayes流アプローチを医薬品開発の様々な相で用いることが標準的になるかもしれない．

12

バイオマーカー・アダプティブデザイン

12.1　は　じ　め　に

　2006年3月16日にFDAは "Innovation/Stagnation：Challenge and Opportunity on the Critical Path to New Medical Products" と題し，承認申請される革新的治療法の数が低迷している問題についての報告書を公開した．この報告書は，医薬品・医療機器の開発をより予測可能でかつ低コストに行うために，開発の最適化（クリティカル・パス）が急務であると述べている．このような考えの下，FDAは医薬品・医療機器開発を発展させ，科学的発見を日常診療に転換可能にするための国家的努力を促している．また，FDAは，クリティカル・パスのための項目リストを作成し，主な課題を示した．上述の報告書によれば，バイオマーカーの開発は医薬品・医療機器開発の発展のために最も重要な課題であるとされている．

　Pizzo（2006）は，橋渡し医療とは，早期での検証と評価を重視し，臨床試験のような適切に管理された環境下での新しい技術，医療機器，治療を開発・応用していくことであり，非常に広い意味をもち得ると指摘した．本章では，開発早期におけるバイオマーカーの開発に着目する．バイオマーカーの開発には，アダプティブデザインが用いられることが多いため，バイオマーカー・アダプティブデザインについて統計学的観点から考察する．バイオマーカーは生存などの臨床的な真のエンドポイントと比較して，より早期に，容易に，そして頻回に測定が可能であり，また競合リスクが生じにくく，交絡による影響を受けにくい．したがって，バイオマーカーを利用することで，エフェクトサイズが大きくなり必要サンプルサイズが少なくなる．また，適切な対象集団を選別することができ，迅速な意思決定に繋がる．プロテオミクスやゲノムおよび遺伝子技術の発展に伴い，適切な薬物を適切な患者に提供する個別化医療が可能になる．

　Conley & Taube（2004）は，がん治療におけるバイオマーカー・遺伝子マーカーの展望について次のように述べた．「ヒトゲノムの解明と50年にわたる生物学研究は，生存期間の延長が見込まれるより確かな情報に基づくがん治療法の基盤を構築してきた．分子生物学的な異常，シグナル伝達経路，局所組織に対する影響，遺伝子多型の

関連性などに関する知識の発展は，特定の個々人のがんに対して有効かつ毒性の少ない治療法の開発への希望となる.」また，FDA の Wang, Hung & O'Neill (2009) は次のように指摘した.「一般的に，第 III 相試験において臨床的な有効性のエンドポイントの観察に長い時間を要する場合，臨床的な有効性のエンドポイントと代替エンドポイントの間に強い関連性が存在すれば，第 II 相試験では代替エンドポイントを主要エンドポイントとして採用することも考えられる. このような第 II 相試験の結果は代替エンドポイントに基づくエフェクトサイズの推定値を与え，第 III 相試験における臨床的な有効性のエンドポイントのエフェクトサイズ（通常小さくなると考えられる）を見積る際の助けになるだろう.」

　バイオマーカーとは具体的には，何なのだろうか？　バイオマーカーとは，動物や人において生理学的な経過，薬理学的な経過，または疾患の経過を反映する測定可能な特性のことである. そのため，National Institutes of Health のワークショップでは「バイオマーカー（biomarker）とは，正常な生物学的過程，病態進行過程，または治療介入の薬理学的反応の指標として客観的に測定および評価される特性」と定義している. バイオマーカーは，開発途中の医薬品・医療機器の性能について定量的な予測を示すことで，不確実性を低減させる. 効果予測バイオマーカーは，その反応に基づいて臨床評価項目を正確かつ信頼性高く予測できるため医薬品・医療機器開発の促進に重要である. このような検証されたバイオマーカーの反応や，非臨床または動物実験の結果に基づいて臨床評価項目を予測するプロセスを，「橋渡し」という. つまり，橋渡し研究は革新的な医薬品・医療機器の開発につながる. また，臨床エンドポイント（clinical endpoint または outcome）は，患者の感じ方，患者の機能，患者の生存時間などを反映する特性または変数である. 代替エンドポイント（surrogate endpoint）は，臨床エンドポイントを代替することを目的としたバイオマーカーである. バイオマーカーは分類バイオマーカー, 予後バイオマーカー, 効果予測バイオマーカーに分類することができる.

　12.2 節では，バイオマーカーの種類（分類バイオマーカー，予後バイオマーカー，効果予測バイオマーカー）を簡潔に説明する. また，これらのバイオマーカー間の関係（または変換）についても述べる. 12.3〜12.5 節で，分類バイオマーカー，予後バイオマーカー, 効果予測バイオマーカーを用いたアダプティブデザインを紹介する. また，12.6 節に簡単なまとめを与える.

12.2　バイオマーカーの種類と検証

12.2.1　バイオマーカーの種類

　バイオマーカーは, その特徴に基づいて, 分類バイオマーカー, 予後バイオマーカー, 効果予測バイオマーカーに分類できる. 各バイオマーカーの説明は次のとおりである.

　分類バイオマーカー（classifier biomarker）とは，DNA マーカーのように，試験

期間中に変化しないマーカーである．分類バイオマーカーは，最適な対象集団の選別や，治療の個別化にも用いることができる．例えば，全患者集団のうちの 20% しか保有してないバイオマーカーがあり，そのバイオマーカーをもった集団に効果が期待できる場合を考える．この場合，試験薬が全患者集団に有効ではない可能性があるため，全患者集団ではなく，バイオマーカーを有する部分集団に対してのみ試験を行うことが効率的であり，倫理的でもある．一方，RNA マーカーのような，試験期間中に変化するバイオマーカーも存在する．このようなバイオマーカーは予後バイオマーカーまたは効果予測バイオマーカーのいずれにもなる可能性がある．

予後バイオマーカー（prognostic biomarker）とは，治療とは独立に臨床エンドポイントを特徴付けるバイオマーカーである．予後バイオマーカーは，治療の有無にかかわらず，疾患の自然経過に関する情報を与える．また，予後バイオマーカーは治療効果とは関連がない．例えば，非小細胞肺がん患者は，EGFR 阻害剤または化学療法のどちらを行った場合でも EGFR 遺伝子変異がある方がより予後がよいことが知られている．予後バイオマーカーは，予後のよい患者と悪い患者を診断時に区別するために用いることができる．あるバイオマーカーが，極めて予後のよい患者と予後の悪い患者を明確に分類できれば，治療戦略の判断材料として，そのバイオマーカーを利用できる．予後の悪い患者は，より効果が高いと思われる新治療法の臨床試験への参加を考慮してもよいかもしれない（Conley and Taube, 2004）．また，予後バイオマーカーは，予後悪化の原因に対するメカニズムを明らかにできる可能性があり，その結果，新しい治療ターゲットの同定や新しい効果的な治療法を開発することができるかもしれない．

効果予測バイオマーカー（predictive biomarker）とは，臨床エンドポイントに対する治療効果を特徴付けるバイオマーカーである．効果予測バイオマーカーは集団特異的になり得るため，ある効果予測バイオマーカーは集団 A に対して予測可能だが，集団 B では予測できないこともある．効果予測バイオマーカーは，生存のような真のエンドポイントと比較して，しばしば早期に，より簡単に，より頻回に測定可能であり，競合リスクの影響を受けにくい．例えば，コレステロール降下薬の臨床試験において，理想的なエンドポイントは死亡または冠動脈疾患の進行である．しかし，そのような研究を実施するためには，数千例の患者と何年もの期間が必要である．したがって，もし冠動脈疾患発症の減少を予測できるならば，治療後のコレステロール減少のようなバイオマーカーの利用が望ましい．また，がん臨床試験における真のエンドポイントは死亡である．疾患が進行したとき，1 次治療から別の治療に切り替えられるが，この変更は，ランダムではなく治療に対する反応に基づいて行われるため，延命効果の評価を困難にするかもしれない．もし無増悪期間や奏効率のようなマーカーを主要評価項目として用いることが可能な場合は，バイオマーカーの評価が治療の切り替え前に行われるため，より明確に有効性を評価できる．

分類バイオマーカーは，個別化医療の臨床試験における対象集団を選別する過程

(enrichment process) においてよく用いられる. バイオマーカーと真のエンドポイントの相関は予後バイオマーカーに結びつくが, 効果予測バイオマーカーには結びつかない. バイオマーカーの検証とバイオマーカー間の関係 (または変換) に関する詳細は後の節で考察する. 実際には, 臨床エンドポイントに関連する遺伝子の同定と, 関連遺伝子から臨床エンドポイントを予測するモデルの確立の間には乖離が生じている.

12.2.2 バイオマーカーの検証

検証試験でバイオマーカーを主要評価項目の代替としてよいかということは, よく聞かれる疑問である. この疑問について, (i) 真のエンドポイントに対してもバイオマーカーに対しても治療効果がない場合, (ii) 真のエンドポイントに対する治療効果はないが, バイオマーカーに対しては治療効果がある場合, (iii) 真のエンドポイントに対する治療効果は小さいが, バイオマーカーに対する治療効果が大きい場合, を考える. 各条件下における, 真のエンドポイントとバイオマーカーに対する第1種の過誤確率 (α) と検出力を表12.2.1に要約する.

(i) の場合, 真のエンドポイントでもバイオマーカーでも第1種の過誤確率は制御されるため, どちらを主要評価項目にしてもよい. (ii) の場合, バイオマーカーの第1種の過誤確率は81%と大きく増大するため, バイオマーカーを主要評価項目にすることはできない. (iii) の場合, 検出力の観点から, バイオマーカーを主要評価項目に用いることが推奨される. しかしながら, バイオマーカーが検証されていない場合は, どのような条件を満たせば利用可能で, また第1種の過誤確率の増大を防げるかを把握できない. したがって, バイオマーカーを主要評価項目として用いる前に, バイオマーカーが検証されていなければならない. 実際には, 以下で概説するバイオマーカーを検証するための統計手法が用いられる.

代替エンドポイントの検証のために, Prentice (1989)は次の4つの基準を提案した. (i) 治療が代替エンドポイントに大きな影響を与えること. (ii) 治療が真のエンドポ

表 12.2.1　バイオマーカーの主要評価項目における問題

エフェクトサイズの比	エンドポイント	検出力 (α)
0.0/0.0	真のエンドポイント	(0.025)
	バイオマーカー	(0.025)
0.0/0.4	真のエンドポイント	(0.025)
	バイオマーカー	(0.810)
0.2/0.4	真のエンドポイント	0.300
	バイオマーカー	0.810

注：一群あたりの $N=100$ の場合. エフェクトサイズの比＝真のエンドポイントにおけるエフェクトサイズ/バイオマーカーに対するエフェクトサイズ.

イントに大きな影響を与えること，(iii) 代替エンドポイントが真のエンドポイント
に大きな影響を与えること，(iv) 真のエンドポイントに対する治療の全影響が代替
エンドポイントによりとらえられること．ただし，最後の基準は二値の代替エンド
ポイントに対するものである（Buyse & Molenberghs, 1998）．一方，Freedman et al.
(1992) は，Prentice の 4 番目の基準を満たすためには，治療と代替エンドポイント
の交互作用と代替エンドポイントで調整した後の治療効果がどちらも統計学的に有意
でない，という前提が必要となるが，特に群の数が多いとき交互作用の検定は検出力
が低いため実用上この検定を妥当に実施することは困難であると主張している．さら
に彼らは，この基準は悪い代替エンドポイントを除外するためには有用かもしれない
が，よい代替エンドポイントを検証するためには不適切であると述べている．したがっ
て，彼らは真の治療効果のうち代替エンドポイントによって説明される割合に基づい
た方法を開発し，よい代替エンドポイントはこの割合が大きい必要があると主張し
た．しかしながら，Freedman ら自身，代替エンドポイントによって説明される割合
の指標の推定精度は低く，この方法は実用上利用が困難であると述べている．Buyse
& Molenberghs (1998) は，relative effect（RE）および adjusted association（AA）
を含む，内的妥当性の検証指標を提案した．前者は個人レベルでの代替エンドポイ
ントと真のエンドポイントの関連の尺度であり，後者は試験レベルでの代替エンド
ポイントと真のエンドポイントの治療効果間の関連を表現したものである．Buyse-
Molenberghs の方法の適用には，(i) RE の信頼区間が広いため，必要なサンプルサイ
ズが大きくなること，(ii) RE の定義において，代替エンドポイントと真のエンド
ポイントにおける治療効果の推定値に対する線形性を仮定しているが，それを 1 つの
試験のデータからは確認できないこと，という 2 つの懸念がある．また，文献上では，
メタアナリシスや優先審査に基づいた 2 段階の手順に基づく外的妥当性の検証の方法
など，他の方法も提案されている．しかし，これらの方法も実用上の同様の問題がある．

　Qu & Case (2006) は代替エンドポイントを通じて間接的に治療効果を定量化する
方法を提案し，Alonso et al. (2006) は Prentice の基準に基づく代替エンドポイント
検証のための統一的アプローチを提案した．Weir & Walley (2006)はバイオマーカー
検証に関する優れた総説である．

12.2.3　バイオマーカー，治療，真のエンドポイントの間の変換

　バイオマーカーの検証とは，しばしば「バイオマーカーが主要な臨床エンドポイン
トを予測可能であることを証明することである」と考えられている．言い換えれば，
バイオマーカーが主要な臨床エンドポイントの代替エンドポイントとして利用可能で
あるということになる．したがって，バイオマーカーの検証を議論する前に，治療，
バイオマーカー，真のエンドポイント間の三者の関係を検討することは重要である．
三者間の相関は推移的でないことに注意すべきだろう．以下の例では，治療とバイオ
マーカー間の相関 (R_{TB}) とバイオマーカーと真のエンドポイント間の相関 (R_{BE})

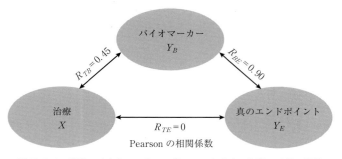

図 12.2.1 治療,バイオマーカー,真のエンドポイント間の三者の関係

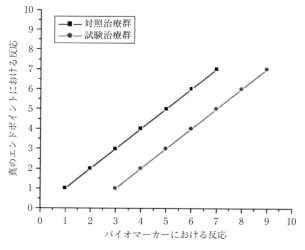

図 12.2.2 相関と予測

はあるものの,治療と真のエンドポイント間の相関 (R_{TE}) はないことがわかる(図12.2.1 および図 12.2.2).

例として,計 14 人の患者を組み入れ,7 人を対照治療群,7 人を試験治療群に割り付けた試験を考える.バイオマーカーと真のエンドポイントの測定結果を図 12.2.2 に示す.両群におけるバイオマーカーと真のエンドポイントの Pearson の相関係数は 1 (すなわち完全な相関関係) である.また,2 つの群を併合したデータでも,バイオマーカーと真のエンドポイントの相関係数は高く,約 0.9 である.真のエンドポイントの平均値は両群で約 4 であり,真のエンドポイントについて,試験治療の対照治療に対する優越性は認められない.一方で,試験治療群のバイオマーカーの平均値は 6,対照治療群では 4 であり,この結果からバイオマーカーについては,試験治療の対照治療に対する優越性が示唆される.

このデータに対して、真のエンドポイント（Y_T）を従属変数とし、バイオマーカー（Y_B）と治療（X）を独立変数（予測因子）とした、回帰モデルの当てはめを考える。このモデルを当てはめたところ、

$$Y_T = Y_B - 2X \tag{12.1}$$

が得られたとする。モデルの p 値と R^2 の値から、データに対するモデルの当てはまりはよいといえる。具体的には、R^2 は 1 に等しく、モデル全体の p 値と各母数の p 値は 0 に等しかった。また、(12.1)式のモデルにおける係数 2 は 2 つの線の間隔に等しい。(12.1)式に基づけば、バイオマーカーも治療も真のエンドポイントに影響を与えると結論付けられる。しかし、実際には治療は真のエンドポイントに全く影響を与えない。

事実、このバイオマーカーは真のエンドポイントの値は予測できるが、真のエンドポイントに対する治療効果を予測できない。すなわちこれは、予後バイオマーカーである。このようなことから、予後バイオマーカーは、効果予測バイオマーカーや代替エンドポイントとして誤って扱われ得る。早期の相の臨床試験におけるこの「誤変換」は、後期の相において大きな資源の浪費をもたらす可能性がある。この問題は、臨床試験における検証された代替エンドポイントの限界としても説明されている。

12.2.4 多重性と偽陽性

多重性の観点から、バイオマーカー・アダプティブ試験の問題を議論する。臨床開発の早期の相では、多数のバイオマーカーについて仮説検定を行うことが多いが、多重性を調整しなければ偽陽性率が増大し、多重性を調整すれば検出力が低下する。また、近年の事例をみる限り、多重性を調整せずにモデル選択することが多く、結果として偽陽性率が劇的に高くなっている可能性がある。他の偽陽性の原因として、出版バイアスも挙げられる。また、異なる会社や研究機関が同じ比較を実施していることも偽陽性の原因となる。例えば、100 社が同じバイオマーカーについて研究を行い、それぞれの会社が第 1 種の過誤確率を 5% に制御するようにしていたとしても、平均的には 5 社が偶然に同じバイオマーカーを有意なバイオマーカーとして同定してしまう。

12.2.5 留意点

実際には、次のような可能性も考えられる。

（ⅰ）真のエンドポイントとバイオマーカーの両方に対してエフェクトサイズが同等であり、より早期にバイオマーカーの測定が可能である

（ⅱ）バイオマーカーに対するエフェクトサイズは大きく、真のエンドポイントに対するエフェクトサイズは小さい

（ⅲ）真のエンドポイントに対する治療効果がなく、バイオマーカーに対して限定的な治療効果がある

194 　　　　　　　　　12. バイオマーカー・アダプティブデザイン

（iv）バイオマーカーが一定の閾値に達した場合にのみ真のエンドポイントに対する治療効果が現れる

　バイオマーカーの検証は困難であり，多くの場合は完全な検証を行えるほどのサンプルサイズを確保できない．そのため，検証をある程度の規模で行い，同時に科学的に柔軟な検証（例えば，パスウェイの解析）を行うことも重要である．

12.3　分類バイオマーカーを用いたデザイン

12.3.1　適切な対象集団の選別過程

　臨床試験では，患者集団が異なれば，試験治療に対する反応も異なることがある．分類バイオマーカーは，対象集団を選別する過程（enrichment process）で，治療に対して最も反応すると考えられる患者集団を特定するために利用できる．表 12.3.1 を例に，分類バイオマーカーの利用を考える．RR_+ と RR_- はそれぞれ治療を行った場合と行わなかった場合の反応割合とする．この例では，1000 万人のバイオマーカー陽性集団では 25% の群間差があり，5000 万人の全患者集団では 9% しか群間差がない状況を考える．5000 万人の全患者集団において 9% の群間差を検出するためには，第 1 種の過誤確率を 5%，検出力を 80% とした場合，サンプルサイズは 800 例である．一方で，バイオマーカー陽性集団においては 25% というより大きな群間差があり，これを検出するためには，第 1 種の過誤確率を 5%，検出力を 80% とした場合，110 例である．このように，スポンサーは全患者集団，またはより高い治療効果が期待できるバイオマーカーで選別した小さい部分集団のどちらを試験の対象とするかジレンマに陥る．

　バイオマーカー陽性集団で 25% の群間差を検出することを目的とすれば，バイオマーカー陽性の 110 例を集めるためには全患者集団から 550 例をスクリーニングする必要がある．また，実際には，計画段階でそれぞれの部分集団に対して見込んだエフェクトサイズはしばしば現実的ではない，バイオマーカーに関する患者のスクリーニングの費用がかかる，バイオマーカー陽性の判定検査には高い精度・感度・特異度が必要とされるが，臨床試験の段階でそのような判定方法は確立していないことも多い，バイオマーカーによる患者のスクリーニングは負担の増大や患者の組み入れに影響するかもしれない，という課題がある．臨床試験の計画の段階では，これらの課題も検

表 12.3.1 反応割合と必要サンプルサイズ

	母集団（万人）	RR_+	RR_-	サンプルサイズ*
バイオマーカー（+）	1000	50%	25%	110
バイオマーカー（-）	4000	30%	25%	
計	5000	34%	25%	800

注：*検出力 80% を達成するために必要なサンプルサイズ．

討すべきである.

12.3.2 分類バイオマーカーに対する古典的デザイン

バイオマーカー陽性集団,バイオマーカー陰性集団,全集団における,対照群に対する試験治療群の治療効果の群間差をそれぞれ,δ_+,δ_-,δ とおく.バイオマーカー陽性の部分集団における帰無仮説は,

$$H_{01}: \delta_+ = 0 \tag{12.2}$$

である.バイオマーカー陰性の部分集団における帰無仮説は,

$$H_{02}: \delta_- = 0 \tag{12.3}$$

である.また,全集団における帰無仮説は,

$$H_0: \delta = 0 \tag{12.4}$$

である.一般性を失わず,N 例中の最初の n 例をバイオマーカー陽性とすると,H_0 の下でのバイオマーカー陽性の部分集団に対する検定統計量は,

$$Z_+ = \frac{\sum_{i=1}^n x_i - \sum_{i=1}^n y_i}{n\sigma}\sqrt{\frac{n}{2}} \sim N(0, 1) \tag{12.5}$$

で与えられる.ここで,x_i および y_i $(i=1, ..., n)$ は,試験治療と対照治療による結果変数である.

同様に,H_0 の下でのバイオマーカー陰性の部分集団に対する検定統計量は,

$$Z_- = \frac{(\sum_{i=n+1}^N x_i - \sum_{i=n+1}^N y_i)}{(N-n)\sigma}\sqrt{\frac{N-n}{2}} \sim N(0, 1) \tag{12.6}$$

で与えられる.また,H_0 の下での全集団における検定統計量は,

$$Z = \frac{\hat{\delta}}{\sigma}\sqrt{\frac{N}{2}} = Z_+\sqrt{\frac{n}{N}} + Z_-\sqrt{\frac{N-n}{N}} \sim N(0, 1) \tag{12.7}$$

となる.ここで,試験に対する検定統計量として,

$$T = \max(Z, Z_+) \tag{12.8}$$

を考える.このとき,Z と Z_+ 間の相関係数は

$$\rho = \sqrt{\frac{n}{N}} \tag{12.9}$$

で与えられる.したがって,最終解析の棄却限界値は

$$P(T \geq z_{2,1-\alpha}|H_0) = \alpha \tag{12.10}$$

で与えられる.ここで,$z_{2,1-\alpha}$ は H_0 の下での二変量正規分布の同時 $100(1-\alpha)$ パーセント点である.

観測された検定統計量 t に対する p 値は

$$p = P(T \geq t|H_0) \tag{12.11}$$

で与えられる.検出力は

$$p = P(T \geq z_{2,1-\alpha}|H_a) \tag{12.12}$$

から求められる.検出力および $z_{2,1-\alpha}$ の評価は,数値積分もしくはシミュレーション

により実施できる.

また，全集団における検定統計量は，
$$Z = w_1 Z_+ + w_2 Z_-$$
とも定義できる．ここで，w_1 および w_2 は $w_1^2 + w_2^2 = 1$ を満たす定数である．このとき，Z と Z_+ 間の相関係数は $\rho = w_1$ となる.

より一般的な場合として，m 個の集団がある場合を考える．H_0 の下での g 番目の集団の検定統計量は，
$$Z_g = \frac{\hat{\delta}_g}{\sigma} \sqrt{\frac{n_g}{2}} \sim N(0, 1) \tag{12.13}$$
で定義される．全集団における検定統計量は，
$$T = \max \{Z_1, ..., Z_m\} \tag{12.14}$$
で定義される．ここで，$\{Z_1, ..., Z_m\}$ は，H_0 の下で漸近的に期待値が $\mathbf{0} = \{0, ..., 0\}$，相関行列が $\mathbf{R} = \{\rho_{ij}\}$ の m 変量正規分布に従う．このとき，Z_i と Z_j の間の相関係数は簡単に導出でき，
$$\rho_{ij} = \sqrt{\frac{n_{ij}}{n_i n_j}} \tag{12.15}$$
で与えられる．ここで，n_{ij} は i 番目と j 番目の集団間で共通のサンプルサイズである.

多数の仮説検定を伴う検出力計算に対する漸近的な結果の導出は，多重対比検定（multiple-contrast tests；Bretz & Hothorn, 2002）に対するものと同様である.
$$P(T \geq z_{m, 1-\alpha} | H_a)$$
$$= 1 - P(Z_1 < z_{m, 1-\alpha} \cap \cdots \cap Z_m < z_{m, 1-\alpha} | H_a)$$
$$= 1 - \Phi_m \left((\mathbf{z}_{m, 1-\alpha} - \mathbf{e}) \operatorname{diag} \left(\frac{1}{v_0}, ..., \frac{1}{v_m} \right) \middle| \mathbf{0} ; \mathbf{R} \right)$$
ここで，$\mathbf{z}_{m, 1-\alpha} = (z_{m, 1-\alpha}, ..., z_{m, 1-\alpha})^T$ は H_0 の下での m 変量正規分布の同時 $100(1-\alpha)$ パーセント点であり，$\mathbf{e} = (E_a(Z_1), ..., E_a(Z_m))^T$ および $\mathbf{v} = (v_0, ..., v_m)^T = (\sqrt{V_a(Z_1)}, \sqrt{V_a(Z_2)}, ..., \sqrt{V_a(Z_m)})^T$ は期待値ベクトルと標準誤差ベクトルである[*1].

検出力は
$$p = P(T \geq z_{m, 1-p}) \tag{12.16}$$
で与えられる．他の分布に従うエンドポイントの場合，逆正規変換法を用いることができる．すなわち，p_g を g 番目の集団の仮説検定の p 値とすると，変換 $Z_g = \Phi(1 - p_g)$ を用いる方法である．この場合についても，漸近的には（12.15)式および（12.16)式は妥当である.

12.3.3 分類バイオマーカーのアダプティブデザイン

第1種の過誤確率を厳密に制御したい場合を考える．ここで，第1ステージ（size

[*1]　訳注：E_a および V_a は対立仮説の下での期待値および分散である.

12.3 分類バイオマーカーを用いたデザイン   *197*

$=n_1/\text{group}$）においてバイオマーカー陽性の部分集団に対する仮説検定

$$H_{01} : \delta_+ \leq 0 \tag{12.17}$$

と，全集団（size $=N_1/\text{group}$）に対する仮説検定

$$H_0 : \delta \leq 0 \tag{12.18}$$

を行い，各集団に対応する第1ステージの p 値をそれぞれ p_{1+} および p_1 とする．

これらの段階ごとの p 値は調整する必要がある．保守的な方法としては Bonferroni の方法があり，相関を考慮した多変量分布に基づく方法も考えられる．Bonferroni 法による調整を行い，p 値の和に基づく方法を用いれば，第1ステージの検定統計量は $T_1 = 2 \min(p_{1+}, p_1)$ となる．第2ステージでは第1ステージで p 値が小さかった集団が選択され，第2ステージの検定統計量は $T_2 = T_1 + p_2$ となる．ここで，p_2 は第2ステージにおける p 値である．この方法は SAS で実行できる（12.7 節参照）．

12.3.4 事例：バイオマーカー・アダプティブデザイン

実薬対照試験において，バイオマーカー陽性集団（biomarker-positive population；BPP）における治療効果の群間差が 0.2，バイオマーカー陰性集団（biomarker-negative population；BNP）における治療効果の群間差が 0.1 であり，標準偏差が等しく $\sigma = 1$ であるとする．本章の最後の付録に示した SAS マクロを用いると，包括的帰無仮説 H_0 ($\mu_{0+} = 0$, $\mu_{0-} = 0$)，帰無仮説 H_{01} ($\mu_{0+} = 0$, $\mu_{0-} = 0.1$) および H_{02} ($\mu_{0+} = 0.2$, $\mu_{0-} = 0$)，対立仮説 H_a ($\mu_{0+} = 0.2$, $\mu_{0-} = 0.1$) の各条件下における，2段階デザインと1段階デザインの特徴は以下のとおりである（表 12.3.2，12.3.3 を参照）．

表 12.3.2 2段階デザインのシミュレーション結果

条件	第1ステージでの無効中止確率	第1ステージでの有効中止確率	検出力	平均合計サンプルサイズ	BPPで有効性がある確率	全集団で有効性がある確率
H_0	0.876	0.009	0.022	1678	0.011	0.011
H_{01}	0.538	0.105	0.295	2098	0.004	0.291
H_{02}	0.171	0.406	0.754	1852	0.674	0.080
H_a	0.064	0.615	0.908	1934	0.311	0.598

表 12.3.3 古典的1段階デザインのシミュレーション結果

条件	第1ステージでの無効中止確率	第1ステージでの有効中止確率	検出力	平均合計サンプルサイズ	BPPで有効性がある確率	全集団で有効性がある確率
H_0	0.878	0.022	0.022	2400	0.011	0.011
H_{01}	0.416	0.274	0.274	2400	0.003	0.271
H_{02}	0.070	0.741	0.741	2400	0.684	0.056
H_a	0.015	0.904	0.904	2400	0.281	0.623

このような試験では，モニタリングが特に重要である．第2ステージにおいて，全集団のサンプルサイズを1群あたり N_2 とし，バイオマーカー陽性集団のサンプルサイズを1群あたり n_{2+}（これらは事後的に変更が可能）とする．理想的には，バイオマーカー陽性集団だけで試験継続とすべきか，全集団で継続すべきかは，中間解析時の効用に基づいて決定すべきだろう．この効用は，バイオマーカー陽性集団もしくは全集団で試験を続けることによる全収益（通常は観察された治療効果の関数）から損失を除いたものとなる．簡単のために，ここでは効用を条件付き検出力とする．すなわち，条件付き検出力の高い集団を第2ステージの対象とする．ここで，$n_{1+}=260$，$n_{1-}=520$，$p_{1+}=0.1$，$p_1=0.12$ とし，中止の境界値を $\alpha_1=0.01$，$\beta_1=0.15$，$\alpha_2=0.1871$ とした試験デザインを考える．この場合，$n_{2+}=260$，$n_{2-}=520$ における，MSP に基づく条件付き検出力は，バイオマーカー陽性の集団で 82.17%，全集団で 87.19% である．条件付き検出力[*2]は，

$$P_c(p_1, \delta) = 1 - \Phi\Big(\Phi^{-1}(1-\alpha_2+p_1) - \frac{\delta}{\sigma}\sqrt{\frac{n_{2+}}{2}}\Big), \quad \alpha_1 < p_1 \le \beta_1$$

となる．バイオマーカー陽性集団では，

$$\Phi^{-1}(1-0.1871+0.1) = \Phi^{-1}(0.9129) = 1.3588, \quad 0.2\sqrt{260/2} = 2.2804,$$
$$P_c = 1 - \Phi(1.3588 - 2.2804) = 1 - \Phi(-0.9216) = 1 - 0.1784 = 0.8216$$

である．全集団では，

$$\Phi^{-1}(1-0.1871+0.12) = \Phi^{-1}(0.9329) = 1.4977, \quad 0.133\sqrt{(260+520)/2} = 2.6331,$$
$$P_c = 1 - \Phi(1.4977 - 2.6331) = 1 - \Phi(-1.1354) = 1 - 0.1281 = 0.8719$$

である[*3]．したがって，この結果からは全集団での継続が望ましい．もちろん，中間解析の段階で異なる n_2 と N_2 を選択すれば，第2ステージで異なる判断になる可能性もある．

また，検出力と効用のバランス，組み入れられる患者数とスクリーニングされる患者数のバランス，スクリーニングの費用，およびバイオマーカー陽性の患者数も考慮すべきである．

12.4　予後バイオマーカーのアダプティブデザイン

12.4.1　最適なデザイン

真のエンドポイントの予測のみが可能であるバイオマーカーは，予後バイオマーカーである．次の例では，試験計画において予後バイオマーカーをどのように用いるのかを議論する．ここでは，バイオマーカーに基づく中間解析によって，治療の無益性による早期中止を考慮し，最終解析では真のエンドポイントに対する第1種の過誤

[*2]　訳注：Bonferroni 法などで多重性は調整されていない．

[*3]　訳注：バイオマーカー陽性と陰性のサンプルサイズの比が 1:2 なので，全集団のエフェクトサイズは $(1\times0.2+2\times0.1)/3 = 0.133$．

12.4 予後バイオマーカーのアダプティブデザイン　　　　199

確率を保つこととする。また，(1) H_{01}：ESR（effect size ratio：エフェクトサイズの比）＝ 0/0，(2) H_{02}：ESR ＝ 0/0.25，(3) H_a：ESR ＝ 0.5/0.5 の 3 つの状況を仮定する。ESR は，真のエンドポイントのエフェクトサイズのバイオマーカーのエフェクトサイズに対する比である。なお，バイオマーカーは早期に測定が可能であるとする。表12.4.1 には，1 段階デザイン，異なる中止境界を与えた 2 つのアダプティブデザインの 3 つのデザインを比較した結果を示す。

シミュレーションの結果（表 12.4.1）に基づくと，2 つのアダプティブデザインは，帰無仮説の下での必要サンプルサイズを減らす可能性がある。しかし，計画段階における事前情報の確信度を考慮していないため，この比較は十分なものではない。

事前情報の確信度については様々な状況が考えられ，また，それに対応した結果（よい結果と悪い結果）についても様々なアダプティブデザインが考えられる。ここで，デザインの評価基準である効用関数を考える。以下では，経済的または時間的などの異なる制約の下で最適なデザインを選択するために，どのように効用理論を用いるか解説する。

ここで，前述の各条件について，表 12.4.2 に示した事前の確信度（確率）を仮定する。

表 12.4.1 バイオマーカーを用いたアダプティブデザイン

デザイン	条件	検出力	一群あたりの期待される N	中止の境界値
1 段階デザイン	H_{01}		100	
	H_{02}		100	
	H_a	0.94	100	
アダプティブ	H_{01}		75	
	H_{02}		95	$\beta_1 = 0.5$
	H_a	0.94	100	
アダプティブ	H_{01}		55	
	H_{02}		75	$\beta_1 = 0.1056$
	H_a	0.85	95	

表 12.4.2 エフェクトサイズに対する事前の情報

条件	ESR	事前の確信度（確率）
H_{01}	0/0	0.2
H_{02}	0/0.25	0.2
H_a	0.5/0.5	0.6

表 12.4.3 異なるデザイン下での期待される効用

デザイン	1 段階デザイン	バイオマーカー・アダプティブ	
		$\beta_1 = 0.5$	$\beta_1 = 0.1056$
期待効用	419	441	411

各条件でシミュレーションを実施し，各デザインの成功確率と期待効用（expected utility）を表 12.4.3 に要約した．

期待効用に基づくと，中止境界として $\beta_1 = 0.5$ を設定したアダプティブデザインが最もよかった．もちろん，これ以外にも多数の異なるデザインが考えられ，それらについても期待効用を計算し，その中から最適なデザインを選択することができる．

12.4.2 生存時間をエンドポイントとした試験における予後バイオマーカー

がん臨床試験では，コストを削減するために，中間解析時に患者登録の継続を判断する場合がある．このとき，検証が不十分であるものの，奏効率などのバイオマーカーを用いることがある．試験治療群で奏効率が低い場合，奏効率と生存時間の相関に基づいて，試験治療は生存に対する利益が見込めないと判断する．しかしながら，早期の段階で奏効率が低いことにより試験が中止されたとしても，生存時間に対する有効性の評価は継続できる．Chow & Chang（2008）は，非ホジキンリンパ腫（Non-Hodgkin's Lymphoma）の試験を通じてこの話題を取り上げた．

12.5 効果予測バイオマーカーのアダプティブデザイン

あるバイオマーカーが効果予測バイオマーカーとして検証されたとすると，仮説検定の考え方から，効果予測バイオマーカーを真のエンドポイントの代わりに用いることができる．言い換えれば，効果予測バイオマーカーにおける治療効果の証明は，真のエンドポイントにおける治療効果の証明と等価である．しかし，効果予測（代替）バイオマーカーにおける効果の大きさと，真のエンドポイントにおける効果の大きさの間の相関を評価する必要があるが，通常，それはわからない．そのため，新薬承認申請の優先審査プログラムの過程で，真のエンドポイントのフォローアップが強く要求される．

バイオマーカーの時間変化は，確率過程として考えることができ，いわゆる閾値回帰（threshold regression）で用いられる．効果予測マーカー過程は，親過程（parent process）と共に変動する外的な確率過程とみなすことができる．効果予測マーカー過程は，親過程が観測できないか，まれにしか観測できない場合に，親過程を追跡する確率過程として用いる．この方法では，効果予測マーカー過程は，臨床エンドポイントである親過程の状態に関する予測的な推測のための基礎になっている．マーカー過程理論の基礎的枠組みとして，親課程 $\{X(t)\}$ を確率過程の要素とし，マーカー過程 $\{Y(t)\}$ をもう一つの要素とした，二変量の確率過程 $\{X(t), Y(t)\}$ を考える．Whitmore, Crowder & Lawless（1998）は二変量の確率過程に基づく推測を検討し，観測されない過程によってイベントの発生時間が規定された Wiener モデルを用いた．Lee, DeGruttola & Schoenfeld（2000）はこの二変量マーカーモデルを AIDS の生存時間の研究における CD4 細胞数に適用した．また，Hommel, Lindig & Faldum

（2005）は相関のあるデータに対するアダプティブ2段階デザインを取り上げた.

12.6 お わ り に

　本章では，分類バイオマーカー，予後バイオマーカー，および効果予測バイオマーカーのアダプティブデザインを紹介した．これらのデザインを用いることで，正しい集団を特定し，試験の性能を改善することができる．また，試験失敗の影響を小さくするための早期判断や有効かつ安全な薬物をより早く市場に届けるためにも用いることできる．しかし，バイオマーカーの完全な検証は統計学的に困難であり，十分な検証方法はいまだ整備されていない．ただし，バイオマーカー・アダプティブデザインは，バイオマーカーが完全に検証されていない場合にも有効に用いることができる．Bayes流アプローチは最適なデザインを発見するために適切な方法であり，コンピュータシミュレーションもまたバイオマーカーの試験デザインを利用するための強力なツールである.

12.7 付 録

12.7.1 2段階デザインと古典的な1段階デザインに対するSASマクロ

　2段階デザインにおける包括的帰無仮説 (H_0) と対立仮説 (H_a) の各条件下のシミュレーションのためのSASマクロの実行プログラムを以下に示した.

```
Title "Simulation under global H0, 2-stage design";
%BMAD(nSims=100000, CntlType="strong", nStages=2, u0p=0, u0n=0, sigma=1.414, np1=260,
np2=260, nn1=520, nn2=520, alpha1=0.01, beta1=0.15, alpha2=0.1871);

Title "Simulations under Ha, 2-stage design";
%BMAD(nSims=100000, CntlType="strong", nStages=2, u0p=0.2, u0n=0.1, sigma=1.414, np1=260,
np2=260, nn1=520, nn2=520, alpha1=0.01, beta1=0.15, alpha2=0.1871);
```

　古典的な1段階デザインにおける帰無仮説 (H_0) と対立仮説 (H_a) の各条件下のシミュレーションのためのSASマクロの実行プログラムを以下に示す.

```
Title "Simulations under global H0, single-stage design";
%BMAD(nSims=100000, CntlType="strong", nStages=1, u0p=0, u0n=0, sigma=1.414, np1=400,
np2=0, nn1=800, nn2=0, alpha1=0.025);

Title "Simulations under Ha, single-stage design";
%BMAD(nSims=100000, CntlType="strong", nStages=1, u0p=0.2, u0n=0.1, sigma=1.414, np1=400,
np2=0, nn1=800, nn2=0, alpha1=0.025);
```

12.7.2　2 群比較のバイオマーカー・アダプティブデザインに対する SAS マクロ

本 SAS マクロは，2 群比較のバイオマーカー・アダプティブデザインのシミュレーションを実行するためものである．各 SAS マクロ変数は以下のとおりである．

alpha1 = 早期有効中止の境界値（片側）

beta1 = 早期無効中止の境界値

alpha2 = 最終解析の有効性の境界値

u0p = バイオマーカー陽性の集団における群間差

u0n = バイオマーカー陰性の集団における群間差

sigma = 各群で等分散性を仮定した，群間差に対する漸近的な標準偏差．二値結果変数では sigma $=\sqrt{r_1(1-r_1)+r_2(1-r_2)}$，正規結果変数では sigma $=\sqrt{2}\,\sigma$

np1, np2 = バイオマーカー陽性の集団における 1 段階目と 2 段階目の 1 群あたりのサンプルサイズ

nn1, nn2 = バイオマーカー陰性の集団における 1 段階目と 2 段階目の 1 群あたりのサンプルサイズ

CntlType = "strong" 第 1 種の過誤確率の厳格なコントロール．CntlType = "weak" 第 1 種の過誤確率の弱いコントロール

AveN = 平均合計サンプルサイズ（全群の合計）

pPower = バイオマーカー陽性の集団において有効性がある確率

oPower = 全集団において有効性がある確率

```
%Macro BMAD(nSims=100000, CntlType="strong", nStages=2, u0p=0. 2, u0n=0. 1, sigma=1, np1=50,
np2=50, nn1=100, nn2=100, alpha1=0. 01, beta1=0. 15, alpha2=0. 1871);
Data BMAD;
Keep FSP ESP Power AveN pPower oPower;
seedx=1736; seedy=6214; u0p=&u0p; u0n=&u0n; np1=&np1; np2=&np2; nn1=&nn1;
nn2=&nn2; sigma=&sigma; FSP=0; ESP=0; Power=0; AveN=0; pPower=0; oPower=0;
Do isim=1 to &nSims;
    up1=Rannor(seedx)*sigma/Sqrt(np1)+u0p;
    un1=Rannor(seedy)*sigma/Sqrt(nn1)+u0n;
    uo1=(up1*np1+un1*nn1)/(np1+nn1);
    Tp1=up1*np1**0. 5/sigma;
    To1=uo1*(np1+nn1)**0. 5/sigma;
    T1=Max(Tp1, To1);
    p1=1-ProbNorm(T1);
    If &CntlType="strong" Then p1=2*p1; *Bonferroni;
    If p1>&beta1 Then FSP=FSP+1/&nSims;
    If p1<=&alpha1 Then Do;
        Power=Power+1/&nSims;
        ESP=ESP+1/&nSims;
        If Tp1>To1 Then pPower=pPower+1/&nSims;
```

```
      If Tp1<=To1 Then oPower=oPower+1/&nSims;
    End;
    AveN=AveN+2*(np1+nn1)/&nSims;
    If &nStages=2 And p1>&alpha1 And p1<=&beta1 Then Do;
       up2=Rannor(seedx)*sigma/Sqrt(np2)+u0p;
       un2=Rannor(seedy)*sigma/Sqrt(nn2)+u0n;
       uo2=(up2*np2+un2*nn2)/(np2+nn2);
       Tp2=up2*np2**0. 5/sigma;
       To2=uo2*(np2+nn2)**0. 5/sigma;
       If Tp1>To1 Then Do;
          T2=Tp2;
          AveN=AveN+2*np2/&nSims;
       End;
       If Tp1<=To1 Then Do;
          T2=To2;
          AveN=AveN+2*(np2+nn2)/&nSims;
       End;
       p2=1-ProbNorm(T2);
       Ts=p1+p2;
       If .<TS<=&alpha2 Then Do;
          Power=Power+1/&nSims;
          If Tp1>To1 Then pPower=pPower+1/&nSims;
          If Tp1<=To1 Then oPower=oPower+1/&nSims;
       End;
    End;
  End;
End;
Run;
Proc Print Data=BMAD(obs=1); Run;
%Mend BMAD;
```

13

標 的 臨 床 試 験

13.1 は じ め に

　臨床試験では，試験治療に最も効果があると考えられる疾患標的を有する患者を特定することに特に関心がある．実務上，そのような対象患者集団を特定するためにエンリッチメントがよく用いられる．エンリッチメントデザイン（enrichment design）を利用する臨床試験は標的臨床試験と呼ばれる．いくつかの論文で示されているように，ヒトゲノムプロジェクト終了後に，ある分子レベルで疾患標的はすでに特定されており，疾患の治療に利用されることが望ましい（例えば Maitournam & Simon, 2005：Casciano & Woodcock, 2006 を参照のこと）．分子標的に特異的である治療法は，その恩恵を受ける可能性が最も高い患者を対象にして開発され，その患者選定にはマイクロアレイ，ポリメラーゼ連鎖反応（PCR），mRNA 転写プロファイリングのような生命工学を利用した診断法が利用可能である（FDA, 2005a, 2005b, 2007）．このように，個別化医療が現実のものになってきている．代表的な例としてハーセプチン（トラスツズマブ）の臨床開発がある．この開発では HER2（human epidermal growth factor receptor）タンパクの過剰発現した転移性乳がん患者が対象とされた．ハーセプチン（トラスツズマブ）のような治療のことを標的治療または標的薬と呼ぶことにする．標的治療の開発は，分子標的を検出する診断装置の正確さと精度の検証から，分子標的を有する患者集団に対する治療法の有効性と安全性の検証までを含む．したがって，標的治療の評価は従来薬の評価よりも一層複雑である．標的薬開発の問題への取り組みについては，米国 FDA の Drug-Diagnostic Co-development Concept Paper（2005 年 4 月）を参照のこと.

　臨床試験では，疾患標的の有無によって，異なるエフェクトサイズによる異なる反応を示すことがある．言い換えれば，疾患標的を有する患者は，より大きなエフェクトサイズを示し，疾患標的をもたない患者は比較的小さなエフェクトサイズを示す．エフェクトサイズが大きければサンプルサイズは小さくて済む．そのため，従来の臨床試験では，疾患標的を有する患者には試験治療が有効であっても，集団全体の複合エフェクトサイズに基づくと無効と結論付けられることがある．疾患標的を有

する患者を特定できれば，個別化医療は可能である．FDA の Drug-Diagnostic Co-development Concept Paper で示されているように，標的治療の評価のための有用なデザインの1つにエンリッチメントデザインがある(Chow & Liu, 2004)．エンリッチメントデザインの標的臨床試験は2つのステージからなる．第1ステージは，各患者があらかじめ決められた分子標的の診断によって検査されるエンリッチメント段階である．その診断によって陽性であった患者は標的治療か対照治療のいずれかにランダム化される．しかし，実際には，陽性適中率（positive predicted value；PPV）が100% の完璧な診断検査はない．そのため，臨床試験に登録された一部の患者は分子標的を有しておらず，治療効果は誤判別により過小推定されるかもしれない（Liu & Chow, 2008）．

Liu, Lin & Chow（2009）はエンリッチメントデザインにおける治療効果の推測法として，Liu & Chow（2008）の EM アルゴリズム（Efron & Tibshirani, 1993）をブートストラップ法（Dempster et al., 1977；McLachlan & Krishnan, 1997）と併用することを提案した．しかし，彼らの方法は診断の正確度と信頼性に依存する．正確度と信頼性の低い診断は，多くの誤判別を生むことになるだろう．このような不正確な診断の問題を回避する治療効果の推定法として，EM アルゴリズムとブートストラップ法を併用した Bayes 流アプローチが有用であると考えられる．

13.2 節では，ハーセプチンの臨床開発の例を取り上げ，エンリッチメント過程に伴う標的臨床試験の潜在的影響を説明する．13.3 節では，FDA が推奨するデザインの下で，標的臨床試験の治療効果の評価のための統計手法を議論する．13.4 節では，FDA が推奨する代替の試験デザインと統計手法を説明する．13.5 節では，簡単な結論を述べる．

13.2 潜在的影響と意義

エンリッチメント過程を利用する標的試験の潜在的影響と意義を説明するために，蛍光 in situ ハイブリダイゼーション（fluorescence in situ hybridization；FISH）による遺伝子増幅，または4ポイントの順序スコアシステム（0, 1＋, 2＋, 3＋）からなる免疫組織化学（immunohistochemica；IHC）法である臨床試験分析（clinical trial assay；CTA）を用いた HER2 タンパク過剰発現を有する転移性乳がん患者を治療するためのハーセプチンの例を考える．表 13.2.1 に HER2 過剰発現別のハーセプチンの併用効果を示す．

表 13.2.1 からわかるように，染色スコア 3＋ の患者に対しては，ハーセプチン併用化学療法は化学療法単独よりも全生存に関して統計学的に有意な有効性を示した．一方で，CTA スコア 2＋ の患者に対しては有効性を認めなかった．しかし，the Decision Summary of HercepTest（HER2 タンパクの過剰発現に対する市販 IHC 分析）で示されているように，試験室間再現性試験では，120 例中 12 例（10%）において，

206   13. 標 的 臨 床 試 験

表 13.2.1　HER2 過剰発現または増幅に応じた治療効果

HER2 分析結果	患者数	死亡率の相対リスク（95%）
CTA 2+ or 3+	469	0.80（0.64, 1.00）
FISH（+）	325	0.70（0.53, 0.91）
FISH（−）	126	1.06（0.70, 1.63）
CTA 2+	120	1.26（0.82, 1.94）
FISH（+）	32	1.31（0.53, 3.27）
FISH（−）	83	1.11（0.68, 1.82）
CTA 3+	349	0.70（0.51, 0.90）
FISH（+）	293	0.67（0.51, 0.89）
FISH（−）	43	0.88（0.39, 1.98）

出典：U.S. FDA Annotated Redlined Draft Package Insert
for Herceptin, Rockville, Maryland, 2006.

2+と3+間に不一致が認められた．スコア3+と結果が出た患者の何人かは，実際にはスコア2+であるかもしれず，その逆もまた同様である．

　HER2タンパクのような情報を利用することで，治療効果が最も高いと考えられる患者に対する最適な治療を特定できる．また，エンリッチメントデザインにおける標的臨床試験は個別化医療を可能にする．Liu, Lin & Chow（2009）によって提案された方法は，同等性，優越性，非劣性の仮説検定に対する連続型変数，二値結果変数，生存時間データのような異なる型の評価項目に対してだけでなく，公衆衛生における心血管疾患，感染性疾患，腫瘍学のような治療領域の様々な重篤な疾患に対しても適用可能である．

13.3　治療効果の評価

　Liu, Lin & Chow（2009）では，疾患の発症経路に関連する分子標的が同定されており，同定された分子標的の検出に対して有効な診断機器が利用可能であるという状況を想定している．診断機器は分子標的を検出するためだけのものであり，患者の臨床転帰を予測するためのものではないと仮定する．さらに，診断機器は臨床性能試験で検証されており，診断精度に対して規制上の用件を満たしているとする．

13.3.1　研究デザイン

　エンリッチメントデザインを用いた標的臨床試験では，分子標的を有する患者集団における分子標的試験治療の効果を評価することが目的の1つである．図13.3.1にFDAのConcept Paper（FDA, 2005b）のデザイン例の略図を示す．

　エンリッチメントデザインの下で，Liu, Lin & Chow（2009）は診断により陽性となった患者が試験治療（T）と対照治療（C）に1:1にランダムに割り付けられる2群並行デザインを考察した（図13.3.2）．

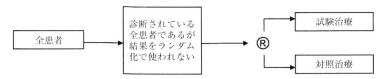

図 13.3.1 エンリッチメントデザインにおける標的臨床試験

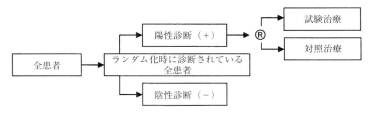

図 13.3.2 陽性結果の患者に対するエンリッチメントデザイン

表 13.3.1 治療と診断による母集団平均

陽性診断	真の標的状態	診断係数	試験群	対照群	差
+	+	γ	μ_{T+}	μ_{C+}	$\mu_{T+} - \mu_{C+}$
	−	$1-\gamma$	μ_{T-}	μ_{C-}	$\mu_{T-} - \mu_{C-}$

注:γ は陽性適中率である.

言い換えれば,陽性診断された患者のみが試験対象となる.簡単のため,主要有効性評価項目は連続型変数であるとし,$Y_{ij}, j=1, ..., n_i; i=T, C$ を第 i 群の j 番目の患者とする.Y_{ij} は試験治療群と対照治療群で分散が等しい正規分布に近似的に従うと仮定する.

表 13.3.1 は分子標的の治療と診断結果による Y_{ij} の期待値を示している.μ_{T+}, μ_{C+}(μ_{T-}, μ_{C-}) は,分子標的を有している(有していない)患者に対する試験群と対照群の平均値である.治療効果の推測は推定か仮説検定のどちらかにより得られる.推定において関心のある母数は,真に分子標的を有する患者に対する治療効果 $\theta = \mu_{T+} - \mu_{C+}$ である.しかし,この効果は誤判別,すなわち,分子標的がない患者が陽性と診断された結果と分子標的がある患者が陰性と診断された結果が混在している可能性がある.

真に分子標的を有する患者集団における治療効果の差の検出に対する仮説は (13.1) 式で与えられる.

$$H_0 : \mu_{T+} - \mu_{C+} = 0, \quad H_a : \mu_{T+} - \mu_{C+} \neq 0 \tag{13.1}$$

13.3.2 統計手法

$\bar{y}_T$ と $\bar{y}_C$ をそれぞれ試験治療群と対照治療群の標本平均とする.分子標的を誤りな

く診断するための最適な診断検査は存在しないため，陽性と診断された患者の何人か
は実際には分子標的を有していないと考えられる．したがって，(13.2)式を得る．

$$E(\bar{y}_T - \bar{y}_C) = \gamma(\mu_{T+} - \mu_{C+}) + (1 - \gamma)(\mu_{T-} - \mu_{C-}) \tag{13.2}$$

ただし，γ は陽性適中率である．Liu & Chow (2008) は標本平均の差の期待値は2つ
の項からなることを示した．最初の項は陽性診断され，実際に分子標的を有する患者
の分子標的薬の治療効果である．第2項は陽性診断されたが，実際には分子標的を有
していない患者の治療効果である．標的治療を開発する理由は，標的治療効果は，分
子標的をもたない患者より真に分子標的をもつ患者の方が大きいという仮定に基づい
ている．加えて，標的治療は分子標的を真に有する患者集団において，非標的対照よ
り有効であることが期待される．したがって，次式を得る．

$$\mu_{T+} - \mu_{C+} > \mu_{T-} - \mu_{C-}$$

　結果として，エンリッチメントデザインの下で得られる標本平均の差は，分子標的
を真に有する患者集団においては，分子標的試験薬の真の治療効果を過小推定する．
(13.2)式からわかるように，標本平均の差のバイアスは，陽性適中率が増加するにつ
れて減少する．一方で，診断検査の陽性適中率は，疾患の有病率が増加するにつれて
増加する（Fleiss, Levin & Paik, 2003）．有病率の非常に高い疾患（例えば10%以上）
に対しては，感度・特異度ともに95%の診断精度をもつ診断でさえ，陽性適中率はたっ
た67.86%でしかない．真に標的を有する患者における分子標的の治療効果の推定と
して，従来の標本平均の差を用いると，大きな下方バイアスが生じる．

　従来の2標本 t 検定の検定統計量は，

$$t = |(\bar{y}_T - \bar{y}_C)/\sqrt{s_p^2(1/n_T + 1/n_C)}| \geq t_{\alpha/2, n_T + n_C - 2}$$

であり，(13.1)式の帰無仮説を有意水準 α で棄却する．ただし，s_p^2 は併合標本分散
であり，$t_{\alpha/2, n_T + n_C - 2}$ は自由度 $n_T + n_C - 2$ の中心 t 分布の上側 $100(\alpha/2)$ パーセント点
である．$\bar{y}_T - \bar{y}_C$ は $\mu_{T+} - \mu_{C+}$ を過小推定するので，計画されたサンプルサイズでは，
実際に分子標的を有する患者における真の治療効果を検出するための十分な検出力を
有していない．上記の t 統計量に基づき，対応する $100(1 - \alpha)\%$ 信頼区間は次のよう
に得られる．

$$(\bar{y}_T - \bar{y}_C) \pm t_{\alpha/2, n_T + n_C - 2} \sqrt{s_p^2 \left(\frac{1}{n_T} + \frac{1}{n_C}\right)}$$

　エンリッチメントデザインの場合，ランダム化されたすべての患者は陽性診断さ
れているが，実際には個々の患者の真の状態は未知である．等分散性の仮定の下で，
Y_{ij} は平均がそれぞれ μ_{i+} と μ_{i-}，分散 σ^2 の2つの正規分布からなる混合分布に独立
に従うとする（McLachlan & Peel, 2000）．つまり，

$$\varphi(y_{ij} | \mu_{i+}, \sigma^2)^\gamma \varphi(y_{ij} | \mu_{i-}, \sigma^2)^{1-\gamma}, \quad i = T, C; j = 1, ..., n_i \tag{13.3}$$

である．ただし，$\varphi(\cdot | \cdot)$ は正規分布の確率密度関数である．

　しかし，γ は通常，データから推定される未知の陽性適中率である．分子標的の真

13.3 治療効果の評価

の状態は欠測しているので，標的臨床試験から得られるデータは不完全である．EM
アルゴリズムは，データが不完全であるか，または欠測値をもつとき，与えられたデー
タセットからその分布に対する母数の最尤推定量を得るための方法の1つである．一
方，分子標的を検出するための診断は，その診断精度に対する臨床性能試験で検証さ
れているため，診断の陽性適中率の推定値は，当該試験から得られるだろう．この陽
性適中率の推定値を初期値に利用することで，真に分子標的を有する患者に対する治
療効果の推定に EM アルゴリズムを適用できる．

治療 i における患者 j の主要有効性評価項目を Y_{ij}，分子標的の真の状態を表す潜
在変数を X_{ij} とし，変数の組を (Y_{ij}, X_{ij})，$i = T, C : j = 1, ..., n_i$ とする．X_{ij} は真に分
子標的を有する患者に対して1を，有していない患者に対して0をとる指示変数で
あり，X_{ij} が分子標的に対して独立で同一な確率 γ の Bernoulli 分布に従う確率変数で
あると仮定する．$\boldsymbol{\Psi} = (\gamma, \mu_{T+}, \mu_{T-}, \mu_{C+}, \mu_{C-}, \sigma^2)^T$ を未知母数ベクトルとし，$\boldsymbol{y}_{\mathrm{obs}} =$
$(y_{T1}, ..., y_{Tn_T}, y_{C1}, ..., y_{Cn_C})^T$ を標的臨床試験から観測された主要有効性評価項目のベ
クトルとする．このとき，完全データの対数尤度関数は，

$$
\begin{aligned}
\log L_c(\boldsymbol{\Psi}) = &\sum_{j=1}^{n_T} x_{Tj}[\log \gamma + \log \varphi(y_{Tj}|\mu_{T+}, \sigma^2)] \\
&+ \sum_{j=1}^{n_T} (1 - x_{Tj})[\log(1 - \gamma) + \log \varphi(y_{Tj}|\mu_{T-}, \sigma^2)] \\
&+ \sum_{j=1}^{n_C} x_{Cj}[\log \gamma + \log \varphi(y_{Cj}|\mu_{C+}, \sigma^2)] \\
&+ \sum_{j=1}^{n_C} (1 - x_{Cj})[\log(1 - \gamma) + \log \varphi(y_{Cj}|\mu_{C-}, \sigma^2)]
\end{aligned}
\tag{13.4}
$$

で与えられる．

さらに，事前の臨床性能試験からその診断の陽性適中率は既知であるとする．し
たがって，真に分子標的を有する患者における治療効果推定のための EM アルゴリ
ズムの第1ステージでは，観測された潜在変数 X_{ij} は独立で同一な陽性適中率 γ の
Bernoulli 分布に従う確率変数となる．分子標的を真に有する患者集団における θ を
推測するために，ブートストラップ法と EM アルゴリズムを併用した方法を以下に
簡潔に示す．

$(k+1)$ 回目の反復における E ステップでは，$\hat{\boldsymbol{\Psi}}^{(k)}$ を用いて，観測データ $\boldsymbol{y}_{\mathrm{obs}}$ が与
えられた下で完全データの対数尤度 $L_c(\boldsymbol{\Psi})$ の条件付き期待値を計算する．

$$
Q(\boldsymbol{\Psi} : \hat{\boldsymbol{\Psi}}^{(k)}) = E_{\boldsymbol{\Psi}^{(k)}}\{\log L_c(\boldsymbol{\Psi})|\boldsymbol{y}_{\mathrm{obs}}\}
$$

$\log L_c(\boldsymbol{\Psi})$ は観測不能な変数 x_{ij} の線形関数であるから，x_{ij} を，y_{ij} が与えられた
下での x_{ij} の条件付き期待値 $\hat{\boldsymbol{\Psi}}^{(k)}$ で置き換えることによって E ステップを計算する．
つまり，x_{ij} は k 回の反復後に分子標的を有する観測値 y_{ij} の事後確率の推定値である

$$\hat{x}_{ij}^{(k)} = E_{\Psi^{(k)}}\{x_{ij}|y_{ij}\}$$
$$= \frac{\hat{\gamma}_i^{(k)}\varphi(y_{ij}|\hat{\mu}_{i+}^{(k)}, (\hat{\sigma}_i^2)^{(k)})}{\hat{\gamma}_i^{(k)}\varphi(y_{ij}|\hat{\mu}_{i+}^{(k)}, (\hat{\sigma}_i^2)^{(k)}) + (1-\hat{\gamma}_i^{(k)})\varphi(y_{ij}|\hat{\mu}_{i-}^{(k)}, (\hat{\sigma}_i^2)^{(k)})}, \quad i = T, C$$

で置き換える．M ステップでは $\log L_c(\Psi)$ を最大化することによって $\hat{\gamma}_i^{(k+1)}$, $\hat{\mu}_{i+}^{(k+1)}$, $\hat{\mu}_{i-}^{(k+1)}$, $(\hat{\sigma}_i^2)^{(k+1)}$, $i = T, C$ を計算する．これは重み x_{ij} をもつ標本割合，重み付き標本平均，標本分散を計算することと同じである．$\log L_c(\Psi)$ は x_{ij} に関して線形であるから，x_{ij} をその条件付き期待値 $\hat{x}_{ij}^{(k)}$ で置き換えることができる．$(k+1)$ 回目の反復では，$Q(\Psi;\hat{\Psi}^{(k)})$ を最大化するような Ψ の値 $\hat{\Psi}^{(k+1)}$ を選ぶ．$(k+1)$ 回目の M ステップにおける分子標的試験薬群と対照群の陽性適中率に対する推定量は

$$\hat{\gamma}_i^{(k+1)} = \frac{\sum_{j=1}^{n_i}\hat{x}_{ij}^{(k)}}{n_i}, \quad i = T, C$$

で与えられる．

$n_T = n_C$ の仮定の下では，全体の陽性適中率は

$$\hat{\gamma}^{(k+1)} = (\hat{\gamma}_T^{(k+1)} + \hat{\gamma}_C^{(k+1)})/2$$

と推定される．

分子標的試験薬群と対照群の平均はそれぞれ

$$\hat{\mu}_{T+}^{(k+1)} = \sum_{j=1}^{n_T}\hat{x}_{Tj}^{(k)}y_{Tj}\bigg/\sum_{j=1}^{n_T}\hat{x}_{Tj}^{(k)}, \quad \hat{\mu}_{T-}^{(k+1)} = \sum_{j=1}^{n_T}(1-\hat{x}_{Tj}^{(k)})y_{Tj}\bigg/\sum_{j=1}^{n_T}(1-\hat{x}_{Tj}^{(k)})$$

$$\hat{\mu}_{C+}^{(k+1)} = \sum_{j=1}^{n_C}\hat{x}_{Cj}^{(k)}y_{Cj}\bigg/\sum_{j=1}^{n_C}\hat{x}_{Cj}^{(k)}, \quad \hat{\mu}_{C-}^{(k+1)} = \sum_{j=1}^{n_C}(1-\hat{x}_{Cj}^{(k)})y_{Cj}\bigg/\sum_{j=1}^{n_C}(1-\hat{x}_{Cj}^{(k)})$$

と推定され，分散の不偏推定量はそれぞれ

$$(\hat{\sigma}_T^2)^{(k+1)} = \left(\sum_{j=1}^{n_T}\hat{x}_{Tj}^{(k)}(y_{Tj}-\hat{\mu}_{T+}^{(k)})^2 + \sum_{j=1}^{n_T}(1-\hat{x}_{Tj}^{(k)})(y_{Tj}-\hat{\mu}_{T-}^{(k)})^2\right)\bigg/(n_T-2)$$

$$(\hat{\sigma}_C^2)^{(k+1)} = \left(\sum_{j=1}^{n_C}\hat{x}_{Cj}^{(k)}(y_{Cj}-\hat{\mu}_{C+}^{(k)})^2 + \sum_{j=1}^{n_C}(1-\hat{x}_{Cj}^{(k)})(y_{Cj}-\hat{\mu}_{C-}^{(k)})^2\right)\bigg/(n_C-2)$$

である．

併合した分散の不偏推定量は

$$(\hat{\sigma}^2)^{(k+1)} = \frac{[(n_T-2)\times(\hat{\sigma}_T^2)^{(k+1)} + (n_C-2)\times(\hat{\sigma}_C^2)^{(k+1)}]}{(n_T+n_C-4)}$$

となる．よって，EM アルゴリズムから得られる分子標的 θ を有する患者における治療効果の推定量は $\hat{\theta} = \hat{\mu}_{T+} - \hat{\mu}_{C+}$ で与えられる．

Liu, Lin & Chow (2009) は $\hat{\theta}$ の標準誤差を推定するために，パラメトリックブートストラップ法の利用を提案した．

手順 1：十分なブートストラップ標本（例えば，$B = 1000$）を用意する．$1 \le b \le B$ に対し，(13.3) 式の確率モデルによりブートストラップ標本 $\boldsymbol{y}_{\mathrm{obs}}^b$ を生成する．生成したブートストラップ標本 $\boldsymbol{y}_{\mathrm{obs}}^b$ に対する (13.3) 式の母数を，標的臨床試験の主要有効性評価項目の元の観測値に基づく EM アルゴリズムにより得られた推定量で置き換える．

手順2：推定値 $\hat{\theta}_b^*$, $b=1, ..., B$ を得るため，EM アルゴリズムをブートストラップ標本 $\boldsymbol{y}_{\mathrm{obs}}^b$ に適用する．

手順3：パラメトリックブートストラップ法による $\hat{\theta}$ の分散の推定量は

$$S_B^2 = \sum_{b=1}^{B} (\hat{\theta}_b^* - \bar{\hat{\theta}}^*)^2 / (B-1), \quad \bar{\hat{\theta}}^* = \sum_{b=1}^{B} \hat{\theta}_b^* / B$$

で与えられる．

$\hat{\theta}$ を EM アルゴリズムから得られる分子標的を真に有する患者における治療効果の推定量とする．Nityasuddhi & Böhning（2003）は EM アルゴリズムから得られる推定量が漸近的に不偏であることを示した．S_B^2 をブートストラップ法により得られる $\hat{\theta}$ の分散の推定量とする．統計量について，

$$t = |\hat{\theta} / \sqrt{S_B^2}| \geq z_{\alpha/2} \tag{13.5}$$

ならば，帰無仮説は棄却され，真に分子標的を有する患者集団において分子標的試験薬と対照薬の有効性の差は有意水準 α で有意であると判定される．ただし，$z_{\alpha/2}$ は標準正規分布の上側 $100(\alpha/2)$ パーセント点である．したがって，対応する $\theta = \mu_{T+} - \mu_{C+}$ に対する $100(1-\alpha)\%$ 近似信頼区間 $\hat{\theta} \pm z_{1-\alpha/2} \sqrt{S_B^2}$ が得られる（例えば Basford et al., 1997）．$\mu_{T+} - \mu_{C+} > \mu_{T-} - \mu_{C-}$ という仮定は標的治療を開発する理由の1つであるが，この仮定は EM アルゴリズムにおける θ の推定には使われないことに注意されたい．したがって，提案手法による θ の推測には，標的治療が有利となる偏りは生じない．

13.3.3　シミュレーション実験

Liu, Lin & Chow（2009）は EM アルゴリズムの性能を評価するためにシミュレーション実験を行った．ここでは，μ_{T-}, μ_{C+}, μ_{C-} をそれぞれ 100 に設定した．陽性適中率，サンプルサイズ，平均値の差，ばらつきの影響を調べるために，Liu, Lin & Chow（2009）は，(i) 陽性適中率を，低，中，高までの範囲を反映させるように 0.5, 0.7, 0.8, 0.9, (ii) 標準偏差 σ を 20, 40, 60 と設定した．有限標本下での性質を調べるために，1群あたりのサンプルサイズを 50, 100, 200 とした．平均の差は 10% ごとに 10% から 60% までと 75%, 100% とする[*1]．さらに，提案法の検定サイズを $\mu_{T+} = 100$ として調べた．288 の組み合わせそれぞれに対し，5000 のランダム標本を発生させ，ブートストラップ標本を 1000 に設定した．

既存法による θ に対する推定量の相対バイアスの絶対値は 10% から 50% 以上の範囲にわたり，陽性適中率が減少するにつれ増加した．一方で，EM アルゴリズムにより得られた θ に対する推定量の相対バイアスの絶対値は平均の差が2であるとき，わずかな組み合わせに対して 10% に達したが，多くは 5% よりも小さかった．ばらつきは両手法のバイアスにほとんど影響しなかった．EM アルゴリズムでは，サンプル

[*1]　訳注：ここでは，平均値の差を標準偏差で割り，百分率で表記している．

サイズが増加するにつれて相対バイアスが減少する傾向にあった．陽性適中率が低いとき，分子標的の真の状態を考慮した既存手法のバイアスは50%に達した．それゆえに，陽性適中率が50%，平均の差が20，標準偏差が20，nが200のとき，対応する95%信頼区間の被覆確率はわずか0.28%まで低下した．既存法による95%信頼区間の被覆確率は陽性適中率の増加関数であった．既存法では，288条件の95%信頼区間の被覆確率のうちわずか36条件（12.5%）のみが0.9449を上回り，そのうち24条件が陽性適中率0.9のときであった．他方で，EMアルゴリズムでは，288条件の95%信頼区間の被覆確率のうち14.6%が0.9449を下回っており，277条件において0.94を上回っていた．EMアルゴリズムの被覆確率が0.91を下回ることはなかった．したがって，EMアルゴリズムによる分子標的を有する患者集団における治療効果の推定に対する提案法は不偏であるだけでなく，十分な被覆確率を与えている．

13.4 他の試験デザインとモデル

前述のとおり，Liu, Lin & Chow（2009）は図13.3.2で示されているエンリッチメントデザインにおいて，陽性診断された患者における治療効果の評価に対する統計手法を提案した．この手法は，患者集団において分子標的を真に有する患者の割合と未知の陽性適中率に関する情報が不十分な場合は性能が高くない．よって，集めたデータから得られる結論には偏りがあり，誤解を招く恐れがある．

13.4.1 FDAの推奨する研究デザイン

図13.3.1, 13.3.2で説明したデザインに加えて，2005年のFDAのConcept Paperは異なる研究目的に対して次の研究デザイン（図13.4.1）を推奨している．

このデザインは部分集団，すなわち陽性または陰性の部分集団における治療効果の評価を可能にしている．分子標的の治療と診断結果によるY_{ij}の平均は表13.4.1のとおりである．

ここでは，次の治療効果を推定することに関心がもたれる．
$$\theta_1 = \gamma_1(\mu_{T++} - \mu_{C++}) + (1-\gamma_1)(\mu_{T+-} - \mu_{C+-})$$

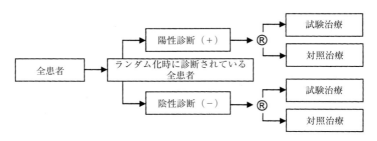

図13.4.1 分子標的の有無の患者に対するエンリッチメントデザイン

表 13.4.1　治療と診断による母集団平均

陽性診断	真の標的状態	診断係数	試験群	対照群	差
+	+	γ_1	μ_{T++}	μ_{C++}	$\mu_{T++}-\mu_{C++}$
	−	$1-\gamma_1$	μ_{T+-}	μ_{C+-}	$\mu_{T+-}-\mu_{C+-}$
−	+	γ_2	μ_{T-+}	μ_{C-+}	$\mu_{T-+}-\mu_{C-+}$
	−	$1-\gamma_2$	μ_{T--}	μ_{C--}	$\mu_{T--}-\mu_{C--}$

注：1. γ_i は陽性適中率である．ただし，$i=1$ は陽性診断，$i=2$ は陰性診断を表す．
　　2. μ_{ijk} は第 i 群の診断結果が j であり，真の状態 k を有する患者の平均である．

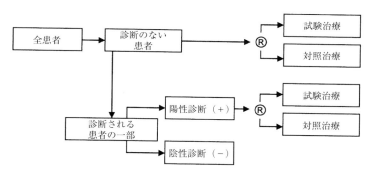

図 13.4.2　標的臨床試験に対する代替エンリッチメントデザイン

$$\theta_2 = \gamma_2(\mu_{T-+}-\mu_{C-+}) + (1-\gamma_2)(\mu_{T--}-\mu_{C--})$$
$$\theta_3 = \delta\gamma_1(\mu_{T++}-\mu_{C++}) + (1-\delta)\gamma_2(\mu_{T-+}-\mu_{C-+})$$
$$\theta_4 = \delta(1-\gamma_1)(\mu_{T+-}-\mu_{C+-}) + (1-\delta)(1-\gamma_2)(\mu_{T--}-\mu_{C--})$$
$$\theta_5 = \delta[\gamma_1(\mu_{T+-}-\mu_{C+-}) + (1-\gamma_1)(\mu_{T+-}-\mu_{C+-})]$$
$$\qquad + (1-\delta)[\gamma_2(\mu_{T-+}-\mu_{C-+}) + (1-\gamma_2)(\mu_{T--}-\mu_{C--})]$$

ここで，δ は陽性分子標的を有する患者の割合である．前節で述べた考え方に基づいて，$\theta_1-\theta_2$ の推定値が得られる．言い換えれば，θ_1 と θ_2 の推定値は，陽性診断の有無にかかわらず分子標的を真に有する部分集団から集めたデータから得られる．同様に，複合治療効果 θ_5 も評価できる．しかし，これらの推定値は γ_i, $i=1, 2$ と δ の両方に依存する．γ_i, $i=1, 2$ と δ に関していくらかの情報を得るために，FDA は次の代替となるエンリッチメントデザイン（図 13.4.2）を推奨している．このデザインは，診断のない患者の群とスクリーニングの段階において診断される患者の一部を含む．

13.4.2　統計手法

先に述べたように，Liu, Lin & Chow（2009）により提案された手法は，診断精度の情報が不足していると性能が不十分となる．別の方法として，診断の精度と信頼性の不確実性を標的薬の治療効果の推測に組み入れることができる Bayes 流アプロー

チを紹介する．各患者に対して，変数の組 (y_{ij}, x_{ij})，$i=T, C:j=1, ..., n_i$ があるとする．ただし，y_{ij} は治療 i における患者 j の観測された主要有効性評価項目であり，x_{ij} は治療 i における患者 j の分子標的の真の状態を表す潜在変数であるとする．x_{ij} は分子標的を有する患者であれば 1 をとり，有していなければ 0 をとる指示変数である．x_{ij} は独立で同一な分子標的の確率 γ の Bernoulli 分布に従う確率変数であると仮定する．$y_{ij} \sim N(\mu_{i+}, \sigma^2)$ ならば $x_{ij}=1$，$y_{ij} \sim N(\mu_{i-}, \sigma^2)$ ならば $x_{ij}=0$ である．尤度関数は

$$L(\mathbf{\Psi}|\boldsymbol{y}_{\mathrm{obs}}, \boldsymbol{x}) = \prod_{j=1}^{n_T} [\gamma \varphi(y_{Tj}|\mu_{T+}, \sigma^2)]^{x_{Tj}} \times \prod_{j=1}^{n_T} [(1-\gamma)\varphi(y_{Tj}|\mu_{T-}, \sigma^2)]^{1-x_{Tj}}$$
$$\times \prod_{j=1}^{n_C} [\gamma \varphi(y_{Cj}|\mu_{C+}, \sigma^2)]^{x_{Cj}} \times \prod_{j=1}^{n_C} [(1-\gamma)\varphi(y_{Cj}|\mu_{C-}, \sigma^2)]^{1-x_{Cj}}$$

で与えられる．ただし，$\boldsymbol{x} = (x_{T1}, ..., x_{Tn_T}, x_{C1}, ..., x_{Cn_C})^T$ である．$\varphi(\cdot|\cdot)$ は正規分布の確率密度関数である．ここでは，γ に対する事前分布にベータ分布を，μ_{i+} と μ_{i-} に対する事前分布に正規分布を用いる．さらに，σ^{-2} については，事前分布にガンマ分布を用いる．これらの事前分布の仮定の下，$\gamma, \mu_{i+}, \mu_{i-}, \sigma^{-2}$ の条件付き事後分布を導出する．つまり，

$$\gamma \sim Beta(\alpha_\gamma, \beta_\gamma)$$
$$\mu_{i+} \sim N(\lambda_{i+}, \sigma_0^2)$$
$$\mu_{i-} \sim N(\lambda_{i-}, \sigma_0^2)$$
$$\sigma^{-2} \sim Gamma(\alpha_g, \beta_g)$$

を仮定する．ただし，$\mu_{i+}, \mu_{i-}, \gamma$ は互いに独立であると仮定し，$\alpha_\gamma, \beta_\gamma, \alpha_g, \beta_g, \lambda_{i+}, \lambda_{i-}, \sigma_0^2$ は既知であると仮定する．したがって，EM アルゴリズムでは，x_{ij} の条件付き事後分布は

$$x_{ij}|\gamma, \mu_{i+}, \mu_{i-}, y_{ij} \sim Bernoulli\left(\frac{\gamma \varphi(y_{ij}|\mu_{i+}, \sigma_0^2)}{\gamma \varphi(y_{ij}|\mu_{i+}, \sigma_0^2) + (1-\gamma)\varphi(y_{ij}|\mu_{i-}, \sigma_0^2)}\right)$$

で与えられる．ただし，

$$E_{\mathbf{\Psi}}[x_{ij}|\gamma, \mu_{i+}, \mu_{i-}, y_{ij}] = \frac{\gamma \varphi(y_{ij}|\mu_{i+}, \sigma^2)}{\gamma \varphi(y_{ij}|\mu_{i+}, \sigma^2) + (1-\gamma)\varphi(y_{ij}|\mu_{i-}, \sigma^2)}, \quad i=T, C:j=1, ..., n_i$$

$\gamma, \mu_{i+}, \mu_{i-}, \sigma^2$ の同時分布は

$$f(\gamma, \mu_{T+}, \mu_{T-}, \mu_{C+}, \mu_{C-}, \sigma^2|\boldsymbol{y}_{\mathrm{obs}}, \boldsymbol{x})$$
$$= \prod_{j=1}^{n_T} [\varphi(y_{Tj}|\mu_{T+}, \sigma^2)]^{x_{Tj}} \times \prod_{j=1}^{n_T} [\varphi(y_{Tj}|\mu_{T-}, \sigma^2)]^{1-x_{Tj}}$$
$$\times \prod_{j=1}^{n_C} [\varphi(y_{Cj}|\mu_{C+}, \sigma^2)]^{x_{Cj}} \times \prod_{j=1}^{n_C} [\varphi(y_{Cj}|\mu_{C-}, \sigma^2)]^{1-x_{Cj}}$$
$$\times \varphi(\mu_{T+}|\lambda_{T+}, \sigma_0^2) \times \varphi(\mu_{T-}|\lambda_{T-}, \sigma_0^2)$$
$$\times \varphi(\mu_{C+}|\lambda_{C+}, \sigma_0^2) \times \varphi(\mu_{C-}|\lambda_{C-}, \sigma_0^2)$$
$$\times \frac{\Gamma(\alpha_\gamma + \beta_\gamma)}{\Gamma(\alpha_\gamma)\Gamma(\beta_\gamma)}(\gamma)^{\sum_{j=1}^{n_T} x_{Tj} + \sum_{j=1}^{n_C} x_{Cj} + \alpha_\gamma - 1}(1-\gamma)^{\sum_{j=1}^{n_T}(1-x_{Tj}) + \sum_{j=1}^{n_C}(1-x_{Cj}) + \beta_\gamma - 1}$$

で与えられる．それゆえに，$\gamma, \mu_{i+}, \mu_{i-}, \sigma^{-2}$ の条件付き事後分布はそれぞれ次のよう

に得られる.

$$\gamma | \mu_{T+}, \mu_{T-}, \mu_{C+}, \mu_{C-}, \sigma^{-2}, \boldsymbol{y}_{\mathrm{obs}}, \boldsymbol{x}$$

$$\sim Beta\Big(\sum_{j=1}^{n_T} x_{Tj} + \sum_{j=1}^{n_C} x_{Cj} + \alpha_{\gamma}, \sum_{j=1}^{n_T} (1-x_{Tj}) + \sum_{j=1}^{n_C} (1-x_{Cj}) + \beta_{\gamma} \Big)$$

$$\mu_{i+} | \gamma, \mu_{i-}, \sigma^{-2}, \boldsymbol{y}_{\mathrm{obs}}, \boldsymbol{x}_i \sim N\left(\frac{\sigma^{-2}\sum\limits_{j=1}^{n_i} x_{ij} y_{ij} + \sigma_0^{-2} \lambda_{i+}}{\sigma^{-2}\sum\limits_{j=1}^{n_i} x_{ij} + \sigma_0^{-2}}, \frac{1}{\sigma^{-2}\sum\limits_{j=1}^{n_i} x_{ij} + \sigma_0^{-2}} \right)$$

$$\mu_{i-} | \gamma, \mu_{i+}, \sigma^{-2}, \boldsymbol{y}_{\mathrm{obs}}, \boldsymbol{x}_i \sim N\left(\frac{\sigma^{-2}\sum\limits_{j=1}^{n_i} (1-x_{ij}) y_{ij} + \sigma_0^{-2} \lambda_{i-}}{\sigma^{-2}\sum\limits_{j=1}^{n_i} (1-x_{ij}) + \sigma_0^{-2}}, \frac{1}{\sigma^{-2}\sum\limits_{j=1}^{n_i} (1-x_{ij}) + \sigma_0^{-2}} \right)$$

$$\sigma^{-2} | \gamma, \mu_{T+}, \mu_{T-}, \mu_{C+}, \mu_{C-}, \boldsymbol{y}_{\mathrm{obs}}, \boldsymbol{x}$$

$$\sim Gamma\Big(\frac{n_T + n_C}{2} + \alpha_g, \frac{1}{2} \sum_{i=T, C} \Big[\sum_{j=1}^{n_i} x_{ij}(y_{ij}-\mu_{i+})^2 + \sum_{j=1}^{n_i} (1-x_{ij})(y_{ij}-\mu_{i-})^2 \Big] + \beta_g \Big)$$

ただし, $\boldsymbol{x}_i = (x_{i1}, ..., x_{in_i})^T$, $i=T, C$ である.

それゆえに,$\theta = \mu_{T+} - \mu_{C+}$ の条件付き事後分布は次のように得られる.

$$\theta | \gamma, \mu_{i+}, \mu_{i-}, \sigma^2, \boldsymbol{y}_{\mathrm{obs}}, \boldsymbol{x} \sim N\left(\frac{\sigma^{-2}\sum\limits_{j=1}^{n_T} x_{Tj} y_{Tj} + \sigma_0^{-2} \lambda_{T+}}{\sigma^{-2}\sum\limits_{j=1}^{n_T} x_{Tj} + \sigma_0^{-2}} \right.$$

$$\left. + \frac{\sigma^{-2}\sum\limits_{j=1}^{n_C} x_{Cj} y_{Cj} + \sigma_0^{-2} \lambda_{C+}}{\sigma^{-2}\sum\limits_{j=1}^{n_C} x_{Cj} + \sigma_0^{-2}}, \frac{1}{\sigma^{-2}\sum\limits_{j=1}^{n_T} x_{Tj} + \sigma_0^{-2}} + \frac{1}{\sigma^{-2}\sum\limits_{j=1}^{n_C} x_{Cj} + \sigma_0^{-2}} \right)$$

$\theta = \mu_{T+} - \mu_{C+}$ に対する統計的推測と同様の考え方により,治療効果(13.4.1 項の $\theta_1 \sim \theta_5$)に対する統計的推測を行うことができる.$\gamma, \mu_{i+}, \mu_{i-}, \sigma^{-2}$ の種々の事前分布は,様々な治療領域にわたる疾患標的に依存するだろう.事前分布が異なれば,治療効果の評価の統計的推測の結果も異なる.

13.5 お わ り に

これまで述べたように,実際には分子標的を識別するための完璧な(陽性適中率が 100% である)診断検査は存在しない.それゆえに,エンリッチメント過程を利用する標的臨床試験においては,妥当性が検証された診断機器の開発が不可欠である.また,FDA の推奨するエンリッチメントデザインの下での,連続型変数,二値結果変数,生存時間データに対する不等性,優越性,非劣性,同等性の仮説を検定するために妥当な統計手法が必要となる.エンリッチメント過程の枠組みにおいて,EM アルゴリズムまたはブートストラップ法を併用する Bayes 流アプローチは有用となるだろう.

FDA の推奨するデザインにおいて，臨床医と生物統計家が特に関心をもっている課題は，これらに限られるわけではないが，(i) 得られた統計的推測における診断の感度と特異度（もしくは誤判別），(ii) FDA により推奨される標的臨床試験に対する様々な研究デザインの下での $\theta_1 \sim \theta_5$ の治療効果に対する妥当な統計的推測法の開発，(iii) デザイン間での治療効果に対する相対効率の比較，(iv) 得られた妥当な統計手法に基づくサンプルサイズ計算の公式や方法の導出が挙げられる．

14

サンプルサイズと検出力の推定

　臨床試験では，事前に設定した有意水準の下で，目標検出力を得るのに必要なサンプルサイズを計算することから，検出力を評価することが多い．アダプティブデザインの多くは，その治療効果を評価するための適切な統計手法がいまだ十分に確立されていないことから，十分に理解・適用されていないデザインといえる．このような場合，サンプルサイズおよび検出力評価に用いる計算式を明示的に導出できない．しかしながら，臨床試験シミュレーションにより，目標検出力を達成するための必要サンプルサイズを計算することができる．本章では，p 値の和に基づく方法（method of sum of p-values；MSP），p 値の積に基づく方法（method of product of p-values；MPP），逆正規 p 値に基づく方法（method of inverse-normal p-values；MINP）を用いる K 段階群逐次デザイン（これは十分に理解・適用されてきたデザインと考えられる）を対象に，サンプルサイズおよび検出力計算のためのアルゴリズムについて解説する．他の十分に理解・適用されていないデザインに関しても，モデルおよび母数を与えた下で，臨床試験シミュレーションにより必要サンプルサイズを計算することができる．

　14.1 節では，サンプルサイズ計算のための臨床試験シミュレーションの一般的枠組みを解説する．また，臨床試験において一般に検討される早期無効中止または早期有効中止の基準についても述べる．p 値の和に基づく方法，p 値の積に基づく方法，および逆正規 p 値に基づく方法を用いる K 段階群逐次デザインにおけるサンプルサイズおよび検出力計算のためのアルゴリズムはそれぞれ 14.2 節，14.3 節および 14.4 節で説明する．14.5 節では，K 段階群逐次デザインにおけるサンプルサイズ再設定について述べる．また，14.6 節に簡単なまとめを与える．

14.1　シミュレーションの設定

14.1.1　シミュレーションの枠組み

　サンプルサイズおよび検出力計算のための臨床試験シミュレーションの枠組みは，試験デザイン，試験の目的（仮説），モデルや母数の仮定および統計的検定で構成される．（i）並行群間デザインかクロスオーバーデザインか，（ii）サンプルサイズのバランスがとれたデザインか否か，（iii）治療群の数，（iv）実施するアダプテーション

などのデザイン上の特徴を明確に規定する必要がある．これらの設定の下で，不等性，優越性，非劣性，同等性の検定に対する仮説を定式化する．また，臨床評価項目を推定（もしくは予測）するための仮想データの生成に必要な母数を指定し，適切なモデルを実装する必要がある．その後，帰無仮説および対立仮説の下で得られる第1種の過誤確率や検出力を考慮し，試験治療の性能を評価する．

より具体的には，臨床試験シミュレーションは，試験設定に対する様々な仮定をおいた試験デザインの下で，統計モデルを選択することから始める．次に，仮想患者を用意し，帰無仮説 H_0 の下で規定したモデルに基づき，個々の仮想患者の臨床評価項目データを発生させ，非常に多くの回数（m 回）の試験をシミュレーションする．各シミュレーションにおける検定統計量を計算し，m 個の検定統計量から数値的に検定統計量の分布を得る．同様に，対立仮説 H_a の下でも試験を m 回シミュレーションし，対立仮説の下での検定統計量の分布を得る．これら2つの分布から，有意水準 α に対する棄却域，p 値および検出力を求める．理解を深めるため，一般的なシミュレーションの枠組みの流れを図 14.1.1 に示す．

コンピュータシミュレーションでは，帰無仮説の下でデータを生成することから始

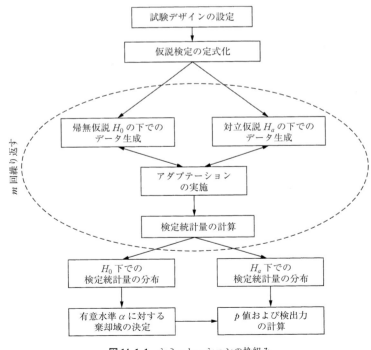

図 14.1.1 シミュレーションの枠組み

める．連続変数に対する正規分布，離散変数に対する二項分布，時間イベント型デー
タに対する指数分布のように，データは基礎的な確率分布から生成する乱数であるこ
とが多い．シミュレーションデータの生成は1回のシミュレーションにつき1回のみ
である．通常，逐次試験デザインや N 回調整可能デザイン（N-adjustable design）（例
えば，サンプルサイズ再設定）といったアダプティブテーションはアルゴリズムの後
半に組み込む．反応アダプティブランダム化などでは，ランダム化は段階的に行われ
ることがある．また，中止境界，条件付き確率といった他の指標も得ることができる．

14.1.2 中 止 基 準

試験治療の有効性を評価するための K 段階デザインによる臨床試験を考える．各
ステージで仮説検定を行い，そのステージでの解析結果に基づき，いくつかの行動を
とると仮定する．行動の例としては，早期無効・有効中止，サンプルサイズ再設定，
ランダム化の変更，または他のアダプテーションがある．試験の目的（つまり，試験
治療の有効性に関する仮説検定）を定式化すると，

$$H_0, \quad H_a \tag{14.1}$$

となる．ここで，H_0 は治療効果がないとする帰無仮説，H_a は治療効果があるとする
対立仮説である．したがって，H_0 を棄却し，H_a を受容したい．一般に，第 k ステー
ジでの検定統計量 T_k は，$\eta\,(p_1, p_2, ..., p_k)$ の関数となる．ここで，p_i は第 i ステージ
のデータから得られる片側 p 値，$\eta\,(p_1, p_2, ..., p_k)$ は任意の p_i $(i=1, 2, ..., k)$ の単調
増加関数である．したがって，一般に中止基準は

$$\begin{cases} T_k \leq \alpha_k \text{ の場合，有効中止} \\ T_k > \beta_k \text{ の場合，無効中止} \\ \alpha_k < T_k \leq \beta_k \text{ の場合，アダプテーションを伴う継続} \end{cases} \tag{14.2}$$

となる．ここで，$\alpha_k < \beta_k$ $(k=1, ..., K-1)$，$\alpha_K = \beta_K$ である．便宜上，α_k と β_k をそ
れぞれ有効および無効境界と呼ぶ．

14.2　p 値の和に基づく方法

MSP（method of sum of p-values）では，検定統計量は各ステージの p 値の和と
して定義する．

$$T_k = \sum_{i=1}^{k} p_i, \quad k=1, ..., K \tag{14.3}$$

$\alpha_k > \alpha_{k-1}$ とし，$p_i > \alpha_k$ である場合，第 $(i+1)$ ステージから第 k ステージで H_0 が棄
却されることはない．

全体の第1種の過誤確率を制御するためには，

$$\sum_{i=1}^{K} \pi_i = \alpha \tag{14.4}$$

となる必要がある．ここで，第 i ステージ（例えば，$i = 1, 2, 3$）でのエラー消費 π_i は

$$\pi_1 = \alpha_1 \tag{14.5}$$

$$\pi_2 = \frac{1}{2}(\alpha_2 - \alpha_1)^2 \tag{14.6}$$

$$\pi_3 = \alpha_1 \alpha_2 \alpha_3 + \frac{1}{3}\alpha_2^3 + \frac{1}{6}\alpha_3^3 - \frac{1}{2}\alpha_1 \alpha_2^2 - \frac{1}{2}\alpha_1 \alpha_3^2 - \frac{1}{2}\alpha_2^2 \alpha_3 \tag{14.7}$$

を満たす（Chang, 2007）．

エラー消費関数 $\pi_i = f(i)$ を事前に定める．中止境界は数値積分から得る．具体的には，(i) π_i（$i = 1, 2, \ldots, K$）の決定，(ii) $\pi_1 = \alpha_1$ から α_1 を求め，$\pi_2 = (1/2)(\alpha_2 - \alpha_1)^2$ から α_2 を得て，最終的に，$\pi_K = \pi_K(\alpha_1, \ldots, \alpha_K)$ から α_K を求める．

モンテカルロシミュレーションを用いて，MSP に基づく群逐次デザインの検出力を計算できる．アルゴリズム 14.2.1 にシミュレーションの流れを示した．有効性の中止境界を得るには，$\delta = 0$ とし，シミュレーションのアウトプットから得られる検出力が α となるまで，$\{\alpha_i\}$ を調整しながら，試行を繰り返す．最終的な $\{\alpha_i\}$ の組が有効性の中止境界となる．

アルゴリズム 14.2.1：MSP を用いた K 段階群逐次デザイン

目的：2 群のアダプティブ K 段階デザインに対する検出力を求める．なお，平均値の差は，正規分布 $N(\delta, 2\sigma^2)$ に従うとする．

治療効果の差 δ と共通の標準偏差 σ，片側有意水準 α，中止境界 $\{\alpha_i\}$ と $\{\beta_i\}$，各ステージのサンプルサイズ $\{n_i\}$，ステージ数 K，nRuns をそれぞれ与え，以下のアルゴリズムを適用する．

```
power: = 0
For iRun: = 1 To nRuns
    T: = 0
    For i: = 1 To K
        Generate δ̂_i from N(δ, 2σ²)
        p_i: = 1 − Φ(δ̂_i√(n_i/2)/σ)
        T: = T + p_i
        If T > β_i Then Exitfor
        If T ≤ α_i Then power: = power + 1/nRuns
    Endfor
Endfor
Return power
```

14.3　p 値の積に基づく方法

MPP（method of product of p-values）は，p 値の積に基づく方法である．この方法での検定統計量は，部分標本から得られる各ステージの p 値の積（Fisher's combination）に基づき，

$$T_k = \prod_{i=1}^{k} p_i, \quad k = 1, \ldots, K \tag{14.8}$$

と定義する（Bauer & Köhne, 1994；Bauer & Röhmel, 1995）．

無効中止の境界を設けない場合は，$\beta_1 = 1$ とする．$p_1 < \alpha_2$ のとき，$p_1 p_2 < p_1 < \alpha_2$ となり，早期有効中止となる．したがって，中止境界は，$\beta_1 > \alpha_2$ および $\alpha_1 > \alpha_2$ を満たすように選択すべきである．一般に，$p_k \leq \max(\alpha_k, \ldots, \alpha_n)$ の場合，試験を中止する．つまり，α_k は k について単調減少となる．第 i ステージでのエラー消費 π_i と中止境界 α_i の関係は 3 番目のステージまでで

$$\pi_1 = \alpha_1 \tag{14.9}$$

$$\pi_2 = \alpha_2 \ln \frac{1}{\alpha_1} \tag{14.10}$$

$$\pi_3 = \alpha_3 \left(\ln \alpha_2 - \frac{1}{2} \ln \alpha_1 \right) \ln \alpha_1 \tag{14.11}$$

となる．

アルゴリズム 14.3.1 は K 段階群逐次デザインに対するモンテカルロシミュレーションのアルゴリズムである．有効性の中止境界を得るには，$\delta = 0$ とし，シミュレーションのアウトプットから得られる検出力が α となるまで，$\{\alpha_i\}$ を調整しながら，試行を繰り返す．最終的な $\{\alpha_i\}$ の組が有効性の中止境界となる．

アルゴリズム 14.3.1：MPP を用いた K 段階群逐次デザイン

目的：2 群のアダプティブ K 段階デザインに対する検出力を求める．なお，平均値の差は，正規分布 $N(\delta, 2\sigma^2)$ に従うとする．

治療効果の差 δ と共通の標準偏差 σ，片側有意水準 α，中止境界 $\{\alpha_i\}$ と $\{\beta_i\}$，各ステージのサンプルサイズ $\{n_i\}$，ステージ数 K，nRuns をそれぞれ与え，以下のアルゴリズムを適用する．

> power：= 0
> **For** $iRun$：= 1 **To** nRuns
> 　　T：= 1
> 　　**For** i：= 1 **To** K
> 　　　　Generate $\hat{\delta}_i$ from $N(\delta, 2\sigma^2)$
> 　　　　p_i：= $1 - \Phi(\hat{\delta}_i \sqrt{n_i/2} / \sigma)$

$$T := T \cdot p_i$$

If $T > \beta_i$ **Then Exitfor**

If $T \le \alpha_i$ **Then** power：= power + 1/nRuns

　　　　Endfor

　　Endfor

Return power

14.4　逆　正　規　法

　z_k を正規分布に従う第 k ステージでの検定統計量とする．一般に，p_i を第 i ステージの部分標本からの p 値とすると，$z_i = \Phi^{-1}(1-p_i)$ となる．検定統計量は

$$T_k^* = \sum_{i=1}^{k} w_{ki} z_i \tag{14.12}$$

となる．ここで，事前に規定した重みは $\sum_{i=1}^{k} w_{ki}^2 = 1$ を満たし，z_i は第 i ステージの部分標本に基づく統計量である．

　w_{ki} を固定したとき，$z_i\ (i = 1, ..., k)$ が標準正規分布に従う限り，アダプテーションにかかわらず，$\{T_1^*, ..., T_k^*\}$ が従う標準多変量正規分布は変化しない．検定統計量を確率で統一的に表現するため，以下のように $T_k = 1 - \Phi(T_k^*)$ という変換を用いる．

$$T_k = 1 - \Phi\left(\sum_{i=1}^{k} w_{ki} z_i \right) \tag{14.13}$$

ここで，Φ は標準正規分布の累積分布関数である．

　アルゴリズム 14.4.1 を用いて，中止境界および検出力を得ることができる．

アルゴリズム 14.4.1：MINP を用いた *K* ステージ群逐次デザイン

　目的：2 群のアダプティブ K 段階デザインに対する検出力を求める．なお，平均値の差は，正規分布 $N(\delta, 2\sigma^2)$ に従うとする．

　治療効果の差 δ と共通の標準偏差 σ，片側有意水準 α，中止境界 $\{\alpha_i\}$ と $\{\beta_i\}$，各ステージのサンプルサイズ $\{n_i\}$，重み $\{w_{ki}\}$，ステージ数 K，nRuns をそれぞれ与え，以下のアルゴリズムを適用する．

　　power：= 0

　　For *iRun*：= 1 **To** nRuns

　　　　$T := 1$

　　　　For i：= 1 **To** K

　　　　　　Generate $\hat{\delta}_i$ from $N(\delta, 2\sigma^2)$

　　　　　　$z_i := \hat{\delta}_i \sqrt{n_i/2}/\sigma$

Endfor
For $k := 1$ **To** K
    $T_k^* := 0$
    For $i := 1$ **To** k
        $T_k^* := T_k^* + w_{ki} z_i$
    Endfor
    $T_k := 1 - \Phi(T_k^*)$
    If $T_k > \beta_k$ **Then Exitfor**
    If $T_k \leq \alpha_k$ **Then** power $:=$ power $+ 1/$nRuns
Endfor
Endfor
Return power

サンプルサイズ，無効中止率，および有効中止率などの動作特性はアダプティブデザインを評価する上で重要である．アルゴリズム 14.4.2 は，これらの特性値を得るシミュレーションアルゴリズムである．

アルゴリズム 14.4.2：群逐次デザインの動作特性

目的：MSP を用いた 2 群のアダプティブ K 段階デザインに対する検出力，1 群あたりの平均サンプルサイズ（$aveN$），無効中止率（FSP_i），および有効中止率（ESP_i）を求める．なお，平均値の差は，正規分布 $N(\delta, 2\sigma^2)$ に従うとする．

治療効果の差 δ と共通の標準偏差 σ，片側有意水準 α，中止境界 $\{\alpha_i\}$ と $\{\beta_i\}$，各ステージのサンプルサイズ $\{n_i\}$，ステージ数 K，nRuns をそれぞれ与え，以下のアルゴリズムを適用する．

    power $:= 0$
    For $iRun := 1$ **To** nRuns
        $T := 0$
    For $i := 1$ **To** K
        $FSP_i := 0$
        $ESP_i := 0$
    Endfor
        For $i := 1$ **To** K
            Generate $\hat{\delta}_i$ from $N(\delta, 2\sigma^2)$
            $p_i := 1 - \Phi(\hat{\delta}_i \sqrt{n_i/2}/\sigma)$
            $T := T + p_i$
            If $T > \beta_i$ **Then**

$$FSP_i := FSP_i + 1/\text{nRuns}$$

Exitfor

Endif

If $T \le \alpha_i$ **Then**

$$ESP_i := ESP_i + 1/\text{nRuns}$$

$$\text{power} := \text{power} + 1/\text{nRuns}$$

Exitfor

Endif

Endfor

Endfor

$aveN := 0$

For $i := 1$ **To** K

$$aveN := aveN + (FSP_i + ESP_i)\, n_i$$

Endfor

Return $\{\text{power}, aveN, \{FSP_i\}, \{ESP_i\}\}$

14.5 サンプルサイズ再設定

　サンプルサイズを調整するための統計手法は観測されたエフェクトサイズもしくは条件付き検出力に基づいた方法である．2段階のサンプルサイズ再設定（sample size re-estimation；SSR）において，第2ステージでのサンプルサイズは，目標とする条件付き検出力に基づき，

$$
\begin{cases}
n_2 = \dfrac{2\hat{\sigma}^2}{\hat{\delta}^2}(z_{1-\alpha_2+p_1} - z_{1-cP})^2 & \text{（MSP の場合）}\\[3mm]
n_2 = \dfrac{2\hat{\sigma}^2}{\hat{\delta}^2}(z_{1-\alpha_2/p_1} - z_{1-cP})^2 & \text{（MPP の場合）}\\[3mm]
n_2 = \dfrac{2\hat{\sigma}^2}{\hat{\delta}^2}\left(\dfrac{z_{1-\alpha_2}}{w_2} - \dfrac{w_1}{w_2}z_{1-p_1} - z_{1-cP}\right)^2 & \text{（MINP の場合）}
\end{cases}
\tag{14.14}
$$

として算出する．ここで，$\hat{\delta}$ と $\hat{\sigma}$ は第1ステージで観測された治療効果および標準偏差，cP は目標とする条件付き検出力である．

　一般的な K 段階デザインでは，第 k ステージのサンプルサイズは，最初の見積もりと観測された治療効果の比に基づいて調整する．

$$
n_j = \min\left(n_{j,\max}, \left(\frac{\delta}{\bar{\delta}}\right)^2 n_j^0\right), \quad j = k, k+1, \dots, K
\tag{14.15}
$$

ここで，n_j^0 は第 j ステージにおける計画時のサンプルサイズ，δ は試験計画時に見積もった治療効果，$\bar{\delta}$ は第 $(j-1)$ ステージまでに得られたデータに基づく治療効果である．

次に，MSP，MPP，MINP を用いたサンプルサイズ再設定のアルゴリズムを示す．アルゴリズム 14.5.1 と 14.5.2 は，それぞれ MSP と MPP を用いた条件付き検出力に基づく 2 段階サンプルサイズ再設定，アルゴリズム 14.5.3 は，MINP を用いた K 段階サンプルサイズ再設定のアルゴリズムである．これらのアルゴリズムは検出力を返す．

アルゴリズム 14.5.1：MSP を用いた 2 段階サンプルサイズ再設定

目的：アダプティブ 2 段階デザインに対する検出力を求める．

治療効果の差 δ と共通の標準偏差 σ，中止境界 α_1，α_2，β_1，n_1，n_2，目標とする条件付き検出力 cP，nRuns をそれぞれ与え，以下のアルゴリズムを適用する．

> power：$=0$
> **For** $iRun$：$=1$ **To** nRuns
>   Generate $\hat{\delta}_i$ from $N(\delta, 2\sigma^2)$
> p_1：$=1-\Phi(\hat{\delta}_1\sqrt{n_1/2}/\sigma)$
>   **If** $p_1 > \beta_1$ **Then Exitfor**
>   **If** $p_1 \le \alpha_1$ **Then** power：$=$ power $+1/$nRuns
>   **If** $\alpha_1 < p_1 \le \beta_1$ **Then**
> n_2：$=\dfrac{2\sigma^2}{\hat{\delta}_1^2}(z_{1-\alpha_2+p_1}-z_{1-cP})^2$
>   Generate $\hat{\delta}_2$ from $N(\delta, 2\sigma^2)$
> p_2：$=1-\Phi(\hat{\delta}_2\sqrt{n_2/2}/\sigma)$
> T：$=p_1+p_2$
>   **If** $T \le \alpha_2$ **Then** power：$=$ power $+1/$nRuns
>   **Endif**
> **Endfor**
> **Return** power

以下に示すようにアルゴリズム 14.5.1 は容易に MPP に変更することができる．

アルゴリズム 14.5.2：MPP を用いた 2 段階サンプルサイズ再設定

目的：アダプティブ 2 段階デザインに対する検出力を求める．

治療効果の差 δ と共通の標準偏差 σ，中止境界 α_1，α_2，β_1，n_1，n_2，目標とする条件付き検出力 cP，nRuns をそれぞれ与え，以下のアルゴリズムを適用する．

> power：$=0$
> **For** $iRun$：$=1$ **To** nRuns
>   Generate $\hat{\delta}_1$ from $N(\delta, 2\sigma^2)$

$$p_1 := 1 - \Phi(\hat{\delta}_1 \sqrt{n_1/2}/\sigma)$$

If $p_1 > \beta_1$ **Then Exitfor**

If $p_1 \le \alpha_1$ **Then** power $:=$ power $+ 1/$nRuns

If $\alpha_1 < p_1 \le \beta_1$ **Then**

$$n_2 := \frac{2\sigma^2}{\hat{\delta}_1^2}(z_{1-\alpha_2/p_1} - z_{1-cP})^2$$

Generate $\hat{\delta}_2$ from $N(\delta, 2\sigma^2)$

$$p_2 := 1 - \Phi(\hat{\delta}_2 \sqrt{n_2/2}/\sigma)$$

$$T := p_1 p_2$$

If $T \le \alpha_2$ **Then** power $:=$ power $+ 1/$nRuns

Endif

Endfor

Return power

アルゴリズム 14.5.3：MINP を用いた K 段階サンプルサイズ再設定

目的：アダプティブ K 段階デザインに対する検出力を求める．なお，サンプルサイズ再設定により，全体のサンプルサイズが最終ステージでのサンプルサイズ n_K だけさらに増加することとする．

治療効果の差 δ と共通の標準偏差 σ，片側有意水準 α，中止境界 $\{\alpha_i\}$ と $\{\beta_i\}$，ステップワイズのサンプルサイズ $\{n_i\}$，サンプルサイズの上限 $\{n_{i,\max}\}$，ステージ数 K，重み $\{w_{ki}\}$，および nRuns をそれぞれ与え，以下のアルゴリズムを適用する．

power $:= 0$

For $iRun := 1$ **To** nRuns

    For $i := 1$ **To** K

        Generate $\hat{\delta}_i$ from $N(\delta, 2\sigma^2)$

$$z_i := \hat{\delta}_i \sqrt{n_i/2}/\sigma$$

    Endfor

    For $k := 1$ **To** K

$$T_k^* := 0$$

        For $i := 1$ **To** k

$$T_k^* := T_k^* + w_{ki} z_i$$

$$\bar{\delta} := \bar{\delta} + w_{ki}^2 \hat{\delta}_i$$

        Endfor

$$T_k := 1 - \Phi(T_k^*)$$

    If $T_k > \beta_k$ **Then Exitfor**

    If $T_k \le \alpha_k$ **Then** power $:=$ power $+ 1/$nRuns

If $\alpha_k < T_k \leq \beta_k$ **Then**

    For $j := k$ **To** K

$$n_j := \min\left(n_{j,\max}, \left(\frac{\delta}{\bar{\delta}}\right)^2 n_j^0\right)$$

    Endfor

   Endif

  Endfor

 Endfor

Return power

14.6 お わ り に

　本章では，仮説検定に基づく枠組みでアダプティブデザインを統一的に定式化し，十分に理解・適用されてきた K 段階群逐次デザインに対するアルゴリズムの例を示した．ステージ間で目的やエンドポイントが異なるアダプティブ 2 段階シームレスデザイン（例えば，第 I/II 相デザインや第 II/III 相デザイン）のような十分に理解・適用されていないアダプティブデザインにおけるサンプルサイズと検出力の算出については，第 9 章（Pong and Chow, 2010 も参照）で示したとおりである．

　本章で示した方法を利用して，他の十分に理解・適用されていないアダプティブデザインの動作特性を評価するアルゴリズムを開発できる．これらのアルゴリズムは C＋，Visual Basic，Java，PHP，SAS，R などのコンピュータ言語を用いて，容易に実行できる．

　また，アダプティブデザインのサンプルサイズと検出力の算出のために，EAST や ExpDesign Studio® のような商用ソフトウェアも利用可能である．

15

規制上の視点 —— FDA のドラフトガイダンスの概説

15.1 は じ め に

FDA がアダプティブデザインのドラフトガイダンスを公表した直後に，Journal of Biopharmaceutical Statistics（JBS）はアダプティブデザインの特集号を刊行した（Vol. 20, No. 6, 2010）．この特集号は，3 つの特別論文で構成されている．1 番目の論文は，2010 年 3 月 12 日スイスの Basel 大学で開催された「臨床試験におけるアダプティブデザイン利用に関する視点」という春季会議（国際計量生物学会オーストリア・スイス支部の Basel 計量生物学会が主催）のモーニングセッションを要約したものである（Wang, 2010；Benda et al., 2010）．2 番目の論文は，FDA のドラフトガイダンスに関する多数の討議論文と，米国研究製薬工業協会（PhRMA）のアダプティブデザイン・ワーキンググループによる主要論文を集めたものである（Gallo et al., 2010）．3 番目の論文は，実務者の観点から FDA のドラフトガイダンスを理解するために書かれたものである（Liu & Chi, 2010）．本章では，ドラフトガイダンスや専門家の意見の中で重要なポイントを整理する．ただし，ドラフトガイダンスはアダプティブデザインを実施するために用意されたものではなく，あくまで議論や提案として位置付けられていることに注意してほしい．とはいえ，ドラフトガイダンスは，現時点での FDA の考えを反映したものと考えられる．

15.2 節では，FDA のドラフトガイダンスを簡単に説明する．15.3, 15.4 節では十分に理解・適用されてきたデザインと十分に理解・適用されていないデザインについて考察する．15.5 節では，アダプティブデザイン実施のための原則について説明する．

15.2　FDA のドラフトガイダンス

ドラフトガイダンスでは，アダプティブデザインを用いた臨床試験は，「臨床試験の中間解析結果に基づき，試験デザインや仮説の一部を変更することが事前に計画されている試験」と定義されている．収集された試験データは，事前に規定した時期に，盲検下または非盲検下で，事前に規定した統計的仮説検定などにより解析される．こ

ここでの「事前に」という用語は，試験関係者が非盲検下でデータを検討する前に，研究計画のアダプテーションが具体的に計画されているということを意味する．比較試験において，非盲検下での中間解析（一般に，評価項目，あるいは評価項目と潜在的に関連する変数の群間比較を実施する解析）の結果に基づくデザインの変更と，盲検化されたデータ（中止率やベースラインの背景データだけでなく評価項目のデータも含む）を用いた群間比較を実施しない解析に基づくデザインの変更は大きく異なる．事前に計画されていない変更や非盲検の中間解析の後に提案された変更は，試験の完全性（例えば，偏りの潜在的発生）に重大な影響を与える．非盲検下での解析計画を事前に規定し，結果の解釈を困難にする曖昧さを排除した上で，試験デザインを変更することが重要になる．対照的に，盲検化されたデータ（例えば，群を併合した下でのイベント発生率，分散，中止率，患者背景）の中間評価に基づき行った変更であれば，その後の試験に統計的偏りが生じることはない．群を併合したイベント発生率や分散に基づくサンプルサイズの見直しなどの盲検下での解析結果に基づくデザインの変更は信頼できる適切な方法といえる．これらの方法は，試験計画時に検討可能ではあるものの，試験が完全に盲検化されていれば，試験開始時に計画されていなかった場合でも適用可能である．このガイダンスは，適切な対照をおき，よく管理され，かつ GCP 下での有効性の検証を目的とした比較試験を主な対象としている．

FDA ドラフトガイダンスは，(i) アダプティブデザインはどのような側面（臨床的，統計的，規制的側面）で特別な検討が必要か，(ii) アダプティブデザインの計画時および実施時のいずれの時期に FDA と情報共有するか，(iii) FDA の審査ではアダプティブデザインに関するどのような情報を提供すればよいか，(iv) 完遂したアダプティブ臨床試験を評価する際にどのような課題があるか，について助言するものである．FDA はアダプティブデザインの方法に関して，以下の 2 つの問題を指摘している．

- アダプテーションにより，第 1 種の過誤確率の増大などの計画，実施，解析上の問題が生じるか
- アダプテーションは，第 1 種の過誤確率の制御にかかわらず，解釈しにくい肯定的な結果をもたらすかどうか

ドラフトガイダンスは，アダプティブデザインの使用頻度に基づき，アダプティブデザインを十分に理解・適用されてきたデザインと十分に理解・適用されていないデザインに大別した．ガイダンスは，使用頻度にかかわらず，医薬品開発の一部として提案されたアダプティブデザインを臨床的側面，統計的側面，規制的側面から幅広く考察している．十分に理解・適用されてきたデザインは，多くの場合，試験の有効性と試験の情報量を増強する方法であり，また，そのデザインは定評があり，相対的にリスクの低い方法といえる．十分に理解・適用されていないデザインは，現時点では医薬品開発においてあまり利用されていない方法論的な特性を組み合わせたものである．

十分に理解・適用されてきたデザインでは，第 1 種の過誤確率の増大を防ぐことが

でき，バイアス混入のリスクが小さいため，検証的試験に適用できる．一方，十分に理解・適用されていないデザインは，検証的試験に適用する前に，まずは探索的臨床試験に適用することを推奨している．以下では，2つのアダプティブデザインを詳細に説明する．

15.3　十分に理解・適用されてきたデザイン

　ガイダンスでは，臨床試験を実施するための適切な手法である十分に理解・適用されてきたデザインを詳しく紹介している．FDA は，現在までの医薬品開発から得られた知見に基づいて，アダプティブデザインは，偏りの混入や解釈を困難にするリスクを抑制しつつ，有効性を強化できると考えている．以下に，十分に理解・適用されてきたデザインの特徴を挙げる．

15.3.1　ベースラインデータに基づく組み入れ基準の変更

　選択基準や除外基準は，対象集団を定義するものである．しかしながら，それらの基準が不適切であったり，実施可能性がない場合もあり得る．ガイダンスでは，例えば，集積した患者におけるベースライン特性を調査すると，期待した集団が組み入れられていない可能性や，組み入れ基準の変更によって，変更後の集団が，本来，対象とすべき患者を多く含む集団へと変化する可能性があることが指摘されている．同様に，患者の集積率が予定よりも大幅に遅れているとき，スクリーニング記録から，あまり重要でない組み入れ基準を把握できる．この場合，組み入れ基準を変更することで，スクリーニングされた患者をより多く試験に組み入れることが可能となる．さらに，ベースライン情報の調査や組み入れ基準の変更により，予定通りに試験を完遂することができることもある．治療割付が盲検下であれば，試験期間中に試験対象集団全体のベースライン特性が明らかとなったとしても，偏りが生じることはない．

　しかしながら，試験期間中に対象集団が変わり，変更された患者特性と治療効果に重要な関係（例えば，治療と患者背景因子の交互作用）がある場合，選択基準や除外基準の大幅な変更は，試験結果の解釈を困難にする可能性がある．組み入れ基準の変更前後のデータを探索的に解析することにより，この問題を発見できることがある．ガイダンスでは，ベースライン後のデータを解析に含めないという条件で，試験依頼者や試験運営委員会がベースラインデータの集計結果を精査することにより，試験の完全性を失わずに組み入れ基準の変更を計画することができると指摘している．

15.3.2　割付を明らかにしないサンプルサイズの見直し

　ガイダンスでは，計画時の仮説検定の検出力を維持するために，盲検下で中間データを評価してサンプルサイズを再設定することは，偏りが生じないために統計的調整が不要であると述べられている．評価項目が連続データの場合，サンプルサイズは併

合分散に基づいて再計算することになる．生存時間データの場合は，中間時点および最終時点のサンプルサイズは，観測期間あるいは最終評価時点の総イベント数に基づいて見直される．進行性疾患の臨床試験では，疾患の進行率に対する中間評価により，群間差（事前に期待する治療効果）を検出するのに十分な期間となるように試験期間を調整すべきか検討することになる．この場合，サンプルサイズと試験期間の両方を変更することで，試験計画時の検出力を維持することが可能となる．

　ガイダンスでは，盲検下の中間評価は，ベースライン特性で層別した部分集団（例えば，遺伝的，あるいは疾患の表現型の特性）のサンプルサイズの変更にも利用可能であると述べている．盲検下で，部分集団ごとにイベント発生率（あるいは分散）を推定し，好ましい特性（例えば，より大きなイベント発生率，より小さな分散）をもつ部分集団に注目して組み入れ基準を変更することも可能である．同時に，サンプルサイズ再設定も考慮できる．なお，盲検下の中間評価は，サンプルサイズを増やすことに対する意思決定やその正当化を行うものであり，サンプルサイズを減らすためのものではない．

　ガイダンスは，盲検下での中間評価には，群間の治療効果の差に関する情報を含めるべきではないと強調している．中間評価時には，治療効果の有無が明らかになる情報，治療効果の大きさが示唆される情報，研究組織の変更の決定に影響を与える情報は統合し，結果を提示することが標準的である（例えば，評価項目のヒストグラムは二峰性の分布を示唆するものになり得る）．

15.3.3　有効性に関連しない評価項目に基づく計画変更

　有効性に直接関連しないデータを非盲検下の中間解析で扱うときは，第1種の過誤確率を制御するための調整は必要ない．ガイダンスで示されている事例のように，多群の用量反応試験において，ある用量は十分な治療効果を期待できず，またある用量では重篤な有害事象，または非重篤の有害事象が許容範囲を超えて発現するかもしれない．この場合，試験の途中でこれらの事象を把握することは重要であり，許容できない有害事象が発現した用量群を早期に中止する必要がある．有害事象が完全に治療効果と独立であれば，非盲検下での有害事象の解析は，有効性の結果に影響を与えないため，第1種の過誤確率は多重性の調整を行わずに制御可能である．同様に，安全性モニタリングで予期せぬ重篤な有害事象が観測された場合，重篤な有害事象が発現した用量群を中止することは一般的に適切である．臨床試験のプロセスの妥当性を保証し，試験の完全性を損なうような過ちを避けるために，試験計画と解析計画は，中止する群の数や，それらの群の選定方法，最終データの適切な仮説検定法を事前に設定すべきである．また，試験計画変更の決定権を有する研究者（例えば，試験調整委員会）が，非盲検下の有効性解析結果にアクセスできないように試験を十分に管理すべきである．中間解析の結果が有効性に関連するものを含んでいることで，データモニタリング委員会（DMC）の計画変更に関連する意思決定を歪める可能性があるため，

厳格な対策が必要である.

15.3.4 無益性の群逐次デザイン

すでに説明したように, 古典的群逐次デザインは, 十分に理解・適用されてきたデザインである. したがって, 無益性や有効性の中止基準を伴う群逐次デザインは適切なアダプティブデザインであり, 世界中の規制当局も幅広く受け入れている. さらに, そのことは 1990 年に発表された ICH E9 にも詳述されている. 無益性の群逐次デザイン (group sequential futility design) は, 一般にエラー消費関数を利用し, 群の数に制限はない. ただし, 3 群以上の逐次デザインに関しては, 多重比較法による多重性の調整が必要である.

ガイダンスでは, 群逐次デザインを適切に実施するために, 無益性の基準を満たした群を早期中止し, また事前に定めた有効性の基準を満たさなかった場合は試験継続とすることを解析計画に規定し, 解析計画を忠実に守ることが重要であると述べている. いずれの方法でも事前に定めた計画に従わなければ, 試験結果の解釈を複雑にするリスクを伴う. また, 早期有効中止は, 重大な倫理的問題や頑健な統計的根拠を組み合わせて検討する必要がある. 早期に終了することで試験規模は当初の計画より小さくなるため, 安全性の情報が少なくなる. また, 関心のある部分集団を評価するための検出力が低下し, 後の詳細な解析で明らかな問題が生じることもあり得る. このように, 試験の早期終了により, 試験結果の解釈が難しくなる可能性がある.

群逐次デザインを利用した臨床試験では, 試験の妥当性と完全性を保証するために独立データモニタリング委員会 (IDMC) を設置する必要がある. IDMC は IDMC 手順書に定められた役割と責務を負う. ガイダンスは, 製薬企業などからの資金援助のないデータモニタリング委員会が, 群逐次デザイン試験の完全性を補償するために必要不可欠であると強調している. しかしながら, DMC の独立性を担保するために誰が解析を実施すべきかは, ガイダンスに明記されていない. ガイダンスでは, この問題に対する正式な結論を与えていないが, 研究スポンサーの外部 (独立) 組織で解析を実施する, あるいはスポンサー内ではあるものの当該研究チームのすべての関係者から独立な組織で解析を実施することが重要である.

15.3.5 治療の違いに独立な計画の変更

一般に, 臨床試験の統計解析計画書 (SAP) はデータベース固定あるいはキーオープン前に, 評価項目の分布に対して適当な仮定を与えた下で作成される. ガイダンスで示されているように, 臨床試験の SAP は注意深くかつ, 完璧に記述すべきであり, さらに試験開始後に大幅な変更をすべきでない. しかしながら, 盲検が明らかに維持されていれば, 試験終盤の SAP の変更は, 検討の余地があろう. ICH E9 によれば, データの盲検下レビューの後に, データの適切な変数変換, 他の研究から同定された共変量, パラメトリックあるいはノンパラメトリック解析に関して再検討の上, SAP

を改訂できる.

　割付情報が明らかにならないと完全に保証できる場合は，主要評価項目の変更，イベント評価項目の組み合わせの定義の変更，あるいは評価項目の解析順位の変更は検討してもよいだろう．例えば，事前に定めた主要評価項目のデータを集めることが困難になり，多くの欠測値が生じているような状況では，主要評価項目の変更は有益かもしれない．試験終了前，あるいは最終の評価項目データに関連する特性を把握せずに，完璧な解析計画を用意することは困難である．試験集団全体を対象に，盲検下でこれらの特性を評価できれば，これらの特性に基づいて解析計画を変更しても偏りは生じない．臨床試験の解析計画では，データの特徴を明らかにした上で，その特徴に応じて解析手法を選択すべきである.

　ガイダンスでは，主要評価項目の欠測が想定より明らかに多い場合，代替評価項目を有効性の主要評価項目として利用することを事前にSAPに定めておくことが望ましいと述べている．同様に，複合イベント評価項目を利用する際に，構成要素であるイベントの発現率が予定よりも低かった場合，試験全体で複合評価項目のイベント数が十分でなければ，1つあるいは2つのイベントを複合評価項目に追加することは妥当であろう．副次評価項目の選択あるいは解析順位に関しても同様である.

15.4　十分に理解・適用されていないデザイン

15.4.1　十分に理解・適用されていないデザイン

　ドラフトガイダンスにおいて，十分に理解・適用されていないデザインは，(i) 規制当局による経験が極めて少ない，(ii) 現時点で，デザインの特性が十分に解明されていないデザインとして定義されている．実際，十分に理解・適用されていないデザインは，主要目的が古典的デザインあるいは十分に理解・適用されてきたデザインでは達成できないような状況でしばしば提案される．そのため，十分に理解・適用されていないデザインの統計手法は，現時点で統計的にも臨床的にもその特性が十分に解明されておらず，いまだに発展途上である．ガイダンスに示されているように，十分に理解・適用されていないデザインは，非盲検下で治療効果を推定する中間解析に基づく．以下では，ガイダンスで取り上げられた十分に理解・適用されていないデザインを紹介する.

　アダプティブ用量探索デザイン　十分に理解・適用されていないデザインの典型例は，用量あるいはレジメン群の中止，変更，追加を許容するアダプティブ用量探索試験である．このデザインは，一般に探索的試験に限定すべきであるが，第1種の過誤確率を厳密に制御した下で，これらのいくつかの方法は，ガイダンスでいう適切でよくコントロールされた試験といえるかもしれない．適切でよくコントロールされた試験でこの手法を利用するには，第1種の過誤確率を制御するための統計的調整は必須であり，用量群数の過度な中止を制限するべきである.

アダプティブランダム化デザイン　　ガイダンスは，反応アダプティブランダム化に関して，試験全期間にわたって十分な患者がプラセボ群に組み入れられることを保証するために，プラセボ群へのランダム割付の継続を推奨している．プラセボ群内で経時的反応を探索的に解析することや，組み入れ時期ごとにプラセボ群と治療群の反応を探索的に比較することは，試験終了時に生じ得る患者の背景因子の不均衡を評価するのに役立つかもしれない．また，プラセボ群への割付を継続することで検出力を最大限に維持できる．アダプティブランダム化探索的試験から得られる治療効果の推定値は慎重に評価するべきである．この推定値は，そのエフェクトサイズを過大評価している可能性があるため，その後の適切でよくコントロールされた試験のサンプルサイズ設定では保守的に利用すべきである．

柔軟なサンプルサイズ再設定　　ガイダンスは，非盲検データに基づくサンプルサイズ再設定に関して，相対的に少ない患者データから試験早期に観測された治療効果の推定値は，一般的に変化しやすく，その大小にかかわらず誤解を招く可能性があると述べている．したがって，早期の推定値を利用して計画変更を決定する際には，試験のモニタリング責任者は保守的に行動すべきである．これは，アルファ消費関数を用いた群逐次デザインの考え方に類似しており，試験の早期ではかなり保守的なアルファ消費関数を利用すべきである．

母集団アダプティブデザイン　　ガイダンスでは，非盲検データに基づく母集団アダプティブデザインとして，(1) 試験全体のサンプルサイズや試験対象集団全体に対する最終解析は変更せずに，組み入れ基準のみを変更する，あるいは (2) 最終解析計画を好ましい特性をもった患者のみに限定する方法を提案している．その他の方法としては，望ましい特性をもった部分集団のサンプルサイズを大きくすることが可能である．ガイダンスは，これらのデザインは十分に理解・適用されていないデザインであることから，偏りの混入を避けるように注意し，一般に第1種の過誤確率の増大を避けるための統計的調整を要すると指摘している．中間解析と組み入れ基準の変更が複数回実施される計画には注意を要する．試験集団が複数回変更されることで，関心のある集団で最もよい治療効果の推定値が得られることや，その結果を適用できる患者集団に対する解釈に問題が生じるためである．

アダプティブな評価項目の選択　　ガイダンスは，非盲検データに基づくアダプティブな評価項目の選択について，主要評価項目の変更には，計画された主要評価項目を完全に新しい評価項目に置き換える方法と，評価項目の構成要素を追加または削除する方法があり，これらの2つの中から1つを定めるべきと述べている．試験計画者は，評価項目の変更に関するあらゆる可能性を事前に明記することに加えて，その可能性の選択肢が試験の目的（例えば，適切でよくコントロールされた試験における主要評価項目の項は，すべて有効性評価項目）に合致しているか確認すべきである．このアダプティブデザインは，複数の主要評価項目を設定したデザインの代用であることに注目すべきである．ガイダンスは，スポンサーが実施するアダプティブな評価

項目選択デザインは，中間解析の前後とデザイン変更の前後で，各評価項目のデータが，一定の質で収集されることを保証すべきと述べている．

アダプティブ非劣性デザイン　ガイダンスは，アダプティブ非劣性デザインの大部分は，試験計画の変更に対応できないと述べている．非劣性マージンの選択は，非劣性試験の重要な課題である．また，非劣性試験では，試験に組み入れられた患者集団を途中で変更することは困難である．ある基準を満たした患者を組み入れた既存の試験の結果に基づいて非劣性マージンを決めるため，非劣性マージンは，関心のある集団に限定して適用する方がよい．進行中の試験で（例えば，組み入れ率を増やすために），患者集団を過去の試験で組み入れられた患者と完全に異なる集団に変更することは，非劣性検証の妥当性を損なう可能性がある．同様に，非劣性マージンは，1つの評価項目の既存情報に基づいて決定するため，非劣性試験では，その評価項目を変更することは適切でない．

その他の十分に理解・適用されていないデザイン　ガイダンスは，1つの試験の中で様々な種類のアダプテーションを組み合わせたデザインは，十分に理解・適用されていないデザインであると述べている．計画変更に制限はないものの，前章で紹介されたバイオマーカー・アダプティブデザインやアダプティブ仮説デザイン，敗者選択デザイン（drop-loser design），アダプティブシームレスデザイン，異なった試験の目的あるいは評価項目を伴うアダプティブ2段階デザイン，アダプティブ多段階デザインが相当する．規制当局は十分に理解・適用されていないデザインを許容する可能性はあるが，統計的推測はしばしば困難であると指摘している．

15.4.2　統計学的考察

第1種の過誤確率の制御　上記で指摘したように，アダプティブデザインの種類にかかわらず，アダプティブデザインの第1種の過誤確率を制御することは，研究者および規制当局の両者にとって大きな関心事である．第1種の過誤確率の制御は，患者保護のための臨床試験の実施の基準である．したがって，ドラフトガイダンスでは，試験中に検討され得るすべてのアダプテーションを特定し，それらをSAPに記載することで，すべてを包含する仮説の第1種の過誤確率を制御することができると強調している．試験後半でのアダプテーションに関しては，その変更の範囲を制限し，また重要な変更のみに限定するべきであり，そのような変更は試験中に繰り返すべきではない．

治療効果の推定における統計的偏り　アダプティブデザインを利用する際，計画変更後に偏りが混入する可能性は，研究者と規制当局の両者にとって悩みの種である．重大な偏りは，試験の妥当性，信頼性，完全性を低下させ，その結果として誤った結論を導く恐れがある．ガイダンスは，計画変更の前後で治療効果が一貫しないことは，治療効果全体の解釈を困難にすると述べている．適切でよくコントロールされた試験のアダプティブデザインの治療効果の推定は，試験終了時に保守的に評価されるべき

である．古典的デザインであれば，データを段階的に分割したり，各段階にわたって一貫性があることを検討する必要はない．

臨床試験のシミュレーション　　　FDA が指摘するように，十分に理解・適用されていないデザインや複雑なアダプティブデザインは，アダプテーションに対する複数の判断に加え，適用される可能性がある潜在的なアダプテーションを多数含んでいる．計画変更の際に考慮すべき要因が数多くあり，これらの要因はその計画変更自体に依存するため，これらの要因が試験デザインの動作特性に与える影響を評価することは難しい．また，サンプルサイズ設定や最適なデザインを選択する際に，これらの要因を考慮することは困難である．試験実施前の臨床試験シミュレーションは，試験デザインの選択肢や起こり得る臨床的シナリオを評価するのに役立つ．さらに，シミュレーションは，試験デザインの統計学的特徴やデータ解析で利用される統計量の性質を評価する上でも重要である．ガイダンスの IX 節では，アダプティブデザインの計画書や SAP に含めるべきシミュレーションの報告様式を紹介している．

一般に，臨床試験シミュレーションでは，重要なデザイン上の性質やその他の要因を統計モデルに反映する．考慮する要因として，臨床イベントの発現率，評価項目の分布に対する仮定，部分集団内の要因のばらつき，評価項目と予後因子との相関，評価項目間の相関，評価項目発現の時間的経過や疾患の増悪の時間的経過，中止される患者や脱落パターンの仮定がある．より複雑な疾患モデルや薬剤モデルでは，用量の変更，曝露期間の変更，生体利用効率のばらつきを考慮する．計画変更のシナリオおよび肯定的な結果が得られるようなシナリオは，試験計画の一部として捉えてシミュレーションにより評価すべきである．

モデリングとシミュレーションでは，Bayes 流のアプローチが役に立つ．Bayes 流の方法を用いることで，試験デザインやアダプテーションのモデルを仮定し，想定される母数の分布や不確定要素の影響を確率的に評価できる．アダプティブデザインにおいて，中間時点までの観測値で条件付けた確率を用いる Bayes 流予測確率は，アダプテーションの選択に有用である．一方，頻度流デザインであれば，第 1 種の過誤確率を統計的に制御し，維持することができる．

ガイダンスは，臨床試験シミュレーションは様々なシナリオ（例えば，用量反応関係の形や位置，反応の大きさ，部分集団間の反応の違い，各部分集団の分布，対照群（一般に，プラセボ群）の臨床的経過，途中脱落の割合と類型に関する仮定）の下で，いくつかの競合するデザインの性能を比較することができると述べている．シミュレーション実験により，試験目的を達成する確率や正しい用量を選択する確率，閾値用量の同定（または，効果が期待できる部分集団の同定）に成功する確率をデザイン間で比較することや，治療効果の推定値に対する潜在的偏りの大きさを比較することができる．化合物，医薬品分類，患者集団，あるいはその他の臨床的特徴の事前情報がほとんどない医薬品開発の計画において，臨床試験シミュレーションは，現時点で得られている情報を最大限に活かし，不確定要素がある母数のとり得る値の範囲内で実行

可能である.

　一般に，第1種の過誤確率を制御すべき新たな仮説が生じる可能性がある．変更が複数回実施される場合は解析が困難になることから，モデリングとシミュレーションにより，複数の仮説の第1種の過誤確率を制御する方法を検討することが有用である．一方，第1種の過誤確率を制御するためにシミュレーションを利用することについては議論があり，いまだ十分に理解されていない.

　ガイダンスは，スポンサーが有効性と安全性のバランスを踏まえて様々なデザインの特徴を探索すべきであると述べている．増量基準，用量水準，重症度と曝露の関係，有害事象の頻度を組み合わせたシミュレーションは，様々なデザインを評価するのに役立つ．これらのシミュレーションは，リスク評価に加えて，リスクを過度に増大させることはなく有効性の改善につながるデザインを選択する際にも役立つ．増量基準にも依存するが，FDA に対して，これらのシミュレーションや解析を提示することは重要かもしれない.

　ガイダンスは，アダプティブデザインを利用することで，少数の独立した試験をまとめ，小規模な早期試験から大規模な適切でよくコントロールされた試験に，より速やかに移行できる可能性があると述べている．ただし，そのようなデザインは，安全性情報が不足するため，その試験で被験薬を投与する患者を増やす必要がある．試験計画を変更しない古典的な開発とは対照的に，短期間に適切な規模の探索的試験や安全性データ解析を先行させることで，大規模試験計画に必要な情報が得られる．早期試験では安全性情報が限られているため，重大な有害事象が十分に周知・認識されていないのであれば，適切な規模の試験において重大な有害事象を評価することは効果的であり，適切でよくコントロールされた試験に組み入れられた患者の安全性を担保するためのアダプテーションに繋がるかもしれない.

15.5　アダプティブデザインの実施

15.5.1　アダプティブデザインにおける試験実施計画書

　FDA は，アダプティブデザインには内在する複雑な判断基準や固有のプロセスがあることから，そのデザインの妥当性評価は非常に困難であると述べている（ドラフトガイダンス第10節も参照）．FDA によるレビューを受ける際は，すべての必要情報を試験実施計画書や附随する文書に示すべきである．非盲検解析が複雑な場合，試験実施計画書や附随する文書には，デザインの理論的根拠と正当性，選択したデザインの動作特性（特に，十分に理解・適用されていないデザインの場合）の評価，試験の完全性を保証するための手立てを示すべきである．DMC の業務手順書については，従来の手順書を大幅に改訂し，各プロセスで関与する組織の責務を説明すべきである.

15.5.2 アダプティブ臨床試験の適切な文書

FDA が示しているように，複雑なアダプティブデザインは，詳細な試験実施計画書，SAP，附随情報がなければ実施できない．適切でよくコントロールされた試験におけるアダプティブデザインの試験実施計画書は，試験の評価項目，デザイン，試験の成功基準，検定仮説，試験実施手順，データマネージメント，品質管理などの重要事項に関して詳細に記載すべきである．SAP は，仮説や統計手法の詳細を記述することから，臨床試験に関連する重要な文書の1つである．ドラフトガイダンスは，適切でよくコントロールされた試験でアダプティブデザインを用いる際は，以下の点を明確にすることを推奨している．

- 他の試験から得られている試験薬に関する情報や，アダプティブデザインを選択した根拠を含め，試験薬に関連する情報を要約する．開発戦略全体において選択されたアダプティブデザインの役割を考察すべきである．

- 想定される計画変更，それに関連するデザイン，統計手法，臨床的評価項目，それを評価するための定量的な決定モデル，治療効果を表現する予測式，試験計画時の仮定を記載すべきである．

- 計画変更が，検定仮説，第1種の過誤確率，各仮説の検出力，推定値，95% 信頼区間，サンプルサイズなどの重要な統計的事項に与える影響を評価すべきである．一般には，第1種の過誤確率を制御するために，頻度流の方法で試験をデザインすべきである．母数の事前分布を指定し，その不確定性を考慮する Bayes 流の方法は，モデルに対する仮定や意思決定基準を評価するために役立つ．イベント発現率，疾患の進行，評価項目の多重性，患者の脱落率を評価するために統計モデルを利用する場合，基本的な仮定の下で，それらのモデルの妥当性を明確に要約して説明すべきである．要約した表や図を作成する際は，アダプティブデザインを定量的に評価するための重要な特性と指標を含めるべきである．

- コンピュータシミュレーションにより，計画変更が，第1種の過誤確率，条件付きおよび非条件付き検出力，仮説検定や治療効果の推定に与える影響を定量化することができる．シミュレーションでは，計画変更の組み合わせの影響だけでなく，その変更単独での影響も評価すべきである．計画変更のパターンやその発生確率，また計画変更に伴う様々な選択肢をフローチャートにして，コンピュータプログラムと共に文書に含めるべきである．

- 可能であれば，すべての解析過程の詳細を示すべきである．計画変更に関して，治療効果の第1種の過誤確率や統計的偏りは，シミュレーションではなく数値計算で求められることもある．もし数値計算の方法が公刊された論文に基づいているのであれば，採用したアダプティブデザインに関連する数値計算の手法を詳細に示すべきである．

- 中間解析，計画変更，モニタリングについて，各担当者の組織体制と手順書が必要である．これらには，各担当者の同意書と，非盲検データの漏洩を防ぐために

各関係者から得た承諾書を含めるべきである．スポンサーに関係する統計家が非盲検データを解析するかどうか，あるいはスポンサーの関係者（例えば，スポンサーに雇用されているスタッフ，CRO のスタッフ）が計画変更を推奨するかどうかも記載しなければならない．試験で構築された信頼できる組織体制は，従来の群逐次試験で構築されたものより信頼性が高く，統計的あるいは運営上の偏りが生じないことの保証となる．

15.5.3　FDA との対話

ドラフトガイダンスにも記載されているように，探索的試験の試験実施計画書に対する FDA の審査は，通常，安全性に焦点を当て，薬理学的活性，有効性，推測の度合いの評価に関しては重視しない．とはいえ，FDA は，可能な限り，後の試験デザインを立案するために必要な情報（早期の有効性を評価できる用量が選択されているか，評価項目やバイオマーカーが検討されているか）を考慮して試験実施計画書を評価する．

医薬品開発の後期では，FDA は幅広い視点で有効性の根拠となる試験デザインであるかを評価する．この場合，FDA の審査は，提示された試験計画が，有効性と安全性に関して，規制当局の判断に十分な量と質のデータをもたらすものになっているかに焦点を当てる．後期の臨床試験デザインに対する FDA の見解は，例えば，第 II相試験終了後会議（EOP2）や特別試験実施計画書審査（SPA）から得られる．

アダプティブデザインは複雑であることから，FDA は，スポンサーに対して，できる限り早く試験実施計画書の相談にくることを推奨している．ガイダンスに示されているとおり，十分に理解・適用されていないデザインに対する FDA の評価には限界があることを認識する必要がある．FDA は，アダプティブデザインによって選択された用量，レジメン，集団などが，当該試験の結果で十分に証明されているかどうかを事前に評価できない．一般に，非アダプティブデザインの場合と同様に，FDA は，可能な限りスポンサーが検討したことを評価した上で助言する．

15.5.4　特別試験実施計画書審査

ドラフトガイダンスに示されているとおり，特別試験実施計画書審査（SPA）は，期限（45 日）内にアダプティブデザインの妥当性について見解を出す．多くの専門分野にわたる評価チームが，複雑な十分に理解・適用されていないデザインの方法を審査し，幅広い議論を行う．スポンサーが提案した試験やそのアダプティブデザインの特性について，FDA と事前に協議しなければ，FDA の最初の審査で追加情報が要求され，SPA のタイムラインである 45 日以内に評価が終了する見込みはないだろう．そのため，スポンサーは SPA の依頼を検討する前に，開発計画の中で試験デザインや意義に関して，FDA と協議することが重要である．

事前に適切かつ十分な協議を行ったとしても，試験開始後にアダプテーションに伴

う重大な最終決定がなされれば，そのアダプティブデザインに対する SPA で課される要求は，古典的デザインにおけるそれとは異なるだろう．実際，FDA は，アダプテーションに関する最終決定がなされるまでそのデザインの妥当性を評価できない．したがって，SPA をとおしてアダプティブデザインが事前に議論され，完全な試験実施計画書審査が可能になっていても，FDA は，古典的デザインでは要求しないような制限を課すかもしれない．

15.5.5 実施と文書化

ドラフトガイダンスで指摘されているように，アダプティブデザインのための標準業務手順書(SOP)を用意しなければならない．非盲検下の中間解析を伴うアダプティブデザインを実施する臨床試験の SOP は，偏り混入の可能性がないことを保証するために，アダプティブデザインを用いない臨床試験の SOP よりも複雑になる．SOP では，(1) 中間解析者や中間解析を評価する者の選定，(2) データアクセスに関する管理と検証方法，中間解析の実施方法，予期しない問題（例：中止や欠測）への対処方法，(3) アダプテーション実施の決定方法を含めるべきである．その他にも，SOP で対処すべき課題としては，(1) SOP を遵守することで予期しない問題が生じるかどうか，(2) SOP 遵守の文書化とその監視，(3) DMC がスポンサーや試験関係者に提供できる状況と提供する情報がある．SOP で規定された手順が，計画変更の種類や試験の完全性に影響する可能性もある．

　FDA は，スポンサーに対してアダプティブデザインに関する情報を広範囲にまとめるよう提案している．具体的には，以下のような情報を記載すべきである．

- アダプテーションの遵守や試験の完全性を維持する方法
- 逸脱事項に対する対処法
- アダプテーションに関する委員会内での審議内容と参加者の記録（例えば，DMC や試験調整委員会の議事録）
- アダプテーションに利用された中間解析の結果（治療効果の推定値，推定値の不確実性，中間解析時の仮説）
- 情報漏洩防止策の妥当性評価

15.6 お わ り に

　FDA のアダプティブデザインに関するドラフトガイダンスは，スポンサーが，アダプティブデザインを用いる臨床試験の質，妥当性，完全性を維持する際に参考になる．アダプティブデザインは柔軟であるためスポンサーにとっては大変魅力的である．しかしながら，十分に理解・適用されていないデザインや複雑なデザインを用いる臨床試験において，アダプティブデザインが誤用・悪用される場合がある．アダプティブデザインの誤用や悪用は，将来の臨床試験の失敗を招くだけでなく，医学や公衆衛

15.6 お わ り に

生に悪影響をもたらす. したがって, ガイダンスは, アダプティブデザインを利用する臨床試験の質, 妥当性, 完全性を頻回にモニタリングし, それを遵守することが重要であると強調している.

最近の経験に基づくと, 試験の質, 妥当性, 完全性を維持するために, FDA は次のような要求をすることが多い. まず, FDA は, 運営上の偏りに関する説明と, その予防と対策法を求める. 次に, 十分に理解・適用されていないデザインを計画した場合, FDA は, 試験全体の第 1 種の過誤確率の担保方法について詳細な説明を求める. さらに, FDA は, 試験中に得られた治療効果の評価のための統計手法に関する詳細な情報を要求する. 特に, 十分に理解・適用されていないデザインを計画した場合には, これが極めて重要な意味をもつ.

16

事　例　研　究

　臨床試験におけるアダプテーションには，前向きに計画されたアダプテーション，試験中のアダプテーション，試験終了時またはデータベース固定もしくは盲検解除の前の後ろ向きのアダプテーションがある．アダプテーションの内容が異なれば，デザインの複雑さも異なる．臨床試験の実務に即しているとはいえないが，アダプテーションは試験計画時に前向きに検討することを推奨している（Gallo et al., 2006）．Li（2006）は，前向きまたは試験中のアダプテーションが，中間データを内部または外部的に評価した後に試験デザインを再考する機会になり得ると述べた．しかし，それが選択バイアス，評価方法，早期治療中止，治療の変更などの運営上の偏りをもたらす可能性があり，結果として第1種の過誤確率を上昇させる恐れがある．また，Uchida（2006）によれば，これらの偏りは情報評価バイアスとも言い換えられる．この偏りには，（i）患者の登録，（ii）特定の治療に有利にはたらく脱落，（iii）他の治療へのクロスオーバー，（iv）追加治療による実施計画書からの逸脱，（v）治療に対する評価の変化などがある．結果として，治療に関して臨床的に意味のある有効性の差を解釈することが困難となる（Quinlan, Gallo & Krams, 2006）．

　16.1節では，アダプティブデザインを適用するときに考慮すべき基本的事項を解説する．アダプティブデザインの成功事例として，16.2節でアダプティブ群逐次デザイン（Cui, Hung & Wang, 1999），16.3節でアダプティブ用量漸増デザイン（Chang & Chow, 2005），16.4節でアダプティブシームレス第II/III相試験（Maca et al., 2006）を紹介する．

16.1　考慮すべき基本的事項

　アダプティブデザインを使用する動機は，（i）被験治療の臨床的有用性を同定するために試験または統計的手順を変更できる柔軟性と，（ii）被験治療の開発期間を短縮する効率性にある．また，試験の中間データや外部の利用可能な臨床情報に基づいて試験を再計画できる柔軟性と効率性は，医師やスポンサーにとって非常に魅力的である．しかし，アダプテーションが試験の運営上の偏りを与え，結果として治療効果の評価に偏りをもたらす可能性がある．Li（2006）は，アダプティブデザインを用いる

16.1 考慮すべき基本的事項

ときの2つの原則を示している．第1は，アダプテーションが試験運営を変更しないようにすること，第2は，第1種の過誤確率を保持することである．複雑なアダプテーションを伴ういくつかの試験は，これらの原則を遵守した上で成功している．以下では，アダプティブデザインを適用するときに考慮すべき基本的事項を解説する．

用法・用量

臨床開発において用量選択は不可欠である．不適切な用量選択は，大規模な検証的試験の失敗を招く．従来の用量漸増・漸減試験は効率的ではない．用量設定試験の目的は，限られたサンプルサイズで，至適用量を決定することだけでなく，効果が小さい用量や安全ではない用量を見極めることにある．この目的を達成する上で，用量選択基準や意思決定ルールに対するアダプティブデザインは有用である．

評 価 項 目

Maca et al.（2006）は，アダプティブデザインを利用する試験，特に後期相の臨床試験で用いる主要評価項目を決定する試験における確立され十分に理解・適用されてきた評価項目について解説している．十分に確立され十分に理解・適用されていない評価項目を用いたアダプティブデザインは，治療効果に不確実性が生じ，臨床的に意味のある差を決めることができないため，適切ではない．

治 療 期 間

治療期間は，治療効果を適切に評価するために重要である．治療期間が登録期間よりも短いときには，反応アダプティブランダム化デザインなどのアダプティブデザインが実施可能となる．一方，治療期間が長過ぎる場合，期間中に多くの患者をランダム化することになり，非常に不効率になる．このような場合は，バイオマーカー・アダプティブデザインを検討すべきである．

ロジスティクス

ロジスティクスに関する課題としては，例えば，薬剤管理，施設管理，試験手順があり，これらはアダプティブデザインの実施可能性に影響する．治療法の費用が高く，また複雑な用法の場合は，（治療効果の低い用量群を脱落させるデザインにおいては特に）薬剤供給がアダプティブデザイン実施の課題になる．施設管理には，適切な施設選定と患者登録が重要である．登録率はアダプティブデザインの成功のために重要であり，開発期間の短縮を目的としているときには特に意識する必要がある．試験手順には，試験の妥当性や完全性を守るための意思決定過程や連絡体制が重要である．

独立データモニタリング委員会

アダプティブデザインを用いる際は，試験の妥当性および完全性を担保するために

独立データモニタリング委員会（independent data monitoring committee；IDMC）の設置が必ず検討される．例えば，安全性，無益性，有効性による早期中止を行う試験や，非盲検データに基づくサンプルサイズ再設定を行う試験で必要となる．IDMCは，アダプティブデザインの円滑な遂行のために，医師やスポンサーに対して，治療効果，試験手順，統計手法について勧告や助言を与える．

16.2　アダプティブ群逐次デザイン

群逐次デザイン

　群逐次デザインは最も頻用されている試験デザインの1つである．第6章で示したように，中間解析は，倫理的，経営的，経済的な理由から実施される．群逐次デザインにより，安全性，無益性，有効性の理由で試験を早期中止することができる．さらに，中間解析時にはIDMCを通して，盲検または非盲検下でサンプルサイズ再設定を行うことも可能である．

アダプテーション

　群逐次デザインの基本的なアダプテーションは，1回以上の中間解析を計画することである．被験薬に効果が認められない，または安全性上の問題がある場合は，試験を早期中止することが望ましいが，被験薬の有効性が期待できるのであれば試験の早期中止は適当ではない．これらの目的を達成するためには，安全性のモニタリングや有効性の中間解析が必要になる．その際，試験全体の第1種の過誤確率を制御する方法や，中間解析で検出すべき治療効果の大きさを決める方法が重要である．

　中間解析時に，非盲検下の中間データまたはその時点で利用可能な外部情報を用いてサンプルサイズを再設定することができる．一般に，試験計画時に，患者内・患者間のばらつきと検出すべき臨床的に意味のある差の想定値に基づいて検出力が評価されるが，これらの情報が利用できなかったり，利用できたとしても不確実性が高かったりする（例えば，小規模のパイロット試験のデータ）（Chuang-Stein et al., 2006）．Lee, Wang & Chow（2006）は，小規模のパイロット試験から得られる推定値に基づくサンプルサイズはかなり不安定であることを示した．したがって，中間解析時点でのサンプルサイズの再設定は有用である．また，Mehta & Patel（2006）およびOffen et al.（2006）は，サンプルサイズ再設定が必要な状況について議論している．サンプルサイズ再設定を行う試験ではIDMCが重要である．

　他のアダプテーションとして，優越性試験から非劣性試験への切り替えを行うアダプティブ仮説もある．中間解析の結果から，試験の最終時点で統計的有意性を示さないことがわかるときがある．このとき，スポンサーは試験の成功確率を上げるために，仮説や評価項目の変更を検討する場合がある．その代表的な例が優越性仮説から非劣性仮説への変更であり，この場合，最終解析は優越性仮説ではなく非劣性仮説に対し

て実施される. なお, 優越性仮説は, 非劣性仮説を検証した後でも検定することがで
き, 閉手順に基づき検証できる. 優越性試験から非劣性試験への切り替えを行うアダ
プテーションにおいては, 非劣性マージンの決定が課題である.

統 計 手 法

中間解析時のアダプテーションについては, 第6章で解説した試験全体の第1種の
過誤確率を調整する統計手法が有用である. サンプルサイズ再設定には, Cui, Hung
& Wang (1999) が提案した方法, Fisher の基準に基づく p 値の結合, エラー関数法,
逆正規法, p 値の線形結合を利用できる. 仮説変更については, 第4章で示した統計
手法が有用である. 効率に関する議論は, Burman & Sonesson (2006) と Jennison
& Turnbull (2006a) を参照のこと.

事　　例

Cui, Hung & Wang (1999) で紹介されている事例について解説する. 冠動脈大動
脈バイパス移植術を受けた患者の心筋梗塞予防薬の有効性を評価するための第III相
比較試験を実施した. 対照群と被験薬群の発現率をそれぞれ22%および11%と仮定
した場合, 片側有意水準0.025および検出力95%の下での必要サンプルサイズは各
群300例であった. スポンサーは対照群の発現率22%には確信をもてたが, 被験薬
群の11%には確信がもてなかった. そのため, 50%の患者の有効性評価が終了した
時点で, 中間データから得られた群間差に基づいて1回のサンプルサイズ再設定を実
施することとした. 解析にはFisherの統合検定を用いた. 第1ステージでは, $p_1 >$
α_0 のときに早期無効中止, $p_1 \leq \alpha_1$ のときに早期有効中止することとし, 最終ステー
ジでは, $p_1 p_2 \leq C_\alpha$ のときに被験薬が有効であるとし, そうでないときは無効である
とした. 中止境界は表8.5.1に示した値を選択した. 第1ステージの無益性の境界は
$\alpha_0 = 0.5$, 有効性の境界は $\alpha_1 = 0.0102$, 最終ステージでは $C_\alpha = 0.0038$ とした. サン
プルサイズの上限は, 各群800例とした. エフェクトサイズが非常に小さい場合は,
非現実的なサンプルサイズとなり, $N_{\max}$ では検出力が不十分となるため, 無益性の
境界を与えて試験を中止することとした. なお, このデザインでは, 対照群と被験
薬群の発現率がそれぞれ22%および11%であれば検出力は99.6%となり, それぞれ
22%および16.5%であれば検出力は80%となる.

300例のデータを用いた中間解析時には, 対照群と被験薬群の発現率がそれぞれ
16.5%および11%であり, 検出力は約40%であった. サンプルサイズ再設定の結果,
各群533例となり, その条件付き検出力は88.6%となった.

注　釈　　　上記の試験では, 当初, サンプルサイズ再設定を計画していなかった.
スポンサーはサンプルサイズ再設定を希望したが, FDAはそれを認めなかった. 最
終的に, 統計的有意性は示されなかった. サンプルサイズ再設定は, 試験計画時に検
討されるものであり, また, 中間解析では非盲検データを評価してサンプルサイズ再

設定を検討するため，試験の妥当性と完全性を守るためにも IDMC の設置が推奨される.

16.3　アダプティブ用量漸増デザイン

従来の用量漸増デザイン

第5章で議論したとおり，3＋3デザインはがん第 I 相用量漸増試験で広く利用されている．3＋3デザインは，用量ごとに3名の患者を組み入れ，用量制限毒性（dose limiting toxicity；DLT）が確認された場合には，その用量にさらに3名の患者を組み入れ，6名の患者の安全性を評価して当該用量で中止すべきか，増量すべきかを決定する．試験の目的は最大耐量（maximum tolerated dose；MTD）を決定することである．3＋3デザインのようなルールに基づく方法は，MTD の同定精度が低いため，MTD を精度よく同定でき，同時に必要サンプルサイズや DLT 発現例数を減らすことができる方法が求められている．その一つとして，連続再評価法（continual reassessment method；CRM）がある.

アダプテーション

アダプティブ用量漸増デザインのアダプテーションとは，従来のルールに基づく方法を変更することで得られる．第5章で議論したように，3＋3デザインは効率的ではないため，m＋n 型の用量漸増ルールを DLT に基づく用量選択基準と共に検討することもできる．他のアダプテーションとしては，開始用量の選択，用量水準の決定方法，MTD に対する事前情報，用量毒性モデル，中止基準，統計手法などがある.

統 計 手 法

用量漸増試験として，多段階デザイン（Crowley, 2001）や CRM などの用量反応関係を評価する方法がある．CRM は，用量反応関係を累積データに基づいて連続的に再評価し，次の組み入れ患者に MTD と推定される用量を割り付ける．CRM は，従来のルールに基づく方法よりも効率がよいが，遅発性の毒性を考慮できないことや用量漸増に制限がないため，実務上の問題となる可能性がある（Babb & Rogatko, 2004）．Chang & Chow（2005）は，複数の評価項目に対する CRM と効用アダプティブランダム化（utility-adaptive randomization；UAR）を組み合わせた方法を提案した．UAR は反応アダプティブランダム化（response-adaptive randomization；RAR）の拡張である．また，CRM には，Bayes 流，頻度流，これらを統合した方法がある．Chang & Chow（2005）が指摘しているように，CRM は，試験中の蓄積データに基づくアダプテーションにより，最適なデザインを達成することができ，単純な発現割合に基づく方法よりも，適切なモデルを用いることで予測精度が高くなる.

16.3 アダプティブ用量漸増デザイン　　　*247*

事　例

転移性アンドロゲン非依存性前立腺がん患者を対象に，被験薬の用量毒性関係を評価し，MTD を同定する試験を実施した．非臨床データから推定された MTD は約 $400\,\mathrm{mg/m^2}$ であった．修正 Fibonacci 法により用量レベルを選択した（表 16.3.1）．8 つの用量レベルが設定されたが，必要に応じて他の用量レベルも追加可能とした．初回用量は，マウスで約 10% の死亡が生じた用量（mouse equivalent lethal dose 10：MELD10）である $30\,\mathrm{mg/m^2}$ とした．ただし，マウス以外の種において死亡は認められず，また生命を脅かすこともなかったことは確認されている．MTD における毒性発現確率は 17% とした．

ここでは，従来のルールに基づくデザインと CRM の動作特性を比較する．CRM では，以下のロジスティックモデルを用いた．

$$p = \frac{1}{1 + 150 \exp(-ax)}$$

ここで，p は DLT 発現率，x は用量であり，母数の事前分布は（0, 0.12）の一様分布とした．

ExpDesign Studio® を用いて，シミュレーションを実施した結果を以下に示す．ルールに基づくデザインでは，真の MTD である用量レベル 7 を選択する確率は 75% であったのに対して，CRM では 100% であった．ルールに基づくデザインの平均組み入れ例数および平均 DLT 発現例数は，それぞれ 18.2 例および 2.4 例であったのに対して，CRM ではそれぞれ 12 例および 4 例であった．

注　釈　　CRM は，用量選択に関するアダプテーションを伴う早期相の用量漸増試験デザインである．その試験実施計画書は，試験開始前に規制当局へ提出することを推奨する．開始用量，用量レベル，MTD に関する事前情報，用量毒性モデル，増量ルール，中止ルールなどのデザイン特性は，試験実施計画書に明記すべきである．実務上，先行する患者の毒性を確認する前に，次の患者を組み入れる場合がある．また，通常，用量スキップには制限がある．この状況を検討するために，コホートサイズを 3 例（つまり，1 例目の毒性を確認する前に 2 例を追加登録する）として，1 用量レベルであればスキップを認めるデザインについて ExpDesign Studio® でシミュレーションを行った．その結果，平均組み入れ例数および平均 DLT 発現例数は，それぞれ 12 例および 1.8 例となり，精度を低下させることなく DLT 発現例数を平均 4 例から 2 例にすることができた．12 例で遅発毒性に伴う精度低下を低減させること

表 16.3.1　用量レベルと DLT 発現率

用量レベル	1	2	3	4	5	6	7	8
用量	30	60	99	150	211	280	373	496
DLT 発現率	0.010	0.012	0.017	0.026	0.042	0.071	0.141	0.309

ができた．CRM を用いる場合は，次用量を決めるために随時モデリングとシミュレーションを実施する必要がある．

16.4　アダプティブ2段階第 II/III 相デザイン

シームレス第 II/III 相デザイン

シームレス第 II/III 相デザインは，従来の第 IIb 相試験と第 III 相試験を1つの試験に併合するデザインである．シームレスデザインを用いる試験の目的は，各試験で従来検討されてきた目的を組み合わせることにある．このデザインにより，別々に実施していた2つの試験間の期間を縮小することができる．Maca et al.（2006）では，アダプティブシームレス第 II/III 相デザインは，最終解析時にアダプテーションの前後に組み入れられた患者のデータを用いるシームレスデザインと定義されている．つまり，本デザインの実施可能性および効率は，適用するアダプテーションに依存する．シームレスデザインを用いることで，同じ相または異なる相の試験を併合することができる．シームレスデザインは，探索的な第 IIb 相と検証的な第 III 相のシームレスな移行を可能とするため，臨床開発期間の短縮に有効である．

アダプテーション

シームレス第 II/III 相デザインでは，学習ステージにおいて事前に規定した基準に従い，劣っている群を脱落させ，最良の群と対照群を残して検証ステージへ進むことになる．その他のアダプテーションとしては，学習ステージでの患者集団のエンリッチメント，検証ステージでの割付法の変更がある．エンリッチメントでは，治療への反応性が高い部分集団や，遺伝学的バイオマーカーに基づいて有害事象のリスクが高い部分集団などを同定する．検証ステージでの割付法の変更により，優れた群により多くの患者を割り付けることだけでなく，試験の成功確率を高くすることも可能となる．一方，主要評価項目に対してアダプテーションすることは一般的ではない．例えば，学習ステージでは治療効果を短期間で評価できる評価項目（もしくは代替評価項目やバイオマーカー）を用い，検証ステージでは評価に時間がかかる長期的な評価項目を設定するようなデザインである．シームレスデザインを適用する際は，その統計的推測に留意すべきである．

方　　法

アダプティブシームレス第 II/III 相試験では，第1ステージで無益性が認められて試験を中止しない限り第2ステージに進み，当該ステージのデータのみを用いて第2ステージの p 値を求める．最終解析では，事前に規定した結合関数を用いて2つのステージの p 値を結合する．Sampson & Sill（2005）が提案した敗者を脱落させる方法や，Chang, Chow & Pong（2006）による p 値を結合する対比検定が有用である．デー

タに依存する結合ルールを事後的に用いるべきではなく，計画段階で事前に検討する必要がある．

Thall, Simon & Ellenberg（1989）は，二値データを評価する試験における2段階デザインを提案した．このデザインでは，第1ステージで最良の治療を選択し，第2ステージで対照群との比較を行う．両ステージの対照群のデータを併合するために，第1ステージに対照群を含めておく必要がある．Schaid, Wieand & Therneau（1990）は，時間イベント型の評価項目のためのデザインを検討した．このデザインでは，第1ステージでの早期無効中止を検討し，第2ステージで2つ以上の治療群を評価することを認めたデザインである．Stallard & Todd（2003）は，アルファ消費関数を導入し，これらのデザインを多段階デザインに拡張している．また，このデザインは正規，二値，順序，生存時間のような一般的な評価項目に適用可能である．これらの方法はアダプティブシームレス第II/III相デザインに有用である．

注　釈　　上述の方法は，各ステージの主要評価項目が同じであることを前提にしている．Todd & Stallard（2005）は，探索ステージでは短期的評価項目で治療群を選択し，検証ステージで長期的主要評価項目を用いて対照群と比較するデザインを検討している．

事　例
以下にアダプティブシームレス第II/III相デザインの事例を示す．はじめの3つの事例は，Maca et al.（2006）での事例を修正したものである．

●**例 16.4.1：アダプティブな治療選択**　少なくとも2つの抗TNF治療に不応の関節リウマチ患者を対象とした，被験薬とメトトレキサートの併用療法の有効性と安全性を評価するためのアダプティブシームレス第II/III相試験を紹介する．この試験のデザインは，Bauer & Kieser（1999）に示されているデザインと類似している．試験の目的は用量選択と有効性検証であり，6か月時点のACR-20（American College of Rheumatology 20 score）が主要評価項目であった．第1ステージでは用量を選択し，第2ステージでは有効性を検証する．第2ステージ終了後，両ステージのデータを統合し，最終解析は，有意水準を0.025としたFisherの統合検定であった．この試験では，早期無効中止のみを考慮したデザインであった．

患者を5つの群（4つの実薬群およびプラセボ群）へ均等にランダムに割り付けた．第1ステージ終了時に中間解析を実施し，最良の被験薬群とプラセボ群が第2ステージへ移行した．事前規定した有効性，安全性，免疫原性の基準に従い，最良の被験薬群を選択した．中間解析では，(i) 安全で最も効果のある最良の被験薬群を第2ステージに移行させ，(ii) 最も効果が低い，または安全性が低い被験薬群を脱落させ，(iii) 無益性の要件を評価することとした．これらの決定には，短期的評価項目と臨床的評価項目の両方を考慮した．試験デザインの妥当性と完全性を保証するために2つの委員会，すなわちIDMCと内部執行委員会を設置した．

250   16. 事 例 研 究

●**例 16.4.2：治療効果の確認**　神経障害性疼痛患者を対象としたシームレス第 II/III 相試験を紹介する（Maca et al., 2006）．本試験の主要評価項目は，PI-NRS スコアのベースラインに対する 8 週時の変化量である．患者を 4 つの群（実薬の 3 用量およびプラセボ）へ均等にランダムに割り付けた．組み入れ終了前に，アダプテーションを伴う 2 回の中間解析を計画した．1 回目の中間解析では，最良の用量選択と割付方法の変更を行い，2 回目の中間解析では，治療効果を検証する用量を 1 つ選択することとした．最終解析では，選択した用量群のプラセボ群に対する優越性を検証するために p 値の統合検定を用いることとした．

短期的評価項目（例えば，2 週時のベースラインからの変化量）を用いて，プラセボと被験薬 3 用量を評価する第 IIb 相試験を実施し，その後，長期的評価項目（例えば 8 週時の変化量）を用いて検証的な第 III 相試験を実施する従来の方法に対して，本試験では，これら 2 試験を併合し，第 1 ステージと第 2 ステージのそれぞれで長期的評価項目を評価している．治療効果を効果的に評価するために経時モデル（2 週時，4 週時，6 週時，8 週時）が利用できる．

●**例 16.4.3：部分集団における治療効果の確認**　Maca et al. (2006) では，転移性乳がん患者に対する 2 段階のアダプティブデザインを用いた臨床試験を紹介している．本試験では，第 1 ステージで患者集団を選択し，第 2 ステージでハザード比に基づき有効性を検証することとした．また，バイオマーカーも測定している．最初に，患者を 3 つの群（2 つの実薬群およびプラセボ群）へ均等にランダムに割り付けた．1 回の中間解析は，目標イベント数の約 60% に達した時点で実施することとした．中間解析では，バイオマーカーの発現レベルに応じて 2 つの部分集団を定義し，各集団の有効性および安全性を評価した．意思決定は第 2 ステージまで進んだ患者のデータに基づいて実施した．中間解析では無益性も評価した．最終解析では，選択した用量群の対照群に対する優越性を検証するために，逆正規分布に基づく p 値の統合検定を行った．本試験では，対象集団選択のための第 IIb 相試験と検証的第 III 相試験を別々に実施するアプローチと同様の目的を満たすことができた．

●**例 16.4.4**　喘息患者に対して，FEV1 のベースラインから 1 年後の変化量を主要評価項目として被験薬の持続的な治療効果を検証する試験を実施した．患者は 5 群（4 つの被験薬群およびプラセボ群）へ均等にランダムに割り付けた．先行する試験では，FEV1 の 4 週時の変化量の推定値は，プラセボ（用量レベル 0），用量レベル 1, 2, 3, 4 でそれぞれ 6%, 13%, 15%, 16%, 17% であった（共通の標準偏差は 18%）．50% の患者に対する短期の有効性（4 週時の変化量）評価が終了した時点で 1 回の中間解析を実施することとした．また，中間解析では，最良の反応が観察された群の選択と，無益性による早期中止を検討した．第 2 ステージは選択した用量とプラセボで実施し，最終解析では両ステージで得られた p 値の和に基づく方法を用いた．なお，有効中止を伴うデザインではないことから，Fisher の基準に基づく p 値の結合法は用いていない．（Fisher の結合法は早期有効中止を伴わないアダプティブデザインでは効率的

16.4 アダプティブ 2 段階第 II/III 相デザイン　　　251

表 16.4.1　シームレスデザイン

群	0	1	2	3	4
FEV1 の 4 週時の変化量	0.06	0.12	0.13	0.14	0.15
対比	−0.54	0.12	0.13	0.14	0.15

ではないことが示されている). 中止基準は表 8.6.2 より, $\alpha_1 = 0$, $\beta_1 = 0.25$, $\alpha_2 = 0.2236$ とし, $p_1 > \beta_1$ のときに試験を中止, $p_1 \le \beta_1$ のときに第 2 ステージに移行することとした. 最終解析では, $p_1 + p_2 \le 0.2236$ のときに有効であるとし, そうでないときには無益とすることとした. ここで, p_1 は第 1 ステージでの対比検定から得られた p 値である.

各群 120 例の場合, 片側有意水準 0.025 の下で検出力は 91.2% となる. シミュレーションによるサンプルサイズの平均値は, 帰無仮説および対立仮説の下で, それぞれ 240 例および 353 例である. 前述のとおり, 本デザインは, 包括的な帰無仮説に対する第 1 種の過誤確率を制御している.

問題点と提言

アダプティブシームレスデザインは, 一定の確度と信頼性を保って相対的に短期間で, 効率的に最良の治療を同定できるため, スポンサーにとっては非常に魅力的であるが, 実際には以下の問題に直面する.

臨床開発期間　　アダプティブシームレスデザインを用いることで, 実際に開発期間を短縮できるのかを検討することが重要である. シームレス試験のみで承認申請できるのであれば問題ないが, 当該試験が申請に必要な 2 つのピボタル試験の 1 つであるならば, もう 1 つのピボタル試験を速やかに終了することが, 開発期間の短縮につながる. もう 1 つの試験もシームレス試験にするのであれば, そのために追加でかかる期間を全体の開発期間に含めなければならない.

統計的推測　　Maca et al. (2006) で述べられているように, シームレス試験のデータ解析では, アダプテーションに伴う偏りが問題になる場合がある. 選択した治療の対照治療に対する効果の最尤推定値に生じる偏りは, 対応する信頼区間の正確性を低下させる可能性がある. したがって, 仮説検定の際には, 第 1 種の過誤確率を適切に制御する必要がある. また, 治療効果の推定値に偏りが生じないようにし, 信頼区間が適切な被覆確率を与えるように調整しなければならない. Brannath, Koening & Bauer (2003) は, 仮説検定と信頼区間の双対性を利用した繰り返し信頼区間を提案しているが, この信頼区間は中間解析時の早期中止に関して非常に保守的な結果を与える. Posch et al. (2005) は, より一般的な方法として, 各帰無仮説に対して別の組み合わせ検定を用いている. Stallard & Todd (2005) は, 最尤推定値の偏りを評価し, 偏りを調整した推定値を提案した. また, 標本空間のステージの順序を用いて, 選択した治療の効果に関する信頼域を構成した.

意思決定　　シームレス第 II/III 相試験では，一般に，学習ステージの終了時点で重要な意思決定を行い，試験をモニタリングするために IDMC を設置することが多い．ただし，この意思決定には，通常の IDMC には求められないさらなる専門性が必要であり，IDMC が勧告を検討する上でスポンサーからの情報や意見，承認が必要になる場合がある．Maca et al. (2006) は，シームレス第 II/III 相デザインの意思決定には，(i) 意思決定のための委員会を組織すること，(ii) 解析の方法，(iii) スポンサーの代表者，(iv) 選択した決定から推察されること，(v) 規制的観点が重要であると述べている．

　　学習ステージのアダプテーションに対して意思決定を行う委員会は，IDMC のみでよいのか，それとも別の委員会を組織すべきであるかは明確ではなく，コンセンサスがない．Maca et al. (2006) は，1 つの委員会で対処するのであれば，意思決定に関する知識と経験を有する委員を含めることを推奨している．例えば，安全性のモニタリングに関する専門家には，用量選択に関する経験がない可能性がある．一方，別の委員会を組織するのであれば，IDMC の委員は意思決定時に非盲検データのみを評価し，また意思決定に関連する結果のみを閲覧すべきである．解析は，独立した統計家またはプログラマーが実施し，彼らが IDMC に結果を提供すべきである．スポンサーの代表者は，FDA ガイダンスに示されているとおり，以下の原則を満たすべきである（FDA, 2005c）．

- 勧告に対する批准を承認するスポンサーの代表者は，試験の運用から距離をおくべきである．つまり，試験に関する他の責任を負うべきではない．また，試験の管理者との直接的な接触を限定すべきである．
- スポンサーの代表者の数は，必要最小限にすべきである．これらの代表者は，意思決定時だけでなく，その過程で必要とされる最低限の非盲検の情報を閲覧する．
- 中間データの閲覧を制限するための方策が必要である．例えば，試験の実施手順や責任の所在を明文化し，全関係者から守秘義務を含め同意を得ておく必要がある．また，データの閲覧権や転送の手順も規定すべきである．

　　原則として，検証ステージに移行する治療群の情報は，偏りが生じないように最小限にすべきである．意思決定に関与する個人に与える情報を制限するよう留意すべきである．アダプティブシームレスデザインを用いるときは，試験の妥当性と完全性を維持するために規制当局と相談することが推奨される．

参 考 文 献

Alonso, A., Geys, H., and Molenberghs, G. (2006). A unifying approach for surrogate marker validation based on Prentice's criteria. *Statistics in Medicine*, 25, 205-221.

Arbuck, S. G. (1996). Workshop on phase I study design. *Annals of Oncology*, 7, 567-573.

ASCO Special Article. (1997). Critical role of phase I clinical trials in cancer treatment. *Journal of Clinical Oncology*, 15, 853-859.

Atkinson, A. C. (1982). Optimum biased coin designs for sequential clinical trials with prognostic factors. *Biometrika*, 69, 61-67.

Atkinson, A. C., and Donev, A. N. (1992). *Optimum Experimental Designs*. Oxford University Press, New York, New York.

Babb, J. S., and Rogatko, A. (2001). Patient specific dosing in a cancer phase I clinical trial. *Statistics in Medicine*, 20, 2079-2090.

Babb, J. S., and Rogatko, A. (2004). Bayesian methods for cancer phase I clinical trials. In *Advances in Clinical Trial Biostatistics*. Ed. Geller, N. L., Marcel Dekker, New York, New York.

Babb, J., Rogatko, A., and Zacks, S. (1998). Cancer phase I clinical trials. Efficient dose escalation with overdose control. *Statistics in Medicine*, 17, 1103-1120.

Bandyopadhyay, U., and Biswas, A. (1997). Some sequential tests in clinical trials based on randomized play-the-winner rule. *Calcutta. Stat. Assoc. Bull.*, 47, 67-89.

Banerjee, A., and Tsiatis, A. A. (2006). Adaptive two-stage designs in phase II clinical trials. *Statistics in Medicine*, In press.

Basford, K. E., Greenway, D. R., McLachlan, G. J., and Peel, D. (1997). Standard Errors of Fitted Component Means of Normal Mixtures. *Computational Statistics*, 12, 1-17.

Bauer, P. (1999). Multistage testing with adaptive designs (with discussion). *Biometrie und Informatik in Medizin und Biologie*, 20, 130-148.

Bauer, P., and Kieser, M. (1999). Combining different phases in development of medical treatments within a single trial. *Statistics in Medicine*, 18, 1833-1848.

Bauer, P., and Köhne, K. (1994). Evaluation of experiments with adaptive interim analysis. *Biometrics*, 50, 1029-1041.

Bauer, P., and Köhne, K. (1996). Evaluation of experiments with adaptive interim analyses. *Biometrics*, 52, 380 (Correction).

Bauer, P., and König, F. (2006). The reassessment of trial perspectives from interim data— a critical view. *Statistics in Medicine*, 25, 23-36.

参 考 文 献

Bauer, P., and Röhmel, J. (1995). An adaptive method for establishing a dose-response relationship. *Statistics in Medicine*, 14, 1595-1607.

Bechhofer, R. E., Kiefer, J., and Sobel, M. (1968). *Sequential Identification and Ranking Problems*. University of Chicago Press, Chicago, Illinois.

Benda, N., Brannath, W., Bretz, F., Burger, H.-U., Friede, T., Maurer, W., and Wang, S. J. (2010). Perspectives on the use of adaptive designs in clinical trials. Part II. Panel Discussion. *Journal of Biopharmaceutical Statistics*, 20, 1098-1112.

Berry, D. A. (2005). Introduction to Bayesian methods III : Use and interpretation of Bayesian tools in design and analysis. *Clinical Trials*, 2, 295-300.

Berry, D. A., and Eick, S. G. (1995). Adaptive assignment versus balanced randomization in clinical trials : a decision analysis. *Statistics in Medicine*, 14, 231-246.

Berry, D. A., and Fristedt, B. (1985). *Bandit Problems : Sequential Allocation of Experiments*. Chapman Hall, London.

Berry, D. A., Müller, P., Grieve, A. P., Smith, M., Parke, T., Blazek, R., Mitchard, N., and Krams, M. (2002). Adaptive Bayesian designs for doseranging drug trials. In *Case Studies in Bayesian Statistics V*. Lecture Notes in Statistics. Springer, New York. 162-181.

Berry, D. A., and Stangl, D. K. (1996). *Bayesian Biostatistics*. Marcel Dekker, Inc. New York, New York.

Berry, S. M., Carlin, B. P., Lee, J. J., and Muller, P. (2011). *Bayesian Adaptive Methods for Clinical Trials*. Chapman and Hall/CRC Press, Taylor & Francis, New York.

Birkett, N. J. (1985). Adaptive allocation in randomized controlled trials. *Controlled Clinical Trials*, 6, 146-155.

Bischoff, W., and Miller, F. (2005). Adaptive two-stage test procedures to find the best treatment in clinical trials. *Biometrika*, 92, 197-212.

Blackwell, D., and Hodges, J. L., Jr. (1957). Design for the control of selection bias. *Annal of Mathematical Statistics*, 28, 449-460.

Brannath, W., Koening, F., and Bauer, P. (2003). Improved repeated confidence bounds in trials with a maximal goal. *Biometrical Journal*, 45, 311-324.

Brannath, W., Posch, M., and Bauer, P. (2002). Recursive combination tests. *Journal of American Statistical Association*, 97, 236-244.

Branson, M., and Whitehead, W. (2002). Estimating a treatment effect in survival studies in which patients switch treatment. *Statistics in Medicine*, 21, 2449-2463.

Bretz, F., and Hothorn, L. A. (2002). Detecting dose-response using contrasts : Asymptotic power and sample size determination for binary data. *Statistics in Medicine*, 21, 3325-3335.

Bronshtein, I. N., Semendyayev, K. A., Musiol, G., and Muehlig, H. (2004). *Handbook of Mathematics*. Springer-Verlag Berlin Heidelberg.

Brophy, J. M., and Joseph, L. (1995). Placing trials in context using Bayesian analysis. GUSTO revisited by reverend Bayes [see comments]. *Journal of American Medical Association*, 273, 871-875.

Burman, C. F., and Sonesson, C. (2006). Are flexible designs sound? *Biometrics*, In press.

Buyse, M., and Molenberghs, G. (1998). Criteria for the validation of surrogate endpoints in

参 考 文 献 255

randomized experiments. *Biometrics*, 54, 1014-1029.

Casciano, D. A., and Woodcock, J. (2006). Empowering microarrays in the regulatory setting. *Nature Biotechnology*, 24, 1103.

Chaloncr, K., and Larntz, K. (1989). Optimal Bayesian design applied to logistic regression experiments. *Journal of Planning and Inference*, 21, 191-208.

Chang, M. (2005a). Bayesian adaptive design with biomarkers. Presented at IBC's Second Annual Conference on *Implementing Adaptive Designs for Drug Development*, November 7-8, 2005, Nassau Inn, Princeton, New Jersey.

Chang, M. (2005b). A simple n-stage adaptive design. Submitted.

Chang, M. (2007a). Adaptive design method based on sum of p-valnes. *Statistics in Medicine*, 26, 2772-2784.

Chang, M. (2007b). Multiple-arm superiority and non-inferiority designs with various endpoints. *Pharmaceutical Statistics*, 6(1), 43-52.

Chang, M. (2010). *Monte Carlo Simulation for the Pharmaceutical Industry : Concepts, Algorithms, and Case Studies*. Chapman and Hall/CRC press, Taylor & Frances, New York.

Chang, M., and Chow, S. C. (2005). A hybrid Bayesian adaptive design for dose response trials. *Journal of Biopharmaceutical Statistics*, 15, 667-691.

Chang, M., and Chow, S. C. (2006a). Power and sample size for dose response studies. In *Dose Finding in Drug Development*. Ed. Ting, N., Springer, New York, New York.

Chang, M., and Chow, S. C. (2006b). An innovative approach in clinical development—utilization of adaptive design methods in clinical trials. Unpublished manuscript.

Chang, M., and Chow, S. C. (2007). Analysis strategies for multipleendpoint adaptive design. *Journal of Biopharmaceutical Statistics*, 17, 1189-1200.

Chang, M., Chow, S. C., and Pong, A. (2006). Adaptive design—issues, opportunities, and recommendations. *Journal of Biopharmaceutical Statistics*, 16, 299-309.

Chang, M. N. (1989). Confidence intervals for a normal mean following group sequential test. *Biometrics*, 45, 249-254.

Chang, M. N., and O'Brien, P. C. (1986). Confidence intervals following group sequential test. *Controlled Clinical Trials*, 7, 18-26.

Chang, M. N., Wieand, H. S., and Chang, V. T. (1989). The bias of the sample proportion following a group sequential phase II trial. *Statistics in Medicine*, 8, 563-570.

Channon, E. J. (2000). Equivalence testing in dose-reponse study. *Drug Information Journal*, 34, 551-562.

Chen, J. J., Tsong, Y., and Kang, S. (2000). Tests for equivalence or noninferiority between two proportions. *Drug Information Journal*, 34, 569-578.

Chen, T. T. (1997). Optimal three-stage designs for phase II cancer clinical trials. *Statistics in Medicine*, 16, 2701-2711.

Chen, T. T., and Ng, T. H. (1998). Optimal flexible designs in phase II cancer clinical trials. *Statistics in Medicine*, 17, 2301-2312.

Cheng, B., and Chow, S. C. (2010). On flexibility of adaptive designs and criteria for choosing a good one—a discussion of FDA draft guidance. *Journal of Biopharmaceutical Statistics*, 20, 1171-1177.

Cheng, B., and Chow, S. C. (2011). Multi-stage transitional seamless trial designs with different objectives and endpoints. Submitted.

Chevret, S. (1993). The continual reassessment method in cancer phase I clinical trials: A simulation study. *Statistics in Medicine*, 12, 1093-1108.

Chow, S. C. (2005). Randomized trials stopped early for benefit. Presented at Journal Club, Infectious Diseases Division, Duke University School of medicine, Durham, North Carolina.

Chow, S. C. (2006). Adaptive design methods in clinical trials. *International Chinese Statistical Association* bulletin January, 2006, 37-41.

Chow, S. C. (2010). Changing with the times. *European Biopharmaceutical Review*, October Issue, 48-52.

Chow, S. C. (2011). *Controversial Statistical Issues in Clinical Trials*. Chapman and Hall/CRC Press, Taylor & Francis, New York.

Chow, S. C., and Chang, M. (2006). *Adaptive Design Methods in Clinical Trials*. Chapman and Hall/CRC Press, Taylor & Francis, New York.

Chow, S. C., and Chang, M. (2008). Adaptive design methods in clinical trials—a review. *The Orphanet Journal of Rare Diseases*, 3, 11-18.

Chow, S. C., Chang, M., and Pong, A. (2005). Statistical consideration of adaptive methods in clinical development. *Journal of Biopharmaceutical Statistics*, 15, 575-591.

Chow, S. C., and Liu, J. P. (2004). *Design and Analysis of Clinical Trials*. 2nd edition, John Wiley & Sons, New York, New York.

Chow, S. C., Lu, Q., and Tse, S. K. (2007). Statistical analysis for two-stage adaptive design with different study endpoints. *Journal of Biopharmaceutical Statistics*, 17, 1163-1176.

Chow, S. C., and Shao, J. (2002). *Statistics in Drug Research*. Marcel Dekker, Inc., New York, New York.

Chow, S. C., and Shao, J. (2005). Inference for clinical trials with some protocol amendments. *Journal of Biopharmaceutical Statistics*, 15, 659-666.

Chow, S. C., and Shao, J. (2006). On non-inferiority margin and statistical test in active control trials. *Statistics in Medicine*, 25, 1101-1113.

Chow, S. C., Shao, J., and Hu, Y. P. (2002). Assessing sensitivity and similarity in bridging studies. *Journal of Biopharmaceutical Statistics*, 12, 385-400.

Chow, S. C., Shao, J., and Wang, H. (2003). *Sample Size Calculation in Clinical Research*. Marcel Dekker, Inc., New York, New York.

Chow, S. C., Shao, J., and Wang, H. (2008). *Sample Size Calculation in Clinical Research*. 2nd edition, Chapman Hall/CRC Press, Taylor & Francis, New York, New York.

Chow, S. C., and Tu, Y. H. (2008). On two-stage seamless adaptive design in clinical trials. *Journal of Formosan Medical Association*, 107(12), S51-S59.

Chuang-Stein, C., and Agresti, A. (1997). A review of tests for detecting a monotone dose-response relationship with ordinal response data. *Statistics in Medicine*, 16, 2599-2618.

Chuang-Stein, C., Anderson, K., Gallo, P., and Collins, S. (2006). Sample size re-estimation. Submitted.

Coad, D. S., and Rosenberger, W. F. (1999). A comparison of the randomized play-the-winner and the trianglar test for clinical trials with binary responses. *Statistics in*

参 考 文 献 257

Medicine, 18, 761-769.

Coburger, S., and Wassmer, G. (2003). Sample size reassessment in adaptive clinical trials using a bias corrected estimate. *Biometrical Journal*, 45, 812-825.

Cohen, A., and Sackrowitz, H. B. (1989a). Exact tests that recover interblock information in balanced incomplete block design. *Journal of American Statistical Association*, 84, 556-559.

Cohen, A., and Sackrowitz, H. B. (1989b). Two stage conditionally unbiased estimators of the selected mean. *Statistics & Probability Letters*, 8(3), 273-278.

Conaway, M. R., and Petroni, G. R. (1996). Designs for phase II trials allowing for a trade-off between response and toxicity. *Biometrics*, 52, 1375-1386.

Conley, B. A., and Taube, S. E. (2004). Prognostic and predictive markers in cancer. *Dis Markers*, 20, 35-43.

Cox, D. R. (1952). A note of the sequential estimation of means. *Proc. Camb. Phil. Soc.*, 48, 447-450.

Cox, D. R., and Oakes, D. (1984). *Analysis of Survival Data*. Monographs on Statistics and Applied Probability. Chapman & Hall, London.

Cox, D. R., and Snell, E. J. (1968). A general definition of residuals (with discussion). *Journal of the Royal Statistical Society*, 8, 30, 248-275.

Crowley, J. (2001). *Handbook of Statistics in Clinical Oncology*. Marcel Dekker, Inc., New York, New York.

CTriSoft Intl. (2002). Clinical Trial Design with ExpDesign Studio, www.ctrisoft.net.

Cui, L., Hung, H. M. J., and Wang, S. J. (1999). Modification of sample size in group sequential trials. *Biometrics*, 55, 853-857.

Decoster, G., Stein, G., and Ioldener, E. E. (1990). Responses and toxic deaths in phase I clinical trials. *Annals of Oncology*, 1, 175-181.

DeMets, D. L., and Ware, J. H. (1980). Group sequential methods for clinical trials with a one-sided hypothesis. *Biometrika*, 67, 651-660.

DeMets, D. L., and Ware, J. H. (1982). Asymmetric group sequential boundaries for monitoring clinical trials. *Biometrika*, 69, 661-663.

Demidenko, E. (2007). Sample site determination for logistic regression revisited. *Statistics in Medicine*, 26, 3385-3397.

Dempster, A. P., Laird, N. M., and Rubin, D. B. (1977). Maximum likelihood estimation from incomplete data via the EM algorithm (with discussion). *J. Roy. Stat. Soc. B*, 39, 1-38.

Dent, S. F., and Fisenhauer, F. A. (1996). Phase I trial design : Are new methodologies being put into practice? *Annals of Oncology*, 6, 561-566.

Dunnett, C. W. (1955). A multiple comparison procedure for comparing several treatments with a control. *Journal of American Statistical Association*, 50, 1076-1121.

East (2010). Cytel, Inc., EastSurvAdapt, Cambridge, MA.

Efron, B. (1971). Forcing a sequential experiment to be balanced. *Biometrika*, 58, 403-417.

Efron, B. (1980). Discussion of Minimum chi-square, not maximurnlikelihood. *Annal of Siatistics*, 8, 469-471.

Efron, B., and Tibshirani, R. J. (1993). *An Introduction to the Bootstrap*. Chapman and Hall, New York, New York.

Eichhorn, B. H., and Lacks, S. (1981). Bayes sequential search of an optimal dosage : Linear regression with both parameters unknown. *Communications in Statistics—Theory and Methods*, 10, 931-953.

Ellenberg, S. S., Fleming, T. R., and DeMets, D. L. (2002). *Data Monitoring Committees in Clinical Trials—A Practical Perspective*. John Wiley and Sons, New York, New York.

EMEA. (2002). Point to Consider on *Methodological Issues in Confirmatory Clinical Trials with Flexible Design and Analysis Plan*. The European Agency for the Evaluation of Medicinal Products Evaluation of Medicines for Human Use. CPMP/EWP/2459/02, London, UK.

EMEA. (2004). Point to Consider on the *Choice of Non-inferiority Margin*. The European Agency for the Evaluation of Medicinal Products Evaluation of Medicines for Human Use. London, UK.

EMEA. (2006). Reflection paper on *Methodological Issues in Confirmatory Clinical Trials with Flexible Design and Analysis Plan*. The European Agency for the Evaluation of Medicinal Products Evaluation of Medicines for Human Use. CPMP/EWP/2459/02, London, UK.

Ensign, L. G., Gehan, E. A., Kamen, D. S., and Thall, P. F. (1994). An optimal three-stage design for phase II clinical trials. *Statistics in Medicine*, 13, 1727-1736.

Faries, D. (1994). Practical modifications of the continual reassessment method for phase I cancer clitical trials. *Journal of Biopharmaceutical Statistics*, 4, 147-164.

FDA. (1988). Guideline for *Format and Content of the Clinical and Statistical Sections of New Drug Applications*. The United States Food and Drug Administration, Rockville, Maryland, USA.

FDA. (2000). Guidance for *Clinical Trial Sponsors On the Establishment and Operation of Clinical Trial Data Monitoring Committees*. The United States Food and Drug Administration, Rockville, Maryland, USA.

FDA. (2005a). Draft Guidance on *Multiplex Tests for Heritable DNA Markers, Mutations, and Expression Patterns*. The United States Food and Drug Administration, Rockville, Maryland, USA.

FDA. (2005b). The draft concept paper on Drug-Diagnostic Co-Development, The United States Food and Drug Administration, Rockville, Maryland, USA.

FDA. (2005c). Draft Guidance for *Clinical Trial Sponsors. Establishment and Operation of Clinical Trial Data Monitoring Committees*. The United States Food and Drug Administration, Rockville, Maryland, USA.
http://www.fda.gov/cber/qdlns/clintrialdmc.htm.

FDA. (2007). Draft Guidance on *In Vitro Diagnostic Multivariate Index Assays*. The United States Food and Drug Administration, Rockville, Maryland, USA.

FDA. (2010a). Draft Guidance for Industry—*Adaptive Design Clinical Trials for Drugs and Biologics*. The United States Food and Drug Administration, Rockville, Maryland, USA., Feb, 2010.

FDA. (2010b). Guidance for Industry—*Non-inferiority Clinical Trials*. The United States Food and Drug Administration, Rockville, Maryland, USA.

Feng, H., Shao, J., and Chow, S. C. (2007). Adaptive group sequential test for clinical trials with changing patient population. *Journal of Biopharmaceutical Statistics*, 17, 1227-1238.

Fleiss, J. L., Levin, B., and Paik, M. C. (2003). *Statistical Methods for Rates and Proportions*. John Wiley and Sons, New York.

Fluhr, J. W., Gloor, M., Merkel, W., Warnecke, J., Hoffler, U., Lehmacher, W., and Glutsch, J. (1998). Antibacterial and sebosuppressive efficacy of a combination of chloramphenicol and pale sulfonated shale oil. *Arzneimittel-Forschung/Drug Research*, 48(I), 188-196.

Follman, D. A., Proschan, M. A., and Geller, N. L. (1994). Monitoring pairwise comparisons in multi-armed clinical trials. *Biometrics*, 50, 325-336.

Freedman, L. S., Graubard, B. I., and Schatzkin, A. (1992). Statistical validation of intermediate endpoints for chronic diseases. *Statistics in Medicine*, 11, 167-178.

Friedman, B. (1949). A simple urn model. *Comm. Pure Appl. Math.*, 2, 59-70.

Gallo, P., Anderson, K., Chuang-Stein, C., Dragalin, V., Gaydos, B., Krams, M., and Pinheiro, J. (2010). Viewpoint on the FDA draft adaptive designs guidance from the PhRMA working group (with discussions). *Journal of Biopharmaceutical Statistics*, 20, 1115-1177.

Gallo, P., Chuang-Stein, C., Dragalin, V., Gaydos, B., Krams, M., and Pinheiro, J. (2006). Adaptive design in clinical drug drug development—an executive summary of the PhRMA Working Group (with discussions). *Journal of Biopharmaceutical Statistics*, 16 (3), 275-283.

Gasparini, M., and Eisele, J. (2000). A curve-free method for phase I clinical trials. *Biometrics*, 56, 609-615.

Gatsonis, C., and Ireenlmuse, B. (1992). Bayesian methods For phase I clinical trials. *Statistics in Medicine*, 11, 1377-1389.

Gelman, A., Carlin, J. B., and Rubin, D. B. (2003). *Bayesian Data Analysis*. 2nd edition, Chapman & Hall/CRC, New York, New York.

Gillis, P. R., and Ratkowsky, D. A. (1978). The behaviour of estmators of the parameters of various yield-density relationships. *Biometrics*, 34, 191-198.

Goodman, S. N. (1999). Towards evidence-based medical statistics I : The p-value fallacy. *Annals of Internal Medicine*, 130, 995-1004.

Goodman, S. N. (2005). Introduction to Bayesian methods I : Measuring the strength of evidence. *Clinical Trials*, 2, 282-290.

Goodman, S. N., Lahurak, M. L., and Piantadosi, S. (1995). Some practical improvements in the continual reassessment method for phase I studies. *Statistics in Medicine*, 5, 1149-1161.

Gould, A. L. (1992). Interim analyses for monitoring clinical trials that do not maternally affect the type I error rate. *Statistics in Medicine*, 11, 55-66.

Gould, A. L. (1995). Planning and revising the sample size for a trial. *Statistics in Medicine*, 14, 1039-1051.

Gould, A. L. (2001). Sample size re-estimation: Recent developments and practical considerations. *Statistics in Medicine*, 20, 2625-2643.

Gould, A. L., and Shih, W. J. (1992). Sample size re-estimation without unblinding for normally distributed outcomes with unknown variance. *Communications in Statistics—Theory and Methodology*, 21, 2833-2853.

Hallstron, A., and Davis, K. (1988). Imbalance in treatment assignments in stratified blocked randomization. *Controlled Clinical Trials*, 9, 375-382.

Hamasaki, T., Isomura, T., Baba, M., and Goto, M. (2000). Statistical approaches to detecting dose-response relationships. *Drug Information Journal*, 34, 579-590.

Hardwick, J. P., and Stout, Q. F. (1991). Bandit strategies for ethical sequential allocation. *Computing Science and Stat.*, 23, 421-424.

Hardwick, J. P., and Stout, Q. F. (1993). Optimal allocation for estimating the product of two means. *Computing Science and Stat.*, 24, 592-596.

Hardwick, J. P., and Stout, Q. F. (2002). Optimal few-stage designs. *Journal of Statistical Planning and Inference*, 104, 121-145.

Hawkins, M. J. (1993). Early cancer clinical trials: safety, numbers, and consent. *Journal of the National Cancer Institute*, 85, 1618-1619.

Hedges, L. V., and Olkin, I. (1985). *Statistical Methods for Meta-analysis*. Academic Press, New York, New York.

Hellmich, M. (2001). Monitoring clinical trials with multiple arms. *Biometrics*, 57, 892-898.

Hochberg, Y. (1988). A sharper Bonforroni's procedure for multiple tests of significance. *Biometrika*, 75, 800-803.

Holmgren, E. B. (1999). Establishing equivalence by showing that a specified percentage of the effect of the active control over placebo is maintained. *Journal of Biopharmaceutical Statistics*, 9, 651-659.

Hommel, G. (2001). Adaptive modifications of hypotheses after an interim analysis. *Biometrical Journal*, 43, 581-589.

Hommel, G., and Kropf, S. (2001). Clinical trials with an adaptive choice of hypotheses. *Drug Information Journal*, 33, 1205-1218.

Hommel, G., Lindig, V., and Faldum, A. (2005). Two stage adaptive designs with correlated test statistics. *Journal of Biopharmaceutical Statistics*, 15, 613-623.

Horwitz, R. I., and Horwitz, S. M. (1993). Adherence to treatment and health outcomes. *Annals of Internal Medicine*, 153, 1863-1868.

Hothorn, L. A. (2000). Evaluation of animal carcinogenicity studies : Cochran-Armitage trend test vs. multiple contrast tests. *Biometrical Journal*, 42, 553-567.

Hu, F. F., and Rosenberger, W. F. (2007). *The Theory of Response-Adaptive Randomization in Clinical Trials*. John Wiley, Hoboken, NJ.

Hughes, M. D. (1993). Stopping guidelines for clinical trials with multiple treatments. *Statistics in Medicine*, 12, 901-913.

Hughes, M. D., and Pocock, S. J. (1988). Stopping rules and estimation problems in clinical trials. *Statistics in Medicine*, 7, 1231-1242.

Hung, H. M. J., Cui, L., Wang, S. J., and Lawrence, J. (2005). Adaptive statistical analysis following sample size modification based on interim review of effect size. *Journal of Biopharmaceutical Statistics*, 15, 693-706.

Hung, H. M. J., Wang, S. J., and O'Neill, R. (2007). Statistical considerations for testing multiple endpoints in group sequential or adaptive clinical trials. *Journal of Biopharmaceutical Statistics*, 17, 1201-1210.

Hung, H. M. J., Wang, S. J., Tsong, Y., Lawrence, J., and O'Neil, R. T. (2003). Some

参 考 文 献　　　　　　　261

fundamental issues with noninferiority testing in active controlled trials. *Statistics in Medicine*, 22, 213-225.

ICH (1996). International Conference on Harmonization Tripartite Guideline for Good Clinical Practice.

ICH E9 Expert Working Group (1999). Statistical principles for clinical trials (ICH Harmonized Tripartite Guideline E9). *Statistics in Medicine*, 18, 1905-1942.

Inoue, L. Y. T., Thall, P. F., and Berry, D. A. (2002). Seamlessly expanding a randomized phase II trial to phase III. *Biometrics*, 58, 823-831.

Ivanova, A. (2006). Escalation, up-and-down and A + B designs for dose-finding trials. *Statistics in Medicine*, 25, 3668-3678.

Ivanova, A., and Flournoy, N. (2001). A birth and death urn for ternary outcomes : Stochastic processes applied to urn models. In *Probability and Statistical Models with Applications*. Ed. Charalambides, C. A., Koutras, M. V., and Balakrishnan, N., Chapman and Hall/CRC Press, Boca Raton, 583-600.

Ivanova, A., Liu, K., Snyder, E., and Snavely, D. (2009). An adaptive design for identifying the dose with best efficacy/tolerability profile with application to crossover dose-finding study. *Statistics in Medicine*, 28, 2941-2951.

Jennison, C., and Turnbull, B. W. (1990). Statistical approaches to interim monitoring of medical trials : A review and commentary. *Statistics in Medicine*, 5, 299-317.

Jennison, C., and Turnbull, B. W. (2000). *Group Sequential Method with Applications to Clinical Trials*. Chapman & Hall/CRC, New York, New York.

Jennison, C., and Turnbull, B. W. (2003). Mid-course sample size modification in clinical trials based on the observed treatment effect. *Statistics in Medicine*, 22, 971-993.

Jennison, C., and Turnbull, B. W. (2005). Meta-analysis and adaptive group sequential design in the clinical development process. *Journal of Biopharmaceutical Statistics*, 15, 537-558.

Jennison, C., and Turnbull, B. W. (2006a). Adaptive and non-adaptive group sequential tests. *Biometrika*, 93, 1-21.

Jennison, C., and Turnbull, B. W. (2006b). Efficient group sequential designs when there are several effect sizes under consideration. *Statistics in Medicine*, 25, 917-932.

Johnson, N. L., and Kotz, S. (1972). *Distribution in Statistics*. Houghton Mifflin Company, Boston, MA.

Johnson, N. L., Kotz, S., and Balakrishnan, N. (1994). *Continuous Univariate Distributions*. Vol. 1, John Wiley & Sons, New York, New York.

Kalbfleisch, J. D., and Prentice, R. T. (1980). *The Statistical Analysis of Failure Time Data*. Wiley, New York, New York.

Kelly, P. J., Sooriyarachchi, M. R., Stallard, N., and Todd, S. (2005). A practical comparison of group-sequential and adaptive designs. *Journal of Biopharmaceutical Statistics*, 15, 719-738.

Kelly, P. J., Stallard, N., and Todd, S. (2005). An adaptive group sequential design for phase II/III clinical trials that select a single treatment from several. *Journal of Biopharmaceutical Statistics*, 15, 641-658.

Khatri, C. G., and Shah, K. R. (1974). Estimation of location of parameters from two linear models under normality. *Communications in Statistics*, 3, 647-663.

Kieser, M., Bauer, P., and Lehmacher, W. (1999). Inference on multiple endpoints in clinical trials with adaptive interim analyses. *Biometrical Journal*, 41, 261-277.

Kieser, M., and Friede, T. (2000). Re-calculating the sample size in internal pilot study designs with control of the type I error rate. *Statistics in Medicine*, 19, 901-911.

Kieser, M., and Friede, T. (2003). Simple procedures for blinded sample size adjustment that do not affect the type I error rate. *Statistics in Medicine*, 22, 3571-3581.

Kim, K. (1989). Point estimation following group sequential tests. *Biometrics*, 45, 613-617.

Kim, K., and DeMets, D. L. (1987). Confidence intervals following group sequential tests in clinical trials. *Biometrics*, 43(4), 857-864.

Kimko, H. C., and Duffull, S. B. (2003). *Simulation for Designing Clinical Trials*. Marcel Dekker, Inc., New York, New York.

Kramar, A., Lehecq, A., and Candalli, E. (1999). Continual reassessment methods in phase I trials of the combination of two drugs in oncology. *Statistics in Medicine*, 18, 1849-1864.

Krams, M., Burman, C. F., Dragalin, V., Gaydos, B., Grieve, A. P., Pinheiro, J., and Maurer, W. (2007). Adaptive designs in clinical drug development : Opportunities, challenges, and scope reflections following PhRMA's November 2006 Workshop. *Journal of Biopharmaceutical Statistics*, 17, 957-964.

Lachin, J. M. (1988). Statistical properties of randomization in clinical trials. *Controlled Clinical Trials*, 9, 289-311.

Lan, G. K. K. (2002). Problems and issues in adaptive clinical trial design. Presented at New Jersey Chapter of the American Statistical Association, Piscataway, New Jersey, June 4, 2002.

Lan, K. K. G., and DeMets, D. L. (1983). Discrete sequential boundaries for clinical trials. *Biometrika*, 70, 659-663.

Lan, K. K. G., and DeMets, D. L. (1987). Group sequential procedures : Calendar versus information time. *Statistics in Medicine*, 8, 1191-1198.

Lan, K. K. G., Reboussin, D. M., and DeMets, D. L. (1994). Information and information fractions for design and sequential monitoring of clinical trials. *Communications in Statistics-Theory and Methods*, 23(2), 403-420.

Lee, M.-L. T., DeGruttola, V., and Schoenfeld, D. (2000). A model for markers and latent health status. *Journal of the Royal Statistical Society : Series B (Statistical Methodology)*, 62, 747-762.

Lee, Y., Wang, H., and Chow, S. C. (2006). A bootstrap-median approach for stable sample size determination based on information from a small pilot study. Unpublished manuscript.

Lehmacher, W., Kieser, M., and Hothorn, L. (2000). Sequential and multiple testing for dose-response analysis. *Drug Information Journal*, 34, 591-597.

Lehmacher, W., and Wassmer, G. (1999). Adaptive sample size calculations in group sequential trials. *Biometrics*, 55, 1286-1290.

Lehmann, E. L. (1975). *Nonparametric : Statistical Methods Based on Ranks*. Holden-Day, San Francisco, California.

Lehmann, E. L. (1983). *The Theory of Point Estimation*. Wiley, New York, New York.

参 考 文 献 *263*

Lehmann, E. L. (1986). *Testing Statistical Hypotheses*. 2nd edition, Wiley, New York.

Li, H. I., and Lai, P. Y. (2003). Clinical trial simulation. In *Encyclopedia of Biopharmaceutical Statistics*. Ed. Chow, S. C., Marcel Dekker, Inc., New York, New York, 200-201.

Li, N. (2006). Adaptive trial design—FDA statistical reviewer's view. Presented at the CRT 2006 Workshop with the FDA, Arlington, Virginia, April 4, 2006.

Li, W. J., Shih, W. J., and Wang, Y. (2005). Two-stage adaptive design for clinical trials with survival data. *Journal of Biopharmaceutical Statistics*, 15, 707-718.

Lilford, R. J., and Braunholtz, D. (1996). For debate : The statistical basis of public policy : A paradigm shift is overdue. *British Medical Journal*, 313, 603-607.

Lin, Y., and Shih, W. J. (2001). Statistical properties of the traditional algorithm-based designs for phase I cancer clinical trials. *Biostatistics*, 2, 203-215.

Liu, Q. (1998). An order-directed score test for trend in ordered 2xK Tables. *Biometrics*, 54, 1147-1154.

Liu, Q., and Chi, G. Y. H. (2001). On sample size and inference for two-stage adaptive designs. *Biometrics*, 57, 172-177.

Liu, Q., and Chi, G. Y. H. (2010). Understanding the FDA guidance on adaptive designs: Historical, legal, and statistical perspectives. *Journal of Biopharmaceutical Statistics*, 20, 1178-1219.

Liu, Q., and Pledger, G. W. (2005). Phase 2 and 3 combination designs to accelerate drug development. *Journal of American Statistical Association*, 100, 493-502.

Liu, J. P., and Chow, S. C. (2008). Statistical issues on the diagnostics multivariate index assay for target clinical trials. *Journal of Biopharmaceutical Statistics*, 18, 167-182.

Liu, J. P., Lin, J. R., and Chow, S. C. (2009). Inference on treatment effects for target clinical trials under enrichment design. *Pharmaceutical Statistics*, 8, 356-370.

Liu, Q., Proschan, M. A., and Pledger, G. W. (2002). A unified theory of two-stage adaptive designs. *Journal of American Statistical Association*, 97, 1034-1041.

Lokhnygina, Y. (2004). Topics in design and analysis of clinical trials. Ph. D. Thesis, Department of Statistics, North Carolina State University, Raleigh, North Carolina.

Louis, T. A. (2005). Introduction to Bayesian methods II : Fundamental concepts. *Clinical Trials*, 2, 291-294.

Lu, Q., Tse, S. K., and Chow, S. C. (2010). Analysis of time-to-event data under a two-stage survival adaptive design in clinical trials. *Journal of Biopharmaceutical Statistics*, 20, 705-719.

Lu, Q., Tse, S. K., and Chow, S. C. (2011). Analysis of time-to-event data with non-uniform patient entry and loss to follow-up under a two-stage seamless adaptive design with weibull distribution. Submitted.

Lu, Q., Tse, S. K., Chow, S. C., Chi, Y., and Yang, L. Y. (2009). Sample size estimation based on event data for a two-stage survival adaptive trial with different durations. *Journal of Biopharmaceutical Statistics*, 19, 311-323.

Lu, Y., Chow, S. C., and Zhang, Z. (2010). Statistical inference for clinical trials with random shift in scale parameter of target patient population. Submitted.

Maca, J., Bhattacharya, S., Dragalin, V., Gallo, P., and Krams, M. (2006). Adaptive seamless phase II/III designs—background, operational aspects, and examples. *Drug Information*

Journal, 40, 463-474.

Maitournam, A., and Simon, R. (2005). On the efficiency of target clinical trials. *Statistics in Medicine*, 24, 329-339.

Marubini, E., and Valsecchi, M. G. (1995). *Analysis Survival Data from Clinical Trials and Observational Studies*. John Wiley & Sons, New York, New York.

Maxwell, C., Domenet, J. G., and Joyce, C. R. R. (1971). Instant experience in clinical trials : A novel aid to teaching by simulation. *J. Clin. Pharmacol.*, 11, 323-331.

McCullagh, P. (1980). Regression models for ordinal data (with discussion). *J. Roy. Stat. Soc. B*, 42, 109-142.

McLachlan, G. J., and Krishnan, T. (1997). *The EM Algorithm and Extensions*. Wiley, New York, New York.

McLachlan, G. J., and Peel, D. (2000). *Finite Mixture Models*. Wiley, New York, New York.

Mehta, C. R., and Tsiatis, A. A. (2001). Flexible sample size considerations using information-based interim monitor. *Drug Information Journal*, 35, 1095-1112.

Mehta, C. R., and Patel, N. R. (2006). Adaptive, group sequential and decision theoretic approaches to sample size determination. *Statistics in Medicine*, 25, 3250-3269.

Meier, P. (1953). Variance a weighted mean. *Biometrics*, 9, 59-73.

Melfi, V., and Page, C. (1998). Variability in adaptive designs for estimation of success probabilities. In New Developments and Applications in Experimental Design, *IMS Lecture Notes Monograph Series*, 34, 106-114.

Mendenhall, W., and Hader, R. J. (1958). Estimation of parameters of mixed exponentially distributed failure time distributions from censored life test data. *Biometrika*, 45, 504-520.

Montori, V. M., Devereaux, P. J., Adhikari, N. K. J., Burns, K. E. A., et al. (2005). Randomized trials stopped early for benefit—a systematic review. *Journal of American Medical Association*, 294, 2203-2209.

Müller, H. H., and Schäfer, H. (2001). Adaptive group sequential designs for clinical trials : Combining the advantages of adaptive and classical group sequential approaches. *Biometrics*, 57, 886-891.

Neuhauser, M., and Hothorn, L. (1999). An exact Cochran-Armitage test for trend when dose-response shapes are a priori unknown. *Computational Statistics & Data Analysis*, 30, 403-412.

Nityasuddhi, D., and Böhning, D. (2003). Asymptotic properties of the EM algorithm estimate for normal mixture models with component specific variances. *Computational Statistics & Data Analysis*, 41, 591-601.

O'Brien, P. C., and Fleming, T. R. (1979). A multiple testing procedure for clinical trials. *Biometrics*, 35, 549-556.

Offen, W. W. (2003). Data Monitoring Committees (DMC). In *Encyclopedia of Biopharmaceutical Statistics*. Ed. Chow, S. C., Marcel Dekker, Inc., New York, New York.

Offen, W., Chuang-Stein, C., Dmitrienko, A., Littman, G., Maca, J., Meyerson, L., Muirhead, R., Stryszak, P., Boddy, A., Chen, K., Copley-Merriman, K., Dere, W., Givens, S., Hall, D., Henry, D., Jackson, J. D., Krishen, A., Liu, T., Ryder, S., Sankoh, A. J., Wang, J., and Yeh, C. H. (2006). Multiple co-primary endpoints : Medical and statistical solutions. *Drug*

参 考 文 献　　　265

Information Journal, In press.

O'Quigley, J., Pepe, M., and Fisher, L. (1990). Continual reassessment method : A practical design for phase I clinical trial in cancer. *Biometrics*, 46, 33-48.

O'Quigley, J., and Shen, L. (1996). Continual reassessment method : A likelihood approach. *Biometrics*, 52, 673-684.

Parmigiani, G. (2002). *Modeling in Medical Decision Making*. John Wiley and Sons, West Sussex, England.

Paulson, E. (1964). A selection procedure for selecting the population with the largest mean from k normal populations. *Annals of Mathematical Statistics*, 35, 174-180.

Pizzo, P. A. (2006). The Dean's Newsletter. Stanford University School of Medicine, Stanford, California.

Pocock, S. J. (1977). Group sequential methods in the design and analysis of clinical trials. *Biometrika*, 64, 191-199.

Pocock, S. J. (2005). When (not) to stop a clinical trial for benefit. *Journal of American Medical Association*, 294, 2228-2230.

Pocock, S. J., and Hughes, M. D. (1989). Practical problems in interim analyses, with particular regard to estimation. *Controlled Clinical Trials*, 10 (4 Suppl), 209S-221S.

Pocock, S. J., and Simon, R. (1975). Sequential treatment assignment with balancing for prognostic factors in the controlled clinical trials. *Biometrics*, 31, 103-115.

Pong, A., and Chow, S. C. (2010). *Handbook of Adaptive Designs in Pharmaceutical and Clinical Development*. Chapman and Hall/CRC Press, Taylor & Francis, New York.

Pong, A., and Luo, Z. (2005). Adaptive Design in Clinical Research. A special issue of the *Journal of Biopharmaceutical Statistics*, 15(4).

Posch, M., and Bauer, P. (1999). Adaptive two stage designs and the conditional error function. *Biometrical Journal*, 41, 689-696.

Posch, M., and Bauer, P. (2000). Interim analysis and sample size reassessment. *Biometrics*, 56, 1170-1176.

Posch, M., Bauer, P., and Brannath, W. (2003). Issues in designing flexible trials. *Statistics in Medicine*, 22, 953-969.

Posch, M., König, F., Brannath, W., Dunger-Baldauf, C., and Bauer, P. (2005). Testing and estimation in flexible group sequential designs with adaptive treatment selection. *Statistics in Medicine*, 24, 3697-3714.

Prentice, R. L. (1989). Surrogate endpoints in clinical trials : Definitions and operational criteria. *Statistics in Medicine*, 8, 431-440.

Proschan, M. A. (2005). Two-stage sample size re-estimation based on a nuisance parameter : A review. *Journal of Biopharmaceutical Statistics*, 15, 539-574.

Proschan, M. A., Follmann, D. A., and Geller, N. L. (1994). Monitoring multiarmed trials. *Statistics in Medicine*, 13, 1441-1452.

Proschan, M. A., Follmann, D. A., and Waclawiw, M. A. (1992). Effects of assumption violations on type I error rate in group sequential monitoring. *Biometrics*, 48, 1131-1143.

Proschan, M. A., and Hunsberger, S. A. (1995). Designed extension of studies based on conditional power. *Biometrics*, 51, 1315-1324.

Proschan, M. A., Lan, K. K. G., and Wittes, J. T. (2006). *Statistical Monitoring of Clinical Trials : A Unified Approach.* Springer, New York, New York.

Proschan, M. A., Leifer, E., and Liu, Q. (2005). Adaptive regression. *Journal of Biopharmaceutical Statistics,* 15, 593-603.

Proschan, M. A., and Wittes, J. (2000). An improved double sampling procedure based on the variance. *Biometrics,* 56, 1183-1187.

Qu, Y., and Case, M. (2006). Quantifying the indirect treatment effect via surrogate markers. *Statistics in Medicine,* 25, 223-231.

Quinlan, J. A., Gallo, P., and Krams, M. (2006). Implementing adaptive designs : Logistical and operational consideration. Submitted.

Ravaris, C. L., Nies, A., Robinson, D. S., and Ives, J. O. (1976). Multiple dose controlled study of phenelzine in depression anxiety states. *Arch Gen Psychiatry,* 33, 347-350.

Robins, J. M., and Tsiatis, A. A. (1991). Correcting for non-compliance in randomized trials using rank preserving structural failure time models. *Communications in Statistics— Theory and Methods,* 20, 2609-2631.

Rom, D. M. (1990). A sequentially rejective test procedure based on a modified Bonferroni inequality. *Biometrika,* 77, 663-665.

Rosenberger, W. F., and Lachin, J. (2002). *Randomization in Clinical Trials.* John Wiley and Sons, New York, New York.

Rosenberger, W. F., and Seshaiyer, P. (1997). Adaptive survival trials. *Journal of Biopharmaceutical Statistics,* 7, 617-624.

Rosenberger, W. F., Stallard, N., Ivanova, A., Harper, C. N., and Ricks, M. L. (2001). Optimal adaptive designs for binary response trials. *Biometrics,* 57, 909-913.

Sampson, A. R., and Sill, M. W. (2005). Drop-the-loser design : Normal case (with discussions). *Biometrical Journal,* 47, 257-281.

Sargent, D. J., and Goldberg, R. M. (2001). A flexible design for multiple armed screening trials. *Statistics in Medicine,* 20, 1051-1060.

Schaid. D. J., Wieand, S., and Therneau, T. M. (1990). Optimal two stage screening designs for survival comparisons. *Biometrika,* 77, 659-663.

Serfling, R. J. (1980). *Approximation Theorems of Mathematical Statistics.* John Wiley & Sons, New York, New York.

Shao, J., Chang, M., and Chow, S. C. (2005). Statistical inference for cancer trials with treatment switching. *Statistics in Medicine,* 24, 1783-1790.

Shao, J., and Chow, S. C. (2007). Variable screening in predicting Clinical outcome with high-dimensional microarrays. *Journal of Multivariate Analysis,* 98, 1529-1538.

Shen, Y., and Fisher, L. (1999). Statistical inference for self-designing clinical trials with a one-sided hypothesis. *Biometrics,* 55, 190-197.

Shih, W. J. (2001). Sample size re-estimation—a journey for a decade. *Statistics in Medicine,* 20, 515-518.

Shirley, E. (1977). A non-parametric equivalent of Williams' test for contrasting increasing dose levels of treatment. *Biometrics,* 33, 386-389.

Siegmund, D. (1985). *Sequential Analysis : Tests and Confidence Intervals.* Springer.

Simon, R. (1979). Restricted randomization designs in clinical trials. *Biometrics,* 35, 503-512.

参 考 文 献 *267*

Simon, R. (1989). Optimal two-stage designs for phase II clinical trials. *Controlled Clinical Trials*, 10, 1-10.

Sommer, A., and Zeger, S. L. (1991). On estimating efficacy from clinical trials. *Statistics in Medicine*, 10, 45-52.

Sonnesmann, E. (1991). Kombination unabhängiger Tests. In *Biometrie in der chemisch-pharmazeutischen Industrie 4, Stand und Perspektiven*. Ed. Vollmar, J., Stuttgart : Gustav-Fischer.

Spiegelhalter, D. J., Abrams, K. R., and Myles, J. P. (2004). *Bayesian Approach to Clinical Trials and Health-care Evaluation*. John Wiley & Sons, Ltd., The Atrium, Southern Gate, Chrichester, West Sussex PO19 8SQ, England.

Stallard, N., and Todd, S. (2003). Sequential designs for phase III clinical trials incorporating treatment selection. *Statistics in Medicine*, 22, 689-703.

Stallard, N., and Todd, S. (2005). Point estimates and confidence regions for sequential trials involving selection. *Journal of Statistical Planning and Inference*, 135, 402-419.

Stewart, W., and Ruberg, S. J. (2000). Detecting dose response with contrasts. *Statistics in Medicine*, 19, 913-921.

Susarla, V., and Pathala, K. S. (1965). A probability distribution for time of first birth. *Journal of Scientific Research*, Banaras Hindu University, 16, 59-62.

Taves, D. R. (1974). Minimization―a new method of assessing patients and control groups. *Clinical Pharmacol. Ther.*, 15, 443-453.

Temple, R. (2005). How FDA currently makes decisions on clinical studies. *Clinical Trials*, 2, 276-281.

Thall, P. F., Simon, R., and Ellenberg, S. S. (1989). A two-stage design for choosing among several experimental treatments and a control in clinical trials. *Biometrics*, 45, 537-547.

Todd, S. (2003). An adaptive approach to implementing bivariate group sequential clinical trial designs. *Journal of Biopharmaceutical Statistics*, 13, 605-619.

Todd, S., and Stallard, N. (2005). A new clinical trial design combining Phases 2 and 3 : Sequential designs with treatment selection and a change of endpoint. *Drug Information Journal*, 39, 109-118.

Tsiatis, A. A., and Mehta, C. (2003). On the inefficiency of the adaptive design for monitoring clinical trials. *Biometrika*, 90, 367-378.

Tsiatis, A. A., Rosner, G. L., and Mehta, C. R. (1984). Exact confidence interval following a group sequential test. *Biometrics*, 40, 797-803.

Tukey, J. W., and Heyse, J. F. (1985). Testing the statistical certainty of a response to increasing doses of a drug. *Biometrics*, 41, 295-301.

Uchida, T. (2006). Adaptive trial design―FDA view. Presented at the CRT 2006 Workshop with the FDA, Arlington, Virginia, April 4, 2006.

Wald, A. (1947). *Sequential Analysis*. Dover Publications, New York.

Wang, S. J. (2010). Perspectives on the use of adaptive designs in clinical trials, Part I. Statistical considerations and issues. *Journal of Biopharmaceutical Statistics*, 20, 1090-1097.

Wang, S. J., and Hung, H. M. J. (2005). Adaptive covariate adjustment in clinical trials. *Journal of Biopharmaceutical Statistics*, 15, 605-611.

Wang, S. J., Hung, H. M. J., and O'Neill, R. T. (2009). Adaptive patient enrichment designs in therapeutic trials. *Biometrical Journal*, 51, 358-374.

Wang, S. K., and Tsiatis, A. A. (1987). Approximately optimal one-parameter boundaries for a sequential trials. *Biometrics*, 43, 193-200.

Wassmer, G. (1998). A Comparison of two methods for adaptive interim analyses in clinical trials. *Biometrics*, 54, 696-705.

Wassmer, G., Eisebitt, R., and Coburger, S. (2001). Flexible interim analyses in clinical trials using multistage adaptive test designs. *Drug Information Journal*, 35, 1131-1146.

Wassmer, G., and Vandemeulebroecke, M. (2006). A brief review on software development for group sequential and adaptive designs. *Biometrical Journal*, 48, 732-737.

Watson, A. B., and Pelli, D. G. (1983). QUEST : A Bayesian adaptive psychometric method. *Perception & Psychophysics*, 33(2), 113-120.

Wei, L. J. (1977). A class of designs for sequential clinical trials. *Journal of American Statistical Association*, 72, 382-386.

Wei, L. J. (1978). The adaptive biased-coin design for sequential experiments. *Annals of Statistics*, 9, 92-100.

Wei, L. J., and Durham, S. (1978). The randomized play-the-winner rule in medical trials. *Journal of American Statistical Association*, 73, 840-843.

Wei, L. J., Smythe, R. T., and Smith, R. L. (1986). K-treatment comparisons with restricted randomization rules in clinical trials. *Annals of Statistics*, 14, 265-274.

Weinthrau, M., Jacox, R. F., Angevine, C. D., and Atwater, E. C. (1977). Piroxicam (CP 16171) in rheumatoid arthritis : A controlled clinical trial with novel assessment features. *J Rheum*, 4, 393-404.

Weir, C. J., and Walley, R. J. (2006). Statistical evaluation of biomarkers as surrogate endpoints : A literature review. *Statistics in Medicine*, 25, 183-203.

White, I. R. (2006). Estimating treatment effects in randomized trials with treatment switching. *Statistics in Medicine*, 25, 1619-1622.

White, I. R., Babiker, A. G., Walker, S., and Darbyshire, J. H. (1999). Randomisation-based methods for correcting for treatment changes : Examples from the Concorde trial. *Statistics in Medicine*, 18, 2617-2634.

White, I. R., Walker, S., and Babiker, A. G. (2002). Strbee : Randomisation-based efficacy estimator. *Stata Journal*, 2, 140-150.

Whitehead, J. (1983). *The Design and Analysis of Sequential Clinical Trials*. Haisted Press, New York.

Whitehead, J. (1993). Sample size calculation for ordered categorical data. *Statistics in Medicine*, 12, 2257-2271.

Whitehead, J. (1994). Sequential methods based on the boundaries approach for the clinical comparison of survival times (with discussions). *Statistics in Medicine*, 13, 1357-1368.

Whitehead, J. (1997). Bayesian decision procedures with application to dose-finding studies. *International Journal of Pharmaceutical Medicine*, 11, 201-208.

Whitmore, G. A., Crowder, M. J., and Lawless, J. F. (1998). Failure inference from a marker process based on a bivariate wiener model. *Lifetime Data Analysis*, 4, 229-251.

Williams, D. A. (1971). A test for difference between treatment means when several dose

参 考 文 献

levels are compared with a zero dose control. *Biometrics*, 27, 103-117.

Williams, D. A. (1972). Comparison of several dose levels with a zero dose control. *Biometrics*, 28, 519-531.

Williams, G., Pazdur, R., and Temple, R. (2004). Assessing tumor-related signs and symptoms to support cancer drug approval. *Journal of Biopharmaceutical Statistics*, 14, 5-21.

Woodcock, J. (2005). DFA introduction comments : Clinical studies design and evaluation issues. *Clinical Trials*, 2, 273-275.

Yang, L. Y., Chi, Y., and Chow, S. C. (2011). Statistical inference for clinical trials with random shift in scale parameter for target patient population. *Journal of Biopharmaceutical Statistics*, 21, 437-452.

Zelen, M. (1974). The randomization and stratification of patients to clinical trials. *Journal of Chronic Diseases*, 28, 365-375.

Zucker, D. M., Wittes, J. T., Schabenberger, O., and Brittain, E. (1999). Internal pilot studies II : Comparison of various procedures. *Statistics in Medicine*, 19, 901-911.

索　引

欧　文

AA（adjusted association）　191
Atkinson の最適化モデル　42, 44
Bauer-Köhne 法　125
Bayes　11
——の定理　174
Bayes 流アプローチ　72, 76, 201, 205, 236
Bayes 流検出力　178
Bayes 流予測確率　236
Bernoulli 分布　209
Bonferroni の方法　197
CRM（continual reassessment method）
　13, 69, 70, 246
Cui-Hung-Wang の方法　120
DLT（dose limiting toxicity）　69, 71, 246
DMC（data monitoring committee）　68, 86,
　103
DSMB（data safety monitoring board）
　156
EDC（electric data capture）　14
EM アルゴリズム　17, 119, 205
EMEA（European Agency for the
　Evaluation of Medicinal Products）　7
FDA ドラフトガイダンス　229
Fisher の基準　142, 146
Friedman-Wei の壺モデル　41
GCP（Good Clinical Practice）　8, 20
Gittins 下界　47
Graybill-Deal（GD）推定量　147
ICH GCP　10
IDMC（independent data monitoring

committee）　244, 252
IPE（iterative parameter estimation）　160
K 段階デザイン　219
Lachin の壺モデル　40
less well-understood design　3, 137
MEM（mixed exponential model）　164
MINP（method of inverse-normal
　p-values）　217
MIP（method of individual p-values）　129
MPP（method of product of p-values）
　131, 145, 217, 221
MSP（method of sum of p-values）　130,
　143, 145, 217, 219
MTD（maximum tolerable dose）　6, 13, 69,
　71, 246
Müller-Schäfer 法　125
Neyman の割付規則　39, 46
O'Brien-Fleming 型の境界　6
O'Brien-Fleming の境界　182
O'Brien-Fleming 法　34
p 値　4, 8, 10
——の積　18
——の積に基づく方法　145, 217, 221
——の和　18
——の和に基づく方法　143, 145, 197,
　217, 219
Pocock の境界　182
Pocock-Simon モデル　42
PPV（positive predicted value）　205
Proschan-Hunsberger の方法　122
R　19
RE（relative effect）　191

Rosenberger の最適化モデル　44
SAS　19
Simon の最適 2 段階デザイン　179
Slutsky 理論　25
SPA（special protocol assessments）　239
S-plus　19
SSR（sample size re-estimation）　224
Wei の周辺壺デザイン　42, 43
well-understood design　3, 137
Zelen モデル　42

あ　行

アダプティブ仮説　58
アダプティブ仮説デザイン　5
アダプティブシームレス第 I/II 相デザイン
　　4
アダプティブシームレス第 II/III 相デザイ
　　ン　4, 109
アダプティブシームレスデザイン　109
アダプティブ層別化　42
アダプティブ多段階遷移シームレスデザイ
　　ン　142
アダプティブ多段階デザイン　5
アダプティブ治療切り替え　158
アダプティブ治療切り替えデザイン　5
アダプティブデザイン　2, 70, 228, 238
アダプティブな評価項目の選択　234
アダプティブ 2 段階シームレス第 I/II 相デ
　　ザイン　5
アダプティブ 2 段階シームレスデザイン
　　137
アダプティブ 2 段階デザイン　201
アダプティブ非劣性デザイン　235
アダプティブ用量漸増デザイン　4, 139
アダプティブ用量探索デザイン　4, 5, 233
アダプティブランダム化　12
アダプティブランダム化デザイン　4, 5, 234
アダプテーション　2
　　後ろ向きな――　4
　　前向き（計画的）な――　4
　　臨時的な――　4
アルファ消費関数　97

閾値回帰　200
位置母数　22
一様バンディット　47
一様割引列　47
一致性　25

打ち切り均等割付規則　48
運営上の偏り　140

エフェクトサイズ　8
エラー消費関数　220
エンリッチメント　5
エンリッチメントデザイン　204

欧州医薬品審査庁　7
応答アダプティブランダム化　139

か　行

改訂　24
学習ステージ　137
確率密度関数　24
仮説　3
仮説検定　10
偏り　1
完全性　3, 138
完全ランダム化　11, 36
ガンマ分布　214
がん臨床試験　200

幾何割引列　47
擬似母集団モデル　11
期待効用　200
期待バイアス係数　55
逆正規 p 値に基づく方法　217
逆正規変換法　196
逆正規法　135, 145, 222
共分散行列　24
共変量　22
共変量アダプティブランダム化　12, 35, 42
切り替え効果　158
切り替え時間　159

偶然誤差　9

索　　引　　　　　*273*

組み入れバイアス　54
クラスターランダム化　38
繰り返し信頼区間　104
クリティカル・パス　187
グループランダム化　38
群逐次アダプティブ法　14
群逐次デザイン　4, 232, 244
　　無益性の──　232

欠測値　34
ゲノムマーカー　5
検出力　8, 10
検証ステージ　137

効果予測バイオマーカー　189
　　──のアダプティブデザイン　200
恒常条件　65, 67
効用アダプティブランダム化　70, 72, 77,
　　80, 83
効用インデックス　182
効用オフセットモデル　77, 79
効用関数　199
効用理論　199
効率性　138
混合ガンマモデル　165
混合指数モデル　164
混合分布　22, 208

さ　行

最小化法　42
最大耐量　5, 6, 13, 69, 246
最適多段階デザイン　88
最適ランダム化勝者選択モデル　45
最尤推定値　24
最良・対照選択デザイン　113
三項壺モデル　52
三者間の相関　191
3+3漸増ルール　13
3+3デザイン　69
サンプルサイズ　3
サンプルサイズ再設定　4, 14, 224, 244
　　柔軟な──　234
　　非盲検下での──　118

　　盲検下での──　118
サンプルサイズ調整　31
サンプルサイズ比　36

時間依存性共変量　162
試験実施計画書　1
試験デザイン　3
試験目的　3
事前分布　214
実患者集団　21
シームレス第 II/III 相試験　182
シームレス第 II/III 相デザイン　248
シームレスデザイン　137
尺度母数　22
収束戦略　55
柔軟性　138
十分に理解・適用されていないデザイン　3,
　　228, 229, 233, 237, 241
十分に理解・適用されてきたデザイン　3,
　　228-230, 233
出版バイアス　193
条件付きエラー関数　142
条件付き検出力　106, 142, 145, 198, 224
条件付き事後分布　214
勝者選択デザイン　4
勝者選択モデル　44
新医薬品販売承認　1
真のエンドポイント　191
信頼区間　4, 8, 10

ステップワイズ検定　110

正規分布　208
生存時間　200
生物統計家　4
切断 Gittins 下界　47
切断二項ランダム化　39
漸近分布　25
潜在イベント時間　159, 161
潜在イベント時間モデル　158
潜在生存時間　171
潜在ハザード　161
潜在ハザード関数　158

潜在ハザードモデル　161
漸増漸減ルール　69
選択・除外基準　2, 3
選択バイアス　18, 54

早期中止　14
早期中止境界　90
早期無効中止　92
早期有効中止　90
層別ランダム化　37

た　行

第1種の過誤確率　6
　——の制御　235
対象患者集団　21
対象集団の選別　194
代替エンドポイント　188, 190
　——の限界　193
　——の検証　190
　——の4つの基準　190
対比検定　111
多重アダプティブデザイン　16
多重仮説　59
多重検定　12
多重性　12, 193
多重対比検定　196
多段階遷移シームレスデザイン　152
多段階デザイン　179
妥当性　3, 138
単純ランダム化　36

中間解析　3, 198, 244
中止基準　110
治療　191
治療アダプティブランダム化　12, 35, 39
治療割付　8
治療割付確率　6

壺モデル　39

ディガンマ関数　30
適切でよくコントロールされた臨床試験　1
適切な対象集団の選別過程　194

データモニタリング　3
データモニタリング委員会　68, 86, 103
デルタ法　25
電子的データ収集　14
点推定　10
伝統的漸増ルール　69

等価性検定　31
統計解析計画書　3, 7, 10
同等性検定　31
同等マージン　32
登録遅延　8
特性関数　28
特別試験実施計画書審査　239
独立データ安全性モニタリング委員会　156
独立データモニタリング委員会　4, 136, 244
独立なp値に基づく方法の一般化　127
トライアルシミュレーション　15
ドラフトガイダンス　228

な　行

内的妥当性の検証指標　191
並べ替え検定　11
並べ替えブロックランダム化　11

2段階デザイン　12
二値　23
二値結果変数　23
2腕バンディットデザイン　47

は　行

バイアス・コインモデル　39, 40
バイオマーカー　5, 17, 190
　——に基づく治療の切り替え　164
バイオマーカー・アダプティブ試験デザイ
　ン　17
バイオマーカー・アダプティブデザイン　5
敗者脱落アダプティブデザイン　114
敗者脱落デザイン　4, 139
ハイパーロジスティック関数　74
ハイパーロジスティックモデル　78, 81, 83
ハイブリッド法　76
橋渡し　187

索　引　　　　　　*275*

バンディットモデル　44, 47
反応アダプティブランダム化　12, 35, 44,
　　70, 72, 73
反復母数推定法　160

評価項目　3, 243
標準業務手順書　240
病勢進行　165
標的臨床試験　5, 17, 204
非劣性　13
非劣性仮説　61
非劣性検定　26, 31
非劣性試験　244
非劣性マージン　26, 60, 235
頻度流・Bayes 流ハイブリッドアプローチ
　　72, 76, 79
頻度流アプローチ　72

不均衡最小化モデル　43
複合仮説　59
ブートストラップ法　17, 205
不偏推定量　23
フレキシブル多段階デザイン　88
フレキシブルデザイン　3
ブロックサイズ　11
ブロック・ランダム化　39
分散アダプティブランダム化　39
分類バイオマーカー　188, 194
　　——に対する古典的デザイン　195
　　——のアダプティブデザイン　196
分類マーカー　17

平均生存時間　171
米国研究製薬工業協会　3
米国食品医薬品局　1
ベータ分布　214

母集団アダプティブデザイン　234
母集団モデル　11

ま　行

未知母数　24

無益性　5, 14

盲検化　2
盲検解除　12
盲検下の中間評価　231
盲検下レビュー　7

や　行

有意水準　20
優越性　13
優越性検定　26, 31
優越性マージン　32
有限母集団に対するバンディットモデル
　　49
有限母集団の最適化モデル　44
尤度関数　24

陽性適中率　205
用量制限毒性　69, 246
用量漸増試験　243, 246
予後バイオマーカー　189, 193
　　——のアダプティブデザイン　198
予後マーカー　17
予測確率分布　175
予測マーカー　17

ら　行

ランダム化　1, 3
ランダム化勝者選択モデル　44
ランダム化モデル　11

臨床研究者　4
臨床試験　12
臨床試験シミュレーション　217

連続再評価法　69

ログランク検定　169
ロジスティックモデル　24

わ　行

割付確率　12

監訳者略歴

平川　晃弘
ひら　かわ　あき　ひろ

1981 年　三重県に生まれる
2011 年　東京理科大学大学院工学
　　　　研究科博士課程修了
現　在　東京大学大学院医学系
　　　　研究科特任准教授
　　　　博士（工学）

五所　正彦
ご　しょ　まさ　ひこ

1976 年　東京都に生まれる
2011 年　東京理科大学大学院工学
　　　　研究科博士課程修了
現　在　筑波大学医学医療系教授
　　　　博士（工学）

統計ライブラリー
臨床試験のためのアダプティブデザイン　　定価はカバーに表示

2018 年 9 月 15 日　初版第 1 刷

監訳者	平　　川　　晃　　弘
	五　　所　　正　　彦
発行者	朝　　倉　　誠　　造
発行所	株式会社　朝　倉　書　店

東京都新宿区新小川町 6-29
郵 便 番 号　　162-8707
電　話　03（3260）0141
F A X　03（3260）0180
http://www.asakura.co.jp

〈検印省略〉

印刷・製本　東国文化

ⓒ 2018 〈無断複写・転載を禁ず〉

ISBN 978-4-254-12840-6　C 3341　　　　Printed in Korea

JCOPY ＜(社)出版者著作権管理機構 委託出版物＞

本書の無断複写は著作権法上での例外を除き禁じられています．複写される場合は，
そのつど事前に，(社) 出版者著作権管理機構（電話 03-3513-6969，FAX 03-3513-
6979，e-mail: info@jcopy.or.jp）の許諾を得てください．

早大 豊田秀樹著

はじめての 統計データ分析
—ベイズ的〈ポストp値時代〉の統計学—

12214-5 C3041　　　　A 5 判 212頁 本体2600円

統計学への入門の最初からベイズ流で講義する画期的な初級テキスト。有意性検定によらない統計的推測法を高校文系程度の数学で理解。〔内容〕データの記述／MCMCと正規分布／2群の差(独立・対応あり)／実験計画／比率とクロス表／他

早大 豊田秀樹編著

基礎からのベイズ統計学
ハミルトニアンモンテカルロ法による実践的入門

12212-1 C3041　　　　A 5 判 248頁 本体3200円

高次積分にハミルトニアンモンテカルロ法(HMC)を利用した画期的初級向けテキスト。ギブズサンプリング等を用いる従来の方法より非専門家に扱いやすく、かつ従来は求められなかった確率計算も可能とする方法論による実践的入門。

早大 豊田秀樹編著

実践ベイズモデリング
—解析技法と認知モデル—

12220-6 C3014　　　　A 5 判 224頁 本体3200円

姉妹書『基礎からのベイズ統計学』からの展開。正規分布以外の確率分布やリンク関数等の解析手法を紹介、モデルを簡明に視覚化するプレート表現を導入し、より実践的なベイズモデリングへ。分析例多数。特に心理統計への応用が充実。

前北里大 鶴田陽和著

すべての医療系学生・研究者に贈る 独習統計学24講
—医療データの見方・使い方—

12193-3 C3041　　　　A 5 判 224頁 本体3200円

医療分野で必須の統計的概念を入門者にも理解できる丁寧な解説。高校までの数学のみを用い、プラセボ効果や有病率など身近な話題を通じて、統計学の考え方から研究デザイン、確率分布、推定、検定までを一歩一歩学習する。

前北里大 鶴田陽和著

すべての医療系学生・研究者に贈る 独習統計学応用編24講
—分割表・回帰分析・ロジスティック回帰—

12217-6 C3041　　　　A 5 判 248頁 本体3500円

好評の『独習』テキスト待望の続編。統計学基礎、分割表、回帰分析、ロジスティック回帰の四部構成。前著同様とくに初学者がつまづきやすい点を明解に解説する。豊富な事例と演習問題、計算機の実行で理解を深める。再入門にも好適。

前慶大 蓑谷千凰彦著

統計ライブラリー

頑　健　回　帰　推　定

12837-6 C3341　　　　A 5 判 192頁 本体3600円

最小2乗法よりも外れ値の影響を受けにくい頑健回帰推定の標準的な方法論を事例データに適用・比較しつつ基礎から解説。〔内容〕最小2乗法と頑健推定／再下降ψ関数／頑健回帰推定(LMS, LTS, BIE、3段階S推定、τ推定、MM推定ほか)

前慶大 蓑谷千凰彦著

統計ライブラリー

回　帰　診　断

12838-3 C3341　　　　A 5 判 264頁 本体4500円

回帰分析で導かれたモデルを揺さぶり、その適切さ・頑健さを評価。モデルの緻密化を図る。〔内容〕線形回帰モデルと最小2乗法／回帰診断／影響分析／外れ値への対処：削除と頑健回帰推定、微小影響分析／ロジットモデルの回帰診断

前慶大 蓑谷千凰彦著

一般化線形モデルと生存分析

12195-7 C3041　　　　A 5 判 432頁 本体6800円

一般化線形モデルの基礎から詳述し、生存分析へと展開する。〔内容〕基礎／線形回帰モデル／回帰診断／一般化線形モデル／二値変数のモデル／計数データのモデル／連続確率変数のGLM／生存分析／比例危険度モデル／加速故障時間モデル

お茶女大 菅原ますみ監訳

縦断データの分析 I
—変化についてのマルチレベルモデリング—

12191-9 C3041　　　　A 5 判 352頁 本体6500円

Applied Longitudinal Data Analysis: Modeling Change and Event Occurrence. (Oxford University Press, 2003) 前半部の翻訳。個人の成長などといった変化をとらえるために、同一対象を継続的に調査したデータの分析手法を解説。

お茶女大 菅原ますみ監訳

縦断データの分析 II
—イベント生起のモデリング—

12192-6 C3041　　　　A 5 判 352頁 本体6500円

縦断データは、行動科学一般、特に心理学・社会学・教育学・医学・保健学において活用されている。IIでは、イベントの生起とそのタイミングを扱う。〔内容〕離散時間のイベント生起データ、ハザードモデル、コックス回帰モデル、など。

元東大 古川俊之監修
医学統計学研究センター 丹後俊郎著
統計ライブラリー
医学への統計学 （第3版）
12832-1 C3341　　　　A 5 判 304頁 本体5000円

医学系全般の，より広範な領域で統計学的なアプローチの重要性を説く定評ある教科書。〔内容〕医学データの整理／平均値に関する推測／相関係数と回帰直線に関する推測／比率と分割表に関する推論／実験計画法／標本の大きさの決め方／他

丹後俊郎・山岡和枝・高木晴良著
統計ライブラリー
新版 ロジスティック回帰分析
—SASを利用した統計解析の実際—
12799-7 C3341　　　　A 5 判 296頁 本体4800円

SASのVer.9.3を用い新しい知見を加えた改訂版。マルチレベル分析に対応し，経時データ分析にも用いられている現状も盛り込み，よりモダンな話題を付加した構成。〔内容〕基礎理論／SASを利用した解析例／関連した方法／統計的推測

前電通大 久保木久孝・前早大 鈴木 武著
統計ライブラリー
セミパラメトリック推測と経験過程
12836-9 C3341　　　　A 5 判 212頁 本体3700円

本理論は近年発展が著しく理論の体系化が進められている。本書では，モデルを分析するための数理と推測理論を詳述し，適用までを平易に解説する。〔内容〕パラメトリックモデル／セミパラメトリックモデル／経験過程／推測理論／有効推定

医学統計学研究センター 丹後俊郎著
医学統計学シリーズ 5
新版 無作為化比較試験
—デザインと統計解析—
12881-9 C3341　　　　A 5 判 264頁 本体4500円

好評の旧版に加筆・改訂。〔内容〕原理／無作為割り付け／目標症例数／群内・群間変動に係わるデザイン／経時的繰り返し測定／臨床的同等性・非劣性／グループ逐次デザイン／複数のエンドポイント／ブリッジング試験／欠測データ

医学統計学研究センター 丹後俊郎著
医学統計学シリーズ 4
新版 メタ・アナリシス入門
—エビデンスの統合をめざす統計手法—
12760-7 C3371　　　　A 5 判 280頁 本体4600円

好評の旧版に大幅加筆。〔内容〕歴史と関連分野／基礎／手法／Heterogeneity／Publication bias／診断検査とROC曲線／外国臨床データの外挿／多変量メタ・アナリシス／ネットワーク・メタ・アナリシス／統計理論

医学統計学研究センター 丹後俊郎著
医学統計学シリーズ10
経時的繰り返し測定デザイン
—治療効果を評価する混合効果モデルとその周辺—
12880-2 C3341　　　　A 5 判 260頁 本体4500円

治療への反応の個人差に関する統計モデルを習得すると共に，治療効果の評価にあたっての重要性を理解するための書〔内容〕動物実験データの解析分散分析モデル／混合効果モデルの基礎／臨床試験への混合効果モデル／潜在クラスモデル／他

医学統計学研究センター 丹後俊郎・Taeko Becque著
医学統計学シリーズ 9
ベイジアン統計解析の実際
—WinBUGSを利用して—
12759-1 C3341　　　　A 5 判 276頁 本体4800円

生物統計学，医学統計学の領域を対象とし，多くの事例とともにベイジアンのアプローチの実際を紹介。豊富な応用例では，例→コード化→解説→結果という統一した構成〔内容〕ベイジアン推測／マルコフ連鎖モンテカルロ法／WinBUGS／他

医学統計学研究センター 丹後俊郎・Taeko Becque著
医学統計学シリーズ 8
統計解析の英語表現
—学会発表，論文作成へ向けて—
12758-4 C3341　　　　A 5 判 200頁 本体3400円

発表・投稿に必要な統計解析に関連した英語表現の事例を，専門学術雑誌に掲載された代表的な論文から選び，その表現を真似ることから説き起こす。適切な評価を得られるためには，の視点で簡潔に適宜引用しながら解説を施したものである。

丹後俊郎・横山徹爾・髙橋邦彦著
医学統計学シリーズ 7
空間疫学への招待
—疾病地図と疾病集積性を中心として—
12757-7 C3341　　　　A 5 判 240頁 本体4500円

「場所」の分類変数によって疾病頻度を明らかにし，当該疾病の原因を追及する手法を詳細にまとめた書。〔内容〕疫学研究の基礎／代表的な保健指標／疾病地図／疾病集積性／疾病集積性の検定／症候サーベイランス／統計ソフトウェア／付録

元阪大 上坂浩之著
医学統計学シリーズ 6
医薬開発 のための 臨床試験の計画と解析
12756-0 C3341　　　　A 5 判 276頁 本体4800円

医薬品の開発の実際から倫理，法規制，ガイドラインまで包括的に解説。〔内容〕試験計画／無作為化対照試験／解析計画と結果の報告／用量反応関係／臨床薬理試験／臨床用量の試験デザイン用量反応試験／無作為化並行試験／非劣性試験／他

横市大 岩崎　学著
統計解析スタンダード

統 計 的 因 果 推 論

12857-4 C3341　　　　　A 5 判 216頁 本体3600円

医学，工学をはじめあらゆる科学研究や意思決定の基盤となる因果推論の基礎を解説。〔内容〕統計的因果推論とは／群間比較の統計学習／統計的因果推論の枠組み／傾向スコア／マッチング／層別／操作変数法／ケースコントロール研究／他

統数研 船渡川伊久子・中外製薬 船渡川隆著
統計解析スタンダード

経 時 デ ー タ 解 析

12855-0 C3341　　　　　A 5 判 192頁 本体3400円

医学分野，とくに臨床試験や疫学研究への適用を念頭に経時データ解析を解説。〔内容〕基本統計モデル／線形混合・非線形混合・自己回帰線形混合効果モデル／介入前後の2時点データ／無作為抽出と繰り返し横断調査／離散型反応の解析／他

農研機構 三輪哲久著
統計解析スタンダード

実 験 計 画 法 と 分 散 分 析

12854-3 C3341　　　　　A 5 判 228頁 本体3600円

有効な研究開発に必須の手法である実験計画法を体系的に解説。現実的な例題，理論的な解説，解析の実行から構成。学習・実務の両面に役立つ決定版。〔内容〕実験計画法／実験の配置／一元(二元)配置実験／分割法実験／直交表実験／他

理科大 村上秀俊著
統計解析スタンダード

ノ ン パ ラ メ ト リ ッ ク 法

12852-9 C3341　　　　　A 5 判 192頁 本体3400円

ウィルコクソンの順位和検定をはじめとする種々の基礎的手法を，例示を交えつつ，ポイントを押さえて体系的に解説する。〔内容〕順序統計量の基礎／適合度検定／1標本検定／2標本問題／多標本検定問題／漸近相対効率／2変量検定／付表

慶大 阿部貴行著
統計解析スタンダード

欠 測 デ ー タ の 統 計 解 析

12859-8 C3341　　　　　A 5 判 200頁 本体3400円

あらゆる分野の統計解析で直面する欠測データへの対処法を欠測のメカニズムも含めて基礎から解説。〔内容〕欠測データと解析の枠組み／CC解析とAC解析／尤度に基づく統計解析／多重補完法／反復測定データの統計解析／MNARの統計手法

千葉大 汪　金芳著
統計解析スタンダード

一 般 化 線 形 モ デ ル

12860-4 C3341　　　　　A 5 判 224頁 本体3600円

標準的理論からベイズ的拡張，応用までコンパクトに解説する入門のテキスト。多様な実データのRによる詳しい解析例を示す実践志向の書。〔内容〕概要／線形モデル／ロジスティック回帰モデル／対数線形モデル／ベイズ的拡張／事例／他

東工大 宮川雅巳・神戸大 青木　敏著
統計ライブラリー

分 割 表 の 統 計 解 析
—二元表から多元表まで—

12839-0 C3341　　　　　A 5 判 160頁 本体2900円

広く応用される二元分割表の基礎から三元表，多元表へ事例を示しつつ展開。〔内容〕二元分割表の解析／コレスポンデンス分析／三元分割表の解析／グラフィカルモデルによる多元分割表解析／モンテカルロ法の適用／オッズ比性の検定／他

岡山大 長畑秀和著

Rで学ぶ 実 験 計 画 法

12216-9 C3041　　　　　B 5 判 224頁 本体3800円

実験条件の変え方や，結果の解析手法を，R(Rコマンダー)を用いた実践を通して身につける。独習にも対応。〔内容〕実験計画法への導入／分散分析／直交表による方法／乱塊法／分割法／付録：R入門

医学統計学研究センター 丹後俊郎・名大 松井茂之 編

新版 医学統計学ハンドブック

12229-9 C3041　　　　　A 5 判 868頁 本体20000円

全体像を俯瞰し，学べる実務家必携の書[内容]統計学的視点／データの記述／推定と検定／実験計画法／検定の多重性／線形回帰／計数データ／回帰モデル／生存時間解析／経時的繰り返し測定データ／欠測データ／多変量解析／ノンパラ／医学的有意性／サンプルサイズ設計／臨床試験／疫学研究／因果推論／メタ・アナリシス／空間疫学／衛生統計／調査／臨床検査／診断医学／オミックス／画像データ／確率と分布／標本と統計的推測／ベイズ推測／モデル評価・選択／計算統計

上記価格（税別）は 2018 年 8 月現在